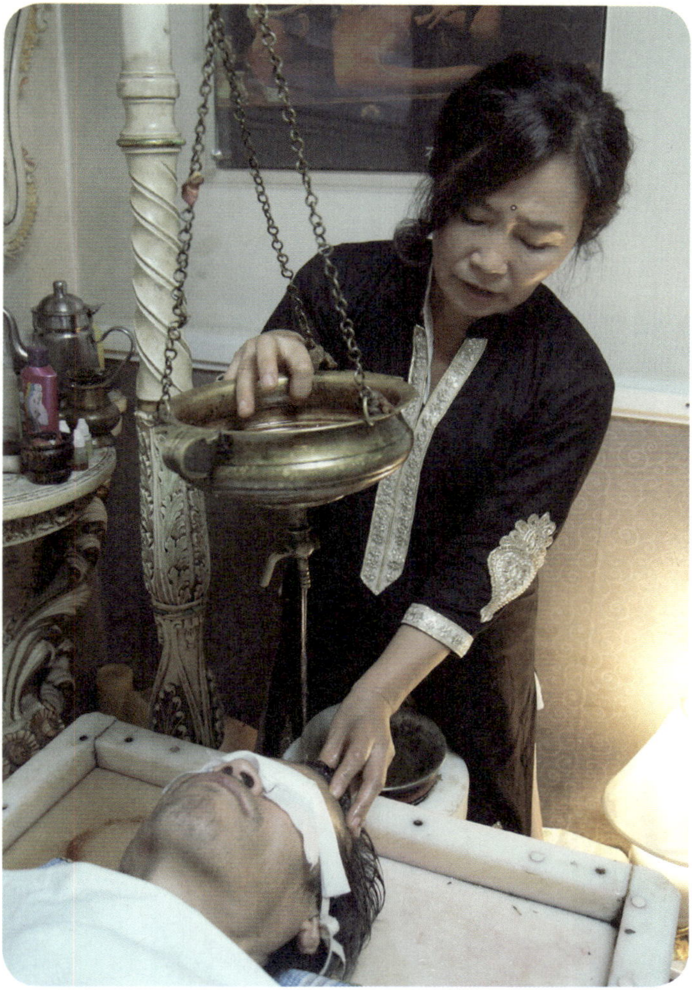

'다시는 아프지마'

인도전통의학
탈피오트 아유르베다

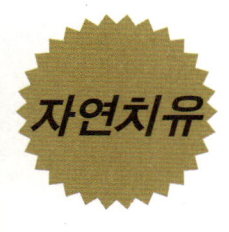
자연치유

저자 김태은

목 차

제목 자연치유 '다시는 아프지마'

인도 전통의학

탈피오트 아유르베다

머릿글

1부. 전통의학 아유르베다
1. 아유르베다 서문....17
2. 아유르베다 의학.... 20
3. 전통의학 아유르베다 판차까르마 5대 원소와 3도샤...21
4. 아유르베다 철학과 건강....22
5. 아유르베다 진단법과 한의학 진단법...24
6. 아유르베다 5가지 원소의 신화...28
7. 아유르베다 약초(강황)...30
8. 아유르베다 약초(자바라)...31
9. 코코넛 허브열매-건강과 미용..34
10. 마르마의 의미...38
11. 차크라...39
12. 만트라(진동에너지)...40
13. 리그베다...42

2부. 자연과 생명

1. 뇌의 신비.....47
2. 모든 것은 양면성이 있어야 삶과 건강이 조화로워져 행복해 질 수 있다...50
3. 모든 생명은 비슈누의 화신이다...52
4. 아유르베다 마르마 포인트 누르면 왜 낫는가..53
5. 마르마 포인트의 수기요법...55
6. 아유르베다 수호신........56
7. 베다신(Ashuwini Kumars)....57
8. 연금술과 점성학.......58
9. 연금술의 초자연적인 힘...60
10. 뭐러 허브이야기......60
11. 성행위 위한 힌두교와 불교에 기원한 5가지 탐색....62

3부. 아사나 요가

1. 몸을 비틀어야 생명력 에너지 살아난다. (쿤달리니 생명력,아사나 요가).....66
2. 약물과 항암보다는 치유체계에 의존하는 것이 더 현명한 이유 ...67
3. 손에너지 차크라로 사람 살린다....68
4. 2004년말 청담동에 아유르베다 센터 시작..70
5. 아유르베다 아사나요가는 명상이며 치유이다. (Meditation & Healing)....71

4부. 아유르베다 판차까르마(독소배출)

1. 아유르베다 판차까르마...75
2. 건선 피부질환.스트레스 치유에
   아유르베다 피츄(Pitu)요법을 소개한다..79
3. 허리통증(오더요법)....84
4. 시신경에 생긴 종양-차크라로 전이 중지..86
5. 고관절 통증 호소하는 사람....87
6. 자바라키지(Njavara Kizhi)
   :혈액순환,신경통. 관절통 치유...92
7. 대상포진 딱지앉다.(완전치유의미)
   :아유르베다 유지칠..98
8. 면역력 떨어져 생긴 가려움증과 부스럼
   판차까르마로 치유........101
9. 시로다라(Shirodhara)-목 어깨 통증, 담,치유하다..104
10. 갑상선과 자궁근종(판차까르마로 치유)...105
11. 눈시력(당뇨병,눈의 질병:판차까르마로 치유)...108
12. 화상,상처진곳-약초오일로 쓰라린 통증치유..110
13. 전립선 예방.(자주 사용하지 않으면 세우는 데도
    시간 걸린다)....112.
14. 치루고름 약초효과로 몸바깥으로 배출하다...113.

5부. 통증학

1. 통증학.........119
2. 레이키 치료대상은 누구인가...122
3. 차크라와 사람의 조화....123
4. 코 성형 수술로 인한 붓기.(차크라 치유)..124
5. 안구건조증 눈꼽, 뻑뻑함,통증(시로다라 치유)...127.
6. 스트레스(차크라로 치유)...128
7. 눈 흰자위 노랗게 되는 것은 대장과 깊은 관계..131

8.통증 없애다(차크라:기에너지)......133
9.갑자기 생긴 목어깨 근육통증(차크라 치유)...138
10.자주 체하여 생긴 위 통증(차크라 치유)......139
11.불임남성(차크라 치유)....141
12.치질...142

6부. 아유르베다 임상
1.타이밍 놓치면 평생 후회한다......147
2.탈모 이제 더 이상 고민이 아니다....149
3.어깨 뼈근함 전조증상 그냥 지나치면
   큰병 불러 일으킨다......151
4.만성질환 성인 절반 넘는다......152
5.AI 인플루엔자 치유(판차까르마 나스얌 요법)....156
6.고혈압 치유 (시로다라와 시로바스티)........159
7.U.A.E인 센터 찾아오다..........162
8.허리통증(KHADI VASTHI)......166
9.뇌수막염 치유(시로다라와 네트라바스티요법)...167

7부. 티벳의 서 (죽음과 운명)
1.상징적인 죽음...175
   (티벳의 서)
2.죽음과 환생......178
3.질병과 운명.......181
4.단테 신곡(1곡: 살아 있을 때 미리 죽어서
   가는 곳을 가보면 지금 살아있음이 감사한지..183
5.입을 다물고 가슴이 말하게 하라
   그 다음 가슴을 닫고 신께서 말씀하게...185
6. 아유르베다에 대한 집념,열정, 몰입 그리고 사랑..191.
7. 과거와 현재가 공존하는 인도....195

8. 건강할 때 내몸에게 감사하라......197
  9.인도 문화유산이 돈이다..........200
  10. 아유르베다 의학과 하타요가로
      마음과 정신력을 강화하자.......202
  11.사람의 모순
      (자신을 결코 드러내지 않는다.)...204
  12. 당뇨병..........................206

8부. 암치유
  1.암환자의 깊은 고뇌...211
  2.암치유 부작용없는 면역세포
     몸안에서 만들어진다....214
  3.암에 걸렸다고 수술부터 먼저 해서는 안된다...216.
  4.암을 예방하는 식사법...220
  5.암환자 망설인다....223
  6.말기암 환자 가족들 때때로 찾아온다...226
  7.암을 일으키는 유전인자.
     (삶의 원초적인 에너지에서 제거)...227
  8.아유르베다 판차까르마 놀라운 약초..230
  9.아유르베다를 찾는 사람들..232

9부. 수기와 강의 임상
  1. 요가 & 필라테스 강사를 위한 특강...237
  2.요가 강사 모두에게 차크라 쏘다...239
  3.특강 듣고 수강자 아유르베다 센터에 찾아오다
     (한국 치유요가 컨퍼런스)...240
  4. 시신경 뇌막증세..판차까르마 치유수기...242
  5. 만성피로 직장생활 어려움..판차까르마 치유수기...244
  6.허약체질 안구건조증 ....판차까르마 수기 ...246

7.아유르베다를 찾게 된 것은
　현대의학의 실망감에서 찾은 대안이었습니다...248

10부. 건강철학
1.암치유 부작용없는 면역세포
　몸안에서 만들어진다....253
2.어머니 치매면 자녀도 걸릴 위험 높다....255
3.차가운 몸은 평생 아프고 괴롭다....256
4.죽음을 생각하는 것이 곧 우리를 구원하는 것이다....258
5.고단한 삶의 여정.
6.코친의 '도비가트에서 얻은 깨달음....261
7.심리상담(점성학)과 차크라는
　극복하고 치유한다....262
8.손으로 오는 대답...265
9.인연이란 머물때도 있고, 떠날때도 있다....267

11부. 인도를 생각의 중심에
1.인도를 생각의 중심에 두어야 한다....273
2.미래를 생각하지 않으면
　준비된 내일은 오지 않는다....274
3.인도가 뜨면
　아유르베다도 뜬다...277
4. 기술 교육만이 살길이다...280
5.제조업에 삼성이 있다면
　서비스분야 한국 관광정책엔
　'COre Hand'가 있다....282
6.세상을 볼수 있다는 것은...284
7.남과는 다른길 간다......286

8 아유르베다에 대한 미친 사람...288
9.치유하고 싶다. 치유하고 싶다...290
10.인도 모리 총리..292

12부. 인도로 가는 길
1.닥터 기리라쥬..299
2.인도로 가는길...300
3.인도로 가는길(1)..303
4.인도로 가는 길(2)...305
5.인도 사람들의 행복한 미소...307
6.인도로 가는 길(4)..콘너 플레이스...309
5.인도로 가는 길(5)....올드 델리..311
6.인도로 가는길...캐나라 뱅크...314
7.인도로 가는 길...림카와 코코넛...316
8.인도로 가는 길...델리에서 코친으로..318
9.인도로 가는 길-나의 멘토 닥터 기리라쥬..321
10.인도로 가는 길...문나 스트라이크...324
11.인도로 가는길...닥터 저녁초대...326
12.인도로 가는길..여권 잃어버리다....329
13.사탕수수...332

13부. 다시는 아프지마
1.간절함의 절규...337
2.내 이름 석자 ...342
3.내가 할수 있는 것과 할 수 없는 것...345
4.앞으로 손이 해야 할 일(자연치유 아유르베다)..346
5.요즈음 알게 모르게 눈물이 고일때가 많다...348

6. 나뭇잎 정신없이 흔들어대듯
   고난속에 나를 밀어넣다....350
7. 다시는 아프지마 352

참고문헌

머리글

인도 전통의학인 아유르베다는 생활의 과학이며 지식이라 일컫는다. 이러한 생활의 과학은 건강을 관리하고 우리들에게 지식을 공급하며 애기를 다루는 엄마처럼 우리들에게 다정한 힐링으로 다가온다. 아유르베다를 이해하는 것은 만약에 건강을 유지하기 위해 노력하는 모든 사람들에게는 거의 필수적으로 받아들여져야 한다.

모든 일의 순서에, 나타나지 않는 개념이 있다. 그것은 눈에 보이지 않는 것이. 바로 .바로 시간이다. 타이밍을 놓치면 평생 후회한다.그것도 어느 시기에 적절하게 기회의 찬스를 포착하느냐에 달려있다. 일도, 승진도,결혼도,사업도, 그리고 질병에서도 마찬가지이다. 병이 나타나기전, 미리 예방을 하는 것이 무엇보다 중요하다는 것을 병이 나고난 뒤에야 사람들은 후회와 자신에 대한 끊임없는 질책을 한다. 병이 나아지고 나서는 그때의 중요함을 잃어버리기 십상이다.

사람이 태어나서 죽을때까지 평탄하게 살아가는 사람은 한사람도 없다. 그 중에 특히 건강부문에 있어서는 '건강을 잃으면 모든 것을 잃는다'는 것을 누구나 공감할 것이다. 현대의학이나 한의학으로도 못 고치는 병이 요즈음 허다하다. 다른 대안으로 인도의 전통의학 아유르베다 대체요법이 해결책이 될 수 있다면 그야말로 금상첨화라 하지 않을 수 없을 것이다.질병은 우리 모든 삶을 피곽하고 어렵게 만드는 주 요인이라 할 수 있다.한 집안에 힘든 질병을 가진 사람이 한사람이 있다면 그것은 온 가족의 문제로 옮겨가 모두의 고통이 될 수 있다.인도의 전통의학 '아유르베다'로 인하여 지금 보다 더 나은 건강을 되찾아가는 데 인도 전통의학 아유르베다가 도움이 되었으면 한다.아유르베다는 마음과 정신 그리고 몸 3가지의 조화의 균형이 깨지면 질병이 찾아온다고 규정한다. 요즈음 현대에는 모든 병의 발단이 되는 것은 스트레스이다. 스트레스로 인하여 모든 질병이 더 악화된다.우선 인도 아유르베다를 통하여 마음과 정신력을 기르는 것이 우선이다. 그 다음에 면역력을 증강시키는 아유르베다 판차까르마를 경험해야만 한다. 아유르베다는 독소배출이다. 몸안에서 질병을 일으키는 독소를 몸바깥으로 빠져나가게 해야 한다. 그러면 어떠한 질병도 몸안에 존재하지 못한다.

이제는 통합의학이 절실히 필요한시대이다.누구의 밥그릇 싸움에서 밀려나지 않으려는 기 투쟁은 이제 그만 두어야 한다.정말 환자와 그 가족들을 위해서라도 대체의학 아유르베다의 장점을 받아들여 통합적인 치유가 필요하다.아유르베다 판차까르마(독소배출법)은 일명 레쥬버네이션(Rejuveration)이라고도 한다.레쥬버네이션은 오래사는 것 즉 장수를 의미한다. 사람들의 오랜 소망은 옛날부터 병없이 오랫동안 사는 것은 지금이나 변함이 없다.인도 전통의학 아유르베다 판차까르마를 질병퇴치 치유에 경험하길 바란다.

하지 않고 의심하는 것보다 한번 경험하는 것이 무엇보다 중요하다. 이론보다 중요한 것이 경험하여 자신의 몸안에서 독소가 나가는 것을 확인해야 한다. 그러면 의심도 사라질 것이다. 긍정의 힘은 자신을 치유하는데 필수적인 것이다.

‘의심하고 두려우면 나을 것도 낫지 않는다‘는 말도 있지 않은가.오랫동안 연구하고 숙련하고 경험한 모든 치유를 동원하여 질병에서 벗어나지 못하는 고통받는 사람들을 치유해주고 싶다.그러한 바람에서 이번에 제 두 번째 책을 내게 되었다. 간절하기에 열망하기에 환자를 만날 수 있는 것은 책뿐이라 생각했기 때문에 2년만에 다시 ‘다시는 아프지마‘전통의학 탈피오트 아유르베다를 출간하게 되었다.

이러한 모든 열정은 나하나의 욕망 때문에 이루어지는 것은 아니다. 내일을 생각하지 않고 오늘 하루 최선을 다하다 보니 어느듯 14년이라는 세월이 금쪽같이 쉬이 흘러버렸다. 이제는 많은 사람들을 대하리라 생각해본다. 어떻게 많은 사람들이 나에게와서 받을수 있단 말인가 강연을 통해서라도 감동을 받으면 한번에 치유 될수 있기 때문이기도 해서 늘 책 글쓰기를 쉬지 않고 꾸준히 준비하였다.희망이 있다. 현대의학이 주는 결과는 그냥 결과일 뿐이다. 치유할수 있는 또 다른 방법이 있다는 것을 받아들여 희망을 가지기 바란다. 10년 20년 진행되어 온 만성적인 질환들도 자신들의 마음과 정신에 따라서는 3개월만에도 나을 수 있다.정말이다.그래도 믿지 않으려 들것이다. 하지만 사실이다. 단지 받아들이지 않으려고 하는 그 마음이 문제다. 그것을 바꾸는 사람은 나을 것이고 그렇지 않은 사람은 그대로 병이 진행되고 할 것이다. 자연치유는 자신의 에너지로 저절로 회복할 수 있다. 단지 전문가는 막힌 흐름을 짧은 시간 내에 뚫어주는 역할만 하는 것일…뿐이다.

인도 의학과 인도 베다 사상 철학을 만나면 스트레스를 일으키는 몸안의 화를 없애주는 훈련도 가르쳐준다. 그렇게 스스로 노력함으로 질병은 몸안에서 견디지 못하고 빠져나가게 되어 있다. 새벽녘에 태양이 올라오고 저녁에는 반드시 석양노을이 되는 것처럼...자연의 섭리에 따르면 된다.병은 병이 아니다.단지 마음과 정신 그리고 신체의 균형이 깨어져서 생긴것이기 때문이다.

스트레스 극복도 이 책을 통하여 습득하게 된다. 그리고 스스로 치유할 수 있다는 것도 깨닫게 될 것이다.우리는 인도 전통의학이며 세계적인 대체의학인 아유르베다를 삶에 도입하여 건강과 행복한 삶이 되길 희망한다. 정말 사람이 누릴 수 있는 최대한의 수명을 끝까지 누려 장수할 수 있는 건강을 찾았으면 한다. 아울러 지금까지 정신적 후원을 아끼지 않으신 전세일 병원장님, 김 애련 교수님,여상훈 진료부장님, 동국대 김상애 실장님,헬스앤라이프의 윤혜진 기자님, 그리고 모든 관계자 여러분 아울러 끝까지 함께 응원하는 가족들 참으로 많은 분들이 지금까지 외롭게 혼자가는 길을 그래도 포기하지 않고 갈수 있게 힘이 되어 주었다. 또한 늘 응원과 아낌없는 신뢰를 보내주는 아유르베다 제자들,탈피오트 아유르베다를 애독하는 많은 독자분들께도 심심한 감사함을 함께 전한다.

1부. 전통의학 아유르베다

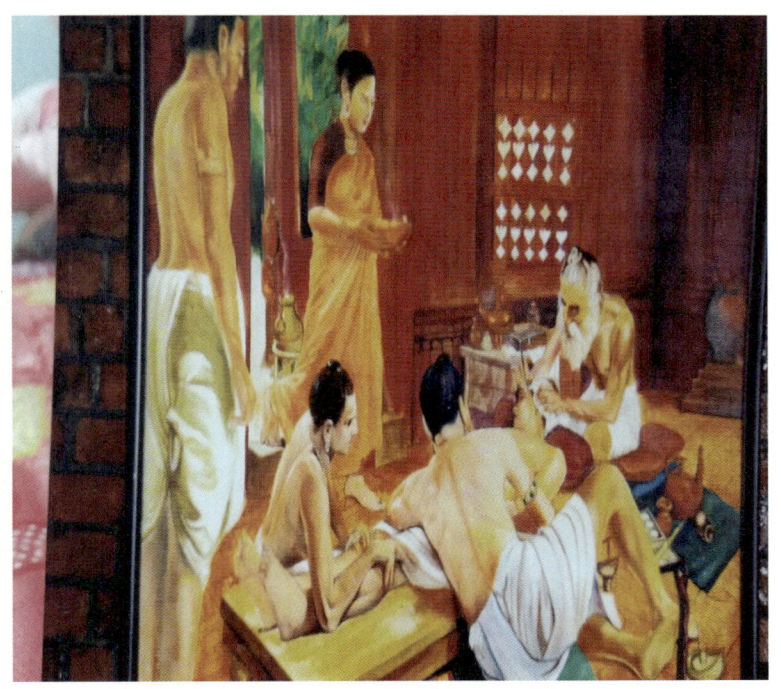

아유르베다의 서문

아유르베다는 모든 사물의 환경과 사람사이에 기초바탕을 두고 있다. 사실적으로 사람과 자연이 서로 완전하게 조화됨에 바탕을 두고 있다. 질병이 일어나는 것은 근본적이고 신중한 판단력의 마음의 평정상태가 복원되는 것을 방해하여 일어남의 결과라는 것을 인도 고대의학서에 기재되어 있다.

아울러 모든 것들이 발전되고 또한 우리들이 생각하는 궁극적으로 진실되게 추구하는 것이 하나의 단계씩을 거쳐 통할 때 자연과 사람이 조화를 이루는 것이다. 오늘 날에도 우리는 어떠한 것들로부터 스트레스 받지 말아야한다. 그것은 완전하고 창조적이어야 하며 또한 그것은 엄연한 사실에 존재한다. 항상 매일 그것에 의해 우리들은 한 단계씩 가고 있을 뿐이다. 그러한 연구와 검색은 항상 사실적인 탈선이나 아니면 퇴행된다 할지라도 현재와 또는 과거에 증명되는 것이 진행되는 것은 결코 아니다. 이러한 것들은 다른 시대와 구별되는 과학적이라 일컫는다. 매일 적는 진술서에도 받아들여져 적혀있다. 세계 현대과학에 의하여 만약 실험실, 수집, 일정하게 정한 한도가 고정된다면 우리들, 그리고 많은 저자들은 조금 더 자연과 아유르베다를 큰 덩어리로 볼 것이다. 우리의 몸은 마음과 정신이 포함되어 있다. 그것은 분자의 층으로 들어가 구분하는 것보다 하나의 구성단위로 고려가 되어야 한다. 곧 자연으로 보아야 한다는 것이다. 또 질병으로도 보고 끊임없이 고려한 후에 자연을 계획하에 관리하여야 하는 것이다.

우리는 그러한 원칙에 동의한다. 진단을 수립하는데에 있어서 자연이 고려되어야 한다. 서양의학에서는 그러한 것에 역점두지 않는다. 진단은 언젠가는 임상 조사와 예지되는 평가가 이루어져 있어야 하고 아주 작은 외과적인 침습성인 기술의 사용과 현대 임상 조사에 도움을 주는 것과 함께 이러한 것에 기인하여 진단이 이루어져야 한다. 그래서 진단 조사 설립전에 오래된 종교상의 제의 검열과 함께 아유르베다 임상의가 설립되었다. 필요로 한다면 판단력 있는 일관성은 적절한 평가를 수반할 것이다. 그러나 궁극적인 임상의의 가치의평가는 설득되어지며 그 파급도 이루어지게 된다.

우리는 결단력에 원래 있던 우리의 치료법와 가장 큰 질병 예방 측정과 창조적인 사회를 이루기 위해 원래의 개념을 받아들이는데에, 이해되는 언어인 산스크리트어인 아유르베다가 시작될수 있도록 우리들이 최선의 노력을 해야 한다. 현대과학을 연구하는 모든 학교의 학생들은 아유르베다의 기초적인 원리를 생각했다. 그리고 다른 견해를 가진 아유르베다 저자들은 기사에 일면으로 게재하였고, 가끔은 더 다른 측면 아슈탕가 아유르베다 방법과 아유르베다 8가지 종류에 대해서, 아유르베다 기사를 싣기도 했다. Acharya Charaka와 Acharya Susshruta는 두 작가에 의해 기술되어지고 있다. 그들은 삶이 존재하고 그러기에 그에 발생되어 일어나는 것에 대비하여, 아유르베다의 방대한 내적인 약(자연적인거)과 각각의 소아과, 바이러스과, 산과분만, 독성학, 안과, 노인병학, otorhinolaryngology 진료를 위한 아주 방대한 기록 작업이 수반된다. 이것 Shloka 정의와 아유르베다가 나타내는 것에 의하여 밝혀졌다. 즉 아유르베다의 뜻은 삶에 있어서, 그것이 행복하든 그렇치 않던간에 그리고 우리 스스로 삶을 보호할 뿐만 아니라 상스러운 일 즉 행복하거나 슬프거나 일어나는 생활전반의 모든 것들이 포함된 것이 아유르베다 생활의 과학이며 지식이라 일 컫는다. 이러한 생활의 과학은 건강을 관리하고 우리들에게 지식을 공급하며 애기를 다루는 엄마처럼 우리들에게 다정한 힐링으로 다가오기온다. 아유르베다를 이해하는 것은 만약에 건강을 유지하기 위해 노력하는 모든 사람들에게는 거의 필수적으로 받아들여져야 한다. 각 개인 사람마다 외부세계처럼 틀림없이 같은 타입이 내재되어 있다. 이것은 즉 외부세계의 복제 모형인 것이다. 사람 뿐만 아니라 우주는 (prithvri, Jara, Teja, Vayu and Akasha) 흙, 공기, 물, 불, 돌에 의한 마하부타 판차에 의해 내재되어 있기 때문이다.

우리는 서로 다른 3도샤 자연의 조화에 따라 최대한 자연과 함께 신중하고 판단력있게 접근하여야 한다. 3도샤는 영원히 사고와담즙과 가래의 원인이 되는 바람처럼 이동한다. 3도샤에 의한 작용은 현명한 것이라 하겠다. 프라티의 시간 구상과 사람을 위한 생리적인 것과 생활 전반을 통하여 개개인의 체질에 그 기본에 바탕을 둔것이라 하겠다. 질병의 치료에 있어서 약이나 임상인그리고 환자등 수행원의 구성으로 이루어져 있다. 그들은 질 좋은 치유체계의 요청으로 질병을 좀 더 빨리 치유하는데 인도한다. 물론 가장 중요한 4가지 요소는 환자는 임상의를 통하여 질 좋은 힐링을 받을 수 있다.

미래 아유르베다 임상의의 견해 1,
아유르베다 임상의의 건강

2. 정신과 임상의
3. 영양사
4. 몸과 마음, 정신, 영혼
4가지 요소가 이루어질 때 건강하다.

아유르베다 의학

아유르베다는 몸뿐 아니라 마음, 그리고 몸과 마음, 또한 영혼에 대한 심오한 연구를 반영한다. 또한 카르마와 의식의 역동성, 그리고 물질 세계가 더 미묘한 세계들과 어떻게 연결 되어 있는지를 이해하는 심층적 체계를 반영한다. 치료를 위한 목적으로 아유르베다는 광범위한 허브와 무기질 제조업을 발생시켰으며, 지구상에서 가장 다양한 허브와 조제 약제를 제공할 것이다. 여기에는 허브, 수지, 향유 다양한 약 그리고 전 세계에서도 독특한 무기질과 연금술 조제의 폭넓은 체계가 포함된다.

아유르베다에는 특별한 치료절차들이 풍부하며, 여기에는 증기 치료법과 오일 마사지, 그리고 관장과 코에 약물을 포함시키는 정화 행법인 판차까르마 등이 포함되어 있다. 또한 몸과 마음을 위한 특별한 회춘 기법들이 있는데 식이요법, 허브, 운동, 요가 명상 등 자연적인 방법들을 작용하여 면역체계를 강화하고 노화를 지연시킨다. 아마도 가장 중요한 점은, 아유르베다가 이 모든 접근법들을 자기치료라는 더 큰 과학의 맥락에서 사용하고 있다는 점일 것이다. 여기에는 최적의 건강을 위해 올바르게 생활하고 각자의 필요에 맞추어 더 나은 자각과 창조성을 향상시킬수 있는 전체적인 방법론이 포함된다. 이 모든 방법들은 질병이 그 자체로 실재하는 것이 아니라, 개인의 독특한 성질을 건강의 주요 요인으로 간주하는 체질별 모델을 따른다. 아유르베다는 인간적이고 개인 중심적인 의학이며, 우리가 타고난 자연스러운 건강을 찾는 법과 우리의 삶을 완전하게 하는 깊은 에너지 잠재력을 펼치는 법을 보여준다. 여기에서는 약과 병원들이 주요한 것이 아니라 주변적인 것이 될 수 있다. 서양의학과 아유르베다의 구별은 서양의학은 외적인 병원체를 식별하고 외부로부터 질병을 통제하는 것에 초점을 맞추지만, 아유르베다는 살아 있는 개인에게 집중하며 그의 안에 있는 생명력을 균형 잡음으로써 질병을 통제하는 데 집중한다.

전통의학 아유르베다
아유르베다 판차까르마 5대 원소와 3도샤

아유르베다 판차까르마에는 다섯까지 이론이 있다. 아카시(Akash), 바유(Vayu), 아그니(Agni), 잘라(Jala), 프리트비(prithvi)가 있다. 아카시는 에테르(eter), 또는 공간(space)를 나타낸다. 바유는 공기(Air), 아그니는 불(Fire), 잘라는 물(water)을, 프리트비는 흙(earth)를 나타낸다. 아카시는 또한 소리(sound)-귀(ear)에 관여하며, 공기는 만지다(Touch)-피부(skin)에 관여하며 불은 보다(sight)-눈(eye), 물은 맛(taste)-입(mouth), 흙은 냄새(smell)-코(nose)에 관여한다.

그리고 아카시의 성질은 절대 변하지 않지만, 바유와 불, 물은 끊임없이(constantly)변한다. 하지만 흙은 쉽게 변하지 않는다. 이러한 근거에 의하여 아카시(공간, 에테르)는 바타 도샤(Vata dosha), 바유(공기)와 아그니(불)는 피타 도샤(Pitta dhosha), 잘라(물)와 프리트비(흙)는 카파 도샤(kapha Dosha)라 불리운다. 사람을 보고 질병이 어디있나 확인을 하고 무엇에 문제가 있는가를 살피려면 이러한 5가지 원소와 3가지 도샤를 먼저 알아야한다. 사람체질마다 다른 도샤를 발견함에 따라 앓고 있는 증상들을 치유할 수 있는 것이다.

아유르베다(Ayurveda) 철학과 건강

아유르베다는 바람직한 건강과 삶의 실현을 위한 과학이다. 우리가 오랫동안 행복하게 살고 세상의 복지애에기여하도록 가장 알맞은 에너지와 지혜를 우리에게 제공하고자 한다. 또한 먹고, 자는 것에서 부터 일하고, 공부하고, 기도하고, 명상하는 것에 이르기까지 우리의 모든 행동의 결과를 이해하도록 돕는다. 아유르베다는 알맞은 건강을 성취하기 위한 일상적인 건강섭생법과계절적인 건강섭생법을 제시한다. 그리고 아유르베다는, 태어날때부터 우리몸이 고통을 받거나 손상되지 않도록 보호하려는 본능을 가지는데 마찬가지로, 우리의 마음도 고통이나 갈등을피하려는 본능을 가지고 있다. 고로, 꾸준히 건강을 유지하고 행복을 가지기 위해서는, 고통을 일으키는 요인들을 제거해야한다. 아유르베다는 우주의 본질들, 특히 자체의 성질이 변하지 않는 에테르, 공기, 불, 흙, 물등 5가지원소에 대한 이해에 바탕을 두고 있다. 태양과 불은 열을 증가시키는 기능을 하는 반면, 달과 물은 냉각시키는 힘으로 작용한다. 예를 들어, 불이 타는 특징은 모든것에서 분명하기 때문에 이를 증명하는 실험은 필요없다. 우리는 비슷한 방법으로, 우리삶에서 작용하는 모든 에너지를 관찰하는 것부터 배워야한다. 현대의학이 쉽게 변하여 온것과는 달리, 아유르베다의 원리와 방법들은 세월이 흘려도 변하지 않았다. 이는 아유르베다가 단순히 인간의 발명을 따르기만 한것이 아니라, 불변하는 우주의 법칙들에 대하여 바탕을 두면서 발전해왔기 때문이다.

아유르베다는 우주와 인류가 공통적인 기원을 가지고 있음을 인정한다. 인간존재는 큰우주의 축소판이며, 창조와 파괴라는 동일한 힘들을 내포한다. 우주는 하나의 의식을 가진 하나의 무기체이며 살아있는 존재이다. 그러므로, 아유르베다는 몸뿐 아니라 마음 그리고, 몸과 마음너머 영혼에 대한 심오한 연구를 반영한다. 또한 카르마와 의식의 역동성, 그리고 물질 세계가 더 미묘한 세계들과 어떻게 연결되어 이해하는 심리학의 심층적체계를 반영한다. 또한, 몸과 마음을 위한 특별한 회춘기법들이 있는데, 식이요법, 허브, 운동, 요가, 명상등 자연적인 방법을 적용하여 면역체계를 강화하고 노화를 지연시킨다. 서양의학은, 외적인 병원체를 식별하고 외부로부터 질병을 통제하는 것에 촛점을 맞추지만, 아유르베다는 살아 있는 개인에게 집중하며 그의 안에 있는 생명력을 균형 잡음으로써, 질병을 통제하는데 집중한다. 외부를 변화시키면, 내면적인 수준에서도 더 좋아질것이라고 믿으며, 우리의 건강과 행복을 위해 외부환경만을 변화시키려는 노력은 지양되어야한다. 우리는 우리자신과 우리의 내적자원들을 계발하고, 향상시키는 법을 배워야한다. 여기에는 어떻게 먹고, 운동하는냐만이 아니라, 어떻게 숨을 쉬고, 어떻게 생각하느냐도 포함된다. 아유르베다는 우리에게 이렇게 하는 법을 보여주며, 그 절차를 촉진시키는 방법들과 지식을 제공한다.

아유르베다의 목적은 세가지이다.
1. 개인을 위해 바람직한 건강을 성취하는 것
2. 사회의 향상을 돕는 것
3. 영혼의 궁극적 해소을 쉽게 이루도록 하는것

현재의 건강관리에 대한 위기는 화학적, 기계적, 인공적 치료방식에 지나치게 의지한 까닭에 초래되었다. 이로인해 이제, 자가치유를 위한 생활 양생방법과 더불어 생명과 영혼에 체계들의 복귀처럼, 아유르베다가 필요해지고 있다. 아유르베다는 아마도 세계에서 가장 긴 치유경험들을 갖고 있다. 모든 종류의 질병과 생활환경및, 그것들이 건강과 복지에 미치는 영향들을 5천년전부터, 내려오는 인도의 전통적인 자연치유이다. 자연, 자가치유에 대한 새로운 움직임은 다가오는 세기를 위한 문화와 건강관리면에서 가장 중요한 발전들 가운데 아유르베다가 그 역할을 할것이라 생각한다. 또한, 글로벌 시대의 일부로, 아유르베다는 인도에서 벗어나, 이제 모든 사람들의 유익을위해, 세계무대로 들어오고 있다. 조만간, 아유르베다는 어디에서나 건강을 지키는 새롭고 더욱 인간적인 요구사항으로 필수적인 부분으로 자리할것이라 믿는다.

아유르베다(바타, 피타.카파(3도샤))진단법과 한의학(음양오행) 진단과의 동일성

어떤 사람이 아유르베다 치유실을 처음 찾아왔을 때, 대체로 찾아온 이유를 듣게 된다. 우선 외모로 볼 때, 그 사람의 증상이 대충 감으로 느끼게 된다. 그리고 음성, 모습, 골격등은 그것을 갸름하는데에 중요한 요인이 된다. 그리고 인체에 발생하는 각종 질병을 치유하기전에 보고, 듣고 물어보고, 눌러보고 하는 네가지 방법은 한의학에서도 온갖 증상을 관찰, 수집함으로서 질병판단의 자료를 삼게 마련이다. 그리고 자신의 아픔을 얘기할때는 언제부터 인지, 그 양상이 어떻게 나타나며, 병원간 적은 얼마나 되는지, 어떠한 치료를 받았는지도 아유르베다 치유를 하는데 중요하다.

그리고 더 중요한 것은 그 사람의 유전적인 거는 무엇이며, 성격, 음식의 맛, 체질, 감정의 변화 또한 아는 것이 무엇보다 중요하다. 이것이 현대의학과 다른 진단법이라 할수 있을 것이다. 아유르베다 진단법에는 바타, 바타, 카파 3가지의 도샤로 분류한다. 우리몸의 모든 부분을 3가지로 기준을 두고 분류하면, 그 기준의 종류에 따라 바타가 10개, 피타가 5개, 카파가 14개라고 한다면 처음에는 카파 위주의 진단법을 먼저 생각하고 그 다음 많은 부분으로 진단을 하는 수순으로 이루어진다. 하지만, 사람들은 어느 한쪽만 모든 것으로 이루어져있지 않고, 3가지의 조합으로 이루어져있다. 그것이 균형을 이루고 있든지 아니면 부조화롭던지 그런 것이다. 그리고 사람들은 완전할 수가 없다. 3도샤에서 보는 것처럼, 똑같은 비율의 숫자가 나나질 않는다. 사람마다 개성이 다르고, 능력이 다르듯이 그 사람이 가지고 있는 요소는 사람마다 각각 다르다. 세계적인 대체의학인 인도의 아유르베다에서도 사람을 진단하는데 3가지 도샤가 먼저 기본이다. 이처럼 한의학에서도 사람을 진단하는데에 있어서 아유르베다의 3도샤처럼, 음양오행을 중요시한다. 음양오행이란 다섯가지 오행이 있는데, 그것마다 양과 음이 같이 공존하는 것이다. 다섯가지 오행은 나무와 불, 흙, 돌, 물등을 일컫는다. 우리는 태어날 때부터 음양오행이 정해진다. 목성과 화성, 토성, 금성, 수성이 잉태순간부터 나의 모든 것들이 정해진다. 목성은 나무와, 화성은 불과, 토성은 흙과, 금성은 돌 또는 쇠와, 수성은 물로 구성된다. 그러한 구성의 성분들이 바로 나 자신을 나타낸다. 음양오행은 나의 몸 어디란 말인가, 그리고 어떻게 알수 있단 말인가. 그것은 태어날 때부터 년도와 달, 그리고 날짜와 시간까지를 음양오행으로 구분할수 있는 것이다. 사람들은 이것을 사주라고 부른다. 생일을 통하여 부모, 생활습관, 취미, 평소의 건강상태, 정신적인 환경에 관한 것, 발병에 관한 사항들을 질문할수 있다. 사주라는 말은 보통사람들이 사용하지 않는 말이라고 생각했다. 점을 보러 가면 사주를 보고 점쾌를 보는 사람들을 많이 대했기 때문에 더욱 그러했다. 성당에 가면 신부님이 할머니분들에게 점을 보러 다니면 그것은 하느님과 위배되는 일이라며 고해성사감이라고 늘 일침을 가했던 기억이 난다. 하지만, 대체의학을 하면, 사주를 알면 많은 도움이 된다. 아유르베다에서는 사람의 몸을 바타, 피타, 카파, 3도샤로으로 나눈다. 단지 사용하는 용어가 다를뿐이다. 나무는 wood, 불은 fire, 흙은 earth, 금은 steel, 물은 water라고 한다. wood는 우리 인체에서 간과 담을 의미하고, fire는 심장과 소장을 나타내고, earth는 위와 비장을, steel은 폐와 대장을 나타낸다. 그리고 water은 방광과 신장을 나타낸다. 이러한 것들이 무시될수 없는 것이다. 우리는 우리몸을 자연이라하고 소우주라 한다. 아유르베다에서도 인체를 코스모스 우주에 비유한다. 대체의학에서 나타내는 기본본질은 아유르베다나 이랍의 희잡 대체의학이나 중국, 우리나라 한의학도 그 맥락에서 벗어날 수가 없다. 처음 마주하는 사람에게는 그 사람의 말을 먼저듣고, 그 아유르베다 진단을 한다. 손목을 잡고 3도샤를 체크한다. 손목에 있는 혈액이 뛰는 리듬의 양상을 일고 병증을 갸름해본다. 그리고 우리나라 사람에게는 인도의 아유르베다 진단법이 가슴깊이 와 닿지 않는다. 이해하기가 쉽지 않은 용어들이기 때문이기도 하다. 그러나 바타는 하초부분에서 다루는 간과 신의 병변과 관계가 깊고, 피타는 한의학의 중초 부분에 해당하여 비와 위의 병변과 관련이 있고, 카파는 상초부위에 해당이 된다. 심과 폐의 부분에 연관이 깊다고 하면 이해가 빠르게 전달된다.

바타는 물(Water), 피타는 불(Fire), 카파는 흙(Earth)이라는 뜻이다. 이러한 원리와 진단을 이해하는 것이 매우 중요하다. 그것은 바로 그사람의 병이 어떻게 하여 진행되었으며, 그리고 그러한 병이 왜 발생되었는지, 그 원인을 짚어볼 수 있게 된다. 지금까지 거의 20여년간의 경험을 살려 말해보면, 정말로 아유르베다의 바타, 피타, 카파 3도샤의 진단법과 음양오행의 진단법을 무시해서는 정확한 진단을 내릴수가 없어 또한 병을 쉽게 치유할 수가 없게 된다. 그리고 언제까지나 그 병에서 벗어날지를 말해 줄수 없는 것이다.

혹자는 말한다, 아유르베다 3도샤(바타, 피타, 카파)진단법과 음양오행진단만으로는 구체적으로 병이 어떻게 연관되어 있는지 그것은 알수가 없다고 말한다. 그러나 그렇지 않다. 중요한 단서와 치유할수 있는 방법을 진단을 통하여 알수 있다. 병원에 가서 물론 혈액을 체취하면 모든 병을 찾을 수 있는 세상이라 하지만, 성격이나 그 부모의 유전인자나, 형제의 성격등등은 그러한 생리적 검사에서 찾아볼수 있는 기회가 적다. 그러한 원인을 알고, 아유르베다 치유에 임하는 것은 아주 중요하다. 한번에라도 바로 그 원인을 알고 치유하면 낫는 것이다. 많은 시간과 검사가 이루어지고 하는 것은 아주 중요하지만, 때로는 병을 키울수도 있을뿐더러, 타이밍을 놓쳐 돌이킬수 없는 순간에 이른다면, 본인입장으로서는 얼마나 안타까운 일인가 말이다. 아유르베다의 판차까르마 치유는 단 한번에라도 아주 중요한 임상을 낸다. 그러한 것을 빠른 시간내에 병을 치유하기 위해서는 자세한 진단이 필요한 것이다.

아유르베다 5가지 원소의 신화

에테르, 공기, 불, 물, 흙 이 다섯가지 원소는 고대 힌두 신화에 의해 전해졌다. 신이 우유의 바다를 휘저었으며, 그곳에서 버터와 같은 딱딱한 땅이 생겨났다는 것이다. 여기서 우유의 바다는 불안개에 해당한다. 그렇게 생겨난 땅 위에 신들이 영양분을 공급했다. 다시 말해 육체를 갖기를 소원한 신들이 이 행성에 화신하여 인류의 조상이 되었다. 이처럼 티벳의 서에서는 5대 원소에 대해서 상징적인 설명을 하고 있다. 처음 우리 행성의 순환기에서는 한 원소만이 진화했다. 그것은 불이었다. 윤회계(우주)를 지배하는 카르마의 법칙에 따라 그 불안개는 회전운동을 시작했으며 마침내 불타는 둥근 구체가 되었다. 이 구체는 미분화된 원초적 힘을 갖고 있었다. 다른 원소들은 아직 태아 상태로 머물러 있었다. 다른 원소들은 아직 태아 상태로 머물러 있었다. 생명은 최초로 불이라는 옷을 입고 태어났다. 그리고 만일 이때 인간이 존재하고 있었다고 본다면, 중세의 신비중의에서 말하는 '불도마뱀'들처럼 불의 몸을 입고 화신했다.

두 번째 순환기에서는 불 원소가 확실한 형태를 가짐에 따라 거기서 공기 원소가 떨어져 나왔다. 이 공기 원소는 달걀 껍질이 달걀을 싸듯이 태아 상태의 불행성을 에워쌌다. 그리하여 인간을 포함한 모든 생명체들의 몸은 불과 공기의 복합체가 되었다. 세 번째 순환기에서는 불행성이 공기 원소에 흠뻑 젖고 부채질 당함으로써 불의 성질이 분리되었다. 그 결과 수증기로부터 물 원소가 생겨났다. 네 번째 순환기에서는 공기와 물이 그들의 부모인 불의 활동을 중화시켰다. 그리하여 불은 흙 원소를 탄생시켰으며, 흙 원소가 불을 감싸게 되었다. 우리의 행성은 현재 이 네 번째 순환기에 속해 있다.

불교에서는 에테르는 곧 물질의 집합체(인간의 잠재의식)를 상징한다. 공기는 의지의 집합체를 상징하고 불은 곧 감정의 집합체이며 물은 의식의 집합체를 상징한다. 흙은 곧 촉각의 집합체를 상징한다고 한다. 다섯번째 원소인 에테르는 인간의 의식 속에 있는 지혜의 기능이 아직 완전히 깨어나지 못했기 때문에 나타나지 않는다. 이러한 다섯가지의 요소는 즉 인간의 정상적인 진화과정에 필요로 한다.

아유르베다 약초-강황(Tumeric)

인도라 하면 카레가 떠오른다. 카레의 원료를 Tumeric이라 한다. 투메릭은 영어다 인도어인 힌디어로는 할디(haldi)라 부른다. 에페소드 한가지를 들자면 인도 재래 시장에서 투메릭을 달라고 하면 인도 대부분의 사람들은 잘 알아듣질 못한다. 할디를 달라고 해야 한다.

인도를 알려면 일단은 언어가 통해야 함을 절실히 느낄 수 있을 것이다. 외국에서 의사소통이 안된다면 답답하기 그지 없는 노릇이다. 여하튼 인도하면 얼른 카레가 떠오를 것이다. 카레는 음식에 넣는 향신료도 되지만 질병을 치유하는 약초로도 사용한다. 카레의 원료인 할디는 뿌리줄기는 오렌지색의 원통형이며 가지가 나뉘어져 있다. 그 가지마다 나뉘어져 있는 각각은 곧다. 그리고 신선한 것이 있고 건조된 것이 있다. 할디는 음식 식용재료로 사용되어질 때. 음식 전채요리에 에페타이저용으로 식용을 돋구기 위하여 사용하기도 한다. 그리고 카레의 원료인 할디는 중요한 약초로 이뇨제 역할뿐만 아니라 배변을 쉽게 하는 완화제, 구충제로도 사용한다. 또한 위장의 가스를 배출하는 구풍제 역할을 하기도 한다.

카레이 재료인 할디는 식욕촉진 뿐 아니라 소화를 돕기도 한다. 그외에 당뇨, 열병, 만성 폐쇄성 질환, 그리고 충혈 . 울혈, 점막에 의해 막힘을 뚫어주는 역할하는데에도 사용한다. 또한 기침과 목이 짜증나는 것을 풀어주는 효과도 낸다. 당뇨병일때는 구수베리 쥬스와 함께 1 tsp power 강황가루를 섭취한다. 매일 섭취하면 혈액과 포도당 수취 조절을 낮게 유지할 수 있게 된다. 열병이 있을 경우에는 물 8온스(1온스:28. 35g)에 약간의 작은 생강 조각과 함께 반 티스푼의 흑후추. 그리고 1 tsp 강황가루를 넣어 섭취한다. 하루에 3번 복용하면 열이 내린다. 폐쇄성폐질환일때는 적은량의 후추에 강황 가루를 더하고 인도 흑설탕인 야자즙 조당을 뜨거운 밀크에 넣고 하루에 3번 마시면 충혈 막힘이 풀리게 된다. 또한 거기에다가 교대로 1 tsp 강황가루와 뜨거운 물에 넣은 꿀이 식힌 물과 같이 먹으면 좋다. 감기와 목이 답답할 때는 따뜻한 우유에 반 티스푼의 순수한 강황가루를 타서 먹는다. 또한 소금과 강황가루가 섞인 용액을 만들어 목 염증 있는 곳에 투여하면 치유되는데에 효과를 준다.

그 외에 다양한 효과를 내기도 한다. 예를 들면 설사. 곰팡이 감염, 몸의 털을 없애주는 제모제로도 사용한다. 특히 얼굴에 검은색의 여드름 없애는 작용이 있다. 할디는 치유할수 있는 다른 약초에 비해 상당히 넓다. 기생충등의 체내 침입을 방지하며 볼거리 유행선 이하선염에도 효과가 있다. 뿐만 아니라 에스테틱 즉 화장품의 원료로도 사용되어진다.

아유르베다 약초 (Njavara)

아유르베다 판차까르마 요법중에 나오는 Njavara Kizhi요법이 있다. Njavara rice라는 herb는 쌀이다. 그런데 그것을 허브라고 한다. 인도의 전통의학에서 허브라는 개념은 약이 되는 모든 식물을 일컫는다. 코친의 기리라쥬 닥터와 이번 인도 방문에서 담소를 나누는 중에 Njavara에 대해서 이야기를 나누는 중에 '야바라, 야바라'하길래 서로 마주보고 한참을 웃었다. 자바라키지를 일컫는데 야바라라고도 한다. 인도의 영어발음은 거의 영국식 발음이라 미국식 발음을 하는 나와는 가끔 웃지 못할 애피소드가 생기게 마련이다. 자바라 자바라 하니까 야바라 야바라라며 응수해서 배꼽이 빠지라 한참을 웃은 기억이 새삼 떠오른다. 자바라는 다양한 질병에 아주 놀라운 효과를 나타내는 허브중의 하나다. 류마티즘, 몸에 일어나는 다양한 통증뿐만 아니라 화상환자에게도 도움을 준다. 뿐만 아니라 원기가 부족하여 활력을 잃은 사람들, 쇠약한 사람들, 기운을 잃어버린 사람들에게도 좋은 효과를 준다.

야바라를 밀크와 함께 mix하여 탕약 끓이듯이 끓인다. 그리하여 전분이 걸쭉하게 나오면 불을 끄고 그 내용물을 면 보자기에 담아 가장자리를 모아 끈으로 묶는다. 그런 다음 따뜻한 자바라 키지를 손바닥부터 팔 다리 등 목 아래턱 등등을 문지른다. 그리고 몸에 아유르베다 약초오일과 함께 합하여 전신을 함께 문지른다. 이러한 증 요법으로 인하여 통증을 경감시킬수 있다. 의자에 앉아 받을 경우 15분간. 몸 전체를 할 경우에는 1시간 반 정도 걸린다. 그리고 이런 자바라 키지요법을 7일, 14일, 21일, 또는 28일로 나누어 치유할수 있는 기간을 나눌수 있다.

이렇게 함으로써 류마티스 질병뿐만 아니라 자가면역력을 높일수 있다. 신경장애에도 정상적인 상태로 돌릴수 있다. 또한 소화력 증진을 높일수 있을 뿐만 아니라 신경질병 회복을 돕는다. 나태함을 물리칠수 있으며 불면증 완화에도 도움을 준다. 각종 관절에 일어나는 통증 또한 나른한 몸상태에도 원기를 줄 수 있는 효과를 준다. 자바라는 쇠약하고 늘어진 근육을 탄력있게 하는데에도 도움을 준다. 그리고 조산을 예방하는데에도 도움을 준다. 그러면서 모든 조직이 활성화할수 있는 힘을 가지는데에도, 질병을 예방할수 있는 건강한 에너지를 일으킬수 있도록 도와준다. 자바라는 부작용없이 다양한 영역에 좋은 효과를 주는 아유르베다 허브 중에 아주 우수한 성분을 가진 허브라 할수 있다. 인도의학;약초(Njavara)아유르베다 판차까르마 요법중에 나오는 Njavara Kizhi요법이 있다. Njavara rice라는 herb는 쌀이다. 그런데 그것을 허브라고 한다. 인도의 전통의학에서 허브라는 개념은 약이 되는 모든 식물을 일컫는다.

코친의 기리라쥬 닥터와 이번 인도 방문에서 담소를 나누는 중에 Njavara에 대해서 이야기를 나누는 중에 '야바라, 야바라'하길래 서로 마주보고 한참을 웃었다. 자바라키지를 일컫는데 야바라라고도 한다. 인도의 영어발음은 거의 영국식 발음이라 미국식 발음을 하는 나와는 가끔 웃지 못할 애피소드가 생기게 마련이다. 자바라 자바라 하니까 야바라 야바라라며 응수해서 배꼽이 빠지라 한참을 웃은 기억이 새삼 떠오른다.

자바라는 다양한 질병에 아주 놀라운 효과를 나타내는 허브 중의 하나다. 류마티즘, 몸에 일어나는 다양한 통증뿐만 아니라 화상환자에게도 도움을 준다. 뿐만 아니라 원기가 부족하여 활력을 잃은 사람들, 쇠약한 사람들, 기운을 잃어버린 사람들에게도 좋은 효과를 준다.

야바라를 밀크와 함께 mix하여 탕약 끓이듯이 끓인다. 그리하여 전분이 걸쭉하게 나오면 불을 끄고 그 내용물을 면 보자기에 담아 가장자리를 모아 끈으로 묶는다. 그런 다음 따뜻한 자바라 키지를 손바닥부터 팔 다리 등 목 아래택 등등을 문지른다. 그리고 몸에 아유르베다 약초오일과 함께 합하여 전신을 함께 문지른다. 이러한 증 요법으로 인하여 통증을 경감시킬수 있다. 의자에 앉아 받을 경우 15분간. 몸 전체를 할 경우에는 1시간 반 정도 걸린다. 그리고 이런 자바라 키지요법을 7일, 14일, 21일, 또는 28일로 나누어 치유할수 있는 기간을 나눌수 있다.

이렇게 함으로써 류마티스 질병뿐만 아니라 자가면역력을 높일수 있다. 신경장애에도 정상적인 상태로 돌릴수 있다. 또한 소화력 증진을 높일수 있을 뿐만 아니라 신경질병 회복을 돕는다. 나태함을 물리칠수 있으며 불면증 완화에도 도움을 준다. 각종 관절에 일어나는 통증 또한 나른한 몸상태에도 원기를 줄 수 있는 효과를 준다. 자바라는 쇠약하고 늘어진 근육을 탄력있게 하는데에도 도움을 준다. 그리고 조산을 예방하는데에도 도움을 준다. 그러면서 모든 조직이 활성화할수 있는 힘을 가지는데에도, 질병을 예방할수 있는 건강한 에너지를 일으킬수 있도록 도와준다. 자바라는 부작용없이 다양한 영역에 좋은 효과를 주는 아유르베다 허브 중에 아주 우수한 성분을 가진 허브라 할수 있다.

코코넛(coconut) 허브열매- 건강미용

요즈음 유튜브에 세계적으로 바나나껍질의 놀라운 효과가 연신 화제로 늘리 이슈가 되고 있다. 현대의학의 약물로 인한 치유는 아직은 시간이 많이 걸린다. 그런데 우리 생활곳곳에서 섭취하는 음식중 야채와 과일로 인해 우리 몸을 위협하는 질병에 상당히 예방 효과는 물론이고 치유까지 효능이 있다는 것은 놀라운 화제거리임이 분명하다.. 그중 바나나는 항상 먹는 열매중 하나이다. 바나나 껍질 안쪽으로 얼굴을 문지르면 미용효과도 뛰어나다. 또한 얼굴과 목주름에도 문지르고 30분후에 씻어주면 그것이 개선되는 것을 느낄수 있다. 바나나껍질 안쪽을 숟가락으로 깍아 끌어서 먹으면 변비도 해소된다. 식사를 제 때하고 며칠후면 그 효과를 누릴수 있다. 그뿐만이 아니다. 찰과상이 있거나 화상이 있는 부위에도 그 통증이 사라진다. 그외 스트레스완화하여 우울증 개선, 콜레스테로 저하, 양면의 수면도 제공한다. 그것에는 바나나에 트립토산이라는 성분이 있기 때문에 그렇다. 이렇게 바나나 껍질 식이 섬유에는 미레랄과 칼륨, 비타민B, 비타민 C, 아미노산, 효소가 풍부해 미용과 건강에 많은 역할을 한다.

바나나 껍질처럼, 여기에 인도의 아유르베다의 허브학에 나오는 코코넛 열매를 소개하고자 한다. 코코넛은 인도사람들에게 가장 유용한 열매 가운데 하나이다. 음식재료, 미용 화장품, 약용 열매로 삶의 전반에 걸쳐 사용하지 않는 곳이 없다. 그중에 우리삶의 가장 밀접한 코코넛의 작용도 미용과 건강에 상당한 영향을 주는 허브열매이다. 코코넛(coconut)은 힌디어로는 나리알(Nariyal)이라 부른다 코코넛 줄기와 열매는 보기에는 큰잎이 왕관처럼 반지를 낀듯한 줄기를 가진 우아하고 가지가 갈라지지 않은 곧은 종려나무에 주렁주렁 열린다. 코코넛안에는 액체인 물이 들어 있다. 음료수처럼 달고 오일성분이 들어 있어 부드럽고 끌어당기는 매력적인 맛이 있다. 코코넛 쥬스는 달콤하고 찬 성분이 있어 여름 음료로도 너무나 좋다. 코코넛은 또한 강장제(피부나 모발을 건강하게 만드는 화장수), 토닉(진이나 보드카에 섞어마시는 탄산 음료), 이뇨제, 정력제, 최음제로도 사용되어진다. 코코넛의 껍질 또한 이뇨제, 냄새 제거제로 사용된다. 그리고 코코넛은 위의 소화를 돕고, 구충제로도 사용되어진다. 코코넛의 달콤한 맛으로 인해 전채요리중 가장 먼저 식욕을 돋구는 에페타이저(appetite) 식사용으로 사용한다. 또한 코코넛의 성분은 소독약이나 살충제로도 사용되어진다. 아울러 피부나 모발을 건강하게 하는 성분이 있다.

음식과 약의 제조에 사용되어지기도 하고 질병의 치유에도 코코넛 응용이 많다. 예를 들면 설사(diarrhea)를 할 때 코코넛 물은 잃어버린 전해질(electrolyte)을 보충하게 된다. 그러므로 식사대신으로 이용하기도 한다. 신장에 돌(kidney stone) 같은 결석이 생겼을 때에도 코코넛 물과 코코넛 꽃가루를 먹으면 신장 좋아진다. 그리고 햇볕에 과도하게 노출되어 나타난 두통을 없애주는 역할까지도 하는 아주 놀라운 치유 효능을 가지고 있다. 더불어 아주 오래되어 곪은 상처에도 코코넛 오일을 사용하면 상처가 아주 빨리 아물게 치유된다. 구토를 할때에도 설탕과 꿀, 그리고 후추 파우더가 들어간 코코넛 물을 복용하면 구토가 사라지게 된다.

코코넛 밀크가 젖은 거즈를 몸 외부 상처에 도포하면 빨리 열을 식혀주는 역할도 한다. 입에 궤양(ulcer)이 있을 때에도 코코넛 물과 오일로 입안을 가그링하면 입안의 궤양이 누그러뜨려진다. 아울러 몸에 두드러기가 났을때에도 그리고

1부. 전통의학 아유르베다 37

일반적인 가려움이 있을때에도 바나나 껍질 사용이 효과가 있듯이 코코넛 밀크나 코코넛 요구르트는 염증을 감소시켜주어 질병의 증상이 감소된다. 몸에 흉터가 남았을때에도 코코넛 우유와 더불어 코코넛 오일은 피부를 부드럽게 하여주고, 수렴성 효과는 물론이고 영양공급원이 되기도 한다. 습진이나 화상을 입었을때에도, 좋은 머릿결을 유지하고자 할때에도 코코넛 오일을 사용하면 상당히 효과를 볼수 있다. 산모들의 과숙 분만을 돕기 위해서도 코코넛 분말 가루, 양귀비 씨앗, 건조된 생강조각, 오이 그리고 호박씨앗을 인도 흑설탕인 야자즙 조당과 같이 버물어 작은 덩어리를 만들어 매일 1-2개를 섭취하면 좋다. 근래에 와서는 코코넛 액이 정맥으로 들어가는 약물투여용으로 탈수증 증상에 사용되어 진다.

코코넛은 또한 인도 사람들의 주 향신료로도 많이 사용되어 진다. 음식을 만들 때 거의 코코넛 성분이 들어가지 않는 경우가 그리 많지 않음을 인도에서 생활하면서 볼수 있었다. 코코넛 열매를 쉽게 구하지 못하는 북인도 사람들은 남인도까지 가서 거물로 짠 큰 가방에 코코넛 열매를 가득 담아 기차에 실어 하루하고 반나절이 걸리는 완행 열차를 타고 북부지방에 있는 자신들의 집으로 돌아가는 모습을 기차 여행에서 적잖게 목격하게 된다. 북인도에서는 코코넛 나무가 없다보니 코코넛 가격은 아주 비싸다. 코코넛은 그들에게는 아주 귀하고 소중한 열매이다.

1년치 먹을 량을 준비해가지고 가는 북인도 서민들의 삶을 보게 되니, 음식과 약용에 사용하는 코코넛의 존재감을 확실히 알게 되는 계기가 되었다. 그러므로 코코넛은 인도사람뿐만 아니라 전 세계적 많은 인류들에게 없어서는 안될 중요한 삶의 요소라 해도 과언이 아니다. 자연에서 자라는 식물을 통하여 질병예방, 질병치료, 생명증진, 자각 개발을 찾는 인도의 아유르베다 허브의 하나인 코코넛을 통하여 생활 삶속에서의 건강을 찾아본다.

마르마(Marmas)의 의미

바이탈 영역(vital area)을 마르마(marma)라 한다. 마르마는 몸의 정상적인 면 보다는 부상이 있는 원인 합병증이 더 나타나는 영역이라 지점을 일컫는다. 아유르베다 해부학자(anatomist)들이 탐사하는 비 임상적인 그리고 사람들의 몸에 있는 바이탈 영역 즉 임상적인 가치를 마르마 포인트가 높여주기도 한다.

또한 고대 내과의사와 외과의들은 마르마가 해부학적으로 피부(flesh), 정맥(vein), 동맥(arteries), 건(tendon), 뼈(bone), 관절(joint)이 만나는 점을 마르마라고 정의했다. 그것은 의미있는 교차로 즉 합류점(Junction)이라 할수 있다. 맥박이 진동하고 또는 통증이 존재하는 해부학적인 영역은 마르마라는 라벨(Labelled)로 표시할수 있다. 내과의(Physicians)와 외과의(surgeons)에게는 마르마 영역이 상처를 치유하는데 중요한 지식으로 사용되어져 왔다. 수슈루타(Sushruta)라는 기밀 정보의 마르마는 사람의 질병을 다루는데에 기본지식으로 널리 사용되어 왔다. 마르마는 107개로 표시되어 있다.

마르마는 또한 프라나(prana)로 자리한다. 이러한 것들로 하여금 질병을 예방하는 역할을 하기도 한다. 프라나의 부족함으로 인하여 병이들기도 하고 인체의 근육과 신경이 마비(paralysed)되기도 한다. 마르마는 우리몸의 프라나 즉 감정과 생각, 에너지를 발산시키고 때로는 프라나를 잃어버려 즉시, 또는 서서이 죽음에 이르게까지 하고 한다. 가끔씩 발가락(toe)을 잃어버리거나 발, 다리를 절단할 때 또는 불구가 되는 상황은 우리몸에서 점진적으로 프라나(Prana)를 잃어 버릴때이다. 이것을 우리는 수슈르타(Sushruta)라고 부른다.

차크라(Chakras)

'차크라(Chakra)'는 물질적 혹은 정신의학적 견지에서 정확하게 규명될 수 없는 인간 정신의 중심부이다. 그림이 직선과 곡선 혹은 명암만을 가지고 완전하게 설명될 수 없듯이-형태와 구조상에서는 가능할 수도 있겠지만-차크라도 생리적, 정신의학적, 또는 어떤 과학적 형태로도 설명되어 질 수 없다. 차크라란 '수크시마 프라나 (Sukshma prana:미세한 프라나)'라고 하는 미세한 생명력이 활동하는 중심부이다. 차크라는 교감신경계, 부교감신경계 및 자율신경계와도 상호관계를 맺고 있으며, 우리의 온몸 구석구석과 긴밀히 연결을 맺고 있다. '차크라'는 신스크리트어로 '바퀴', 또는 '원형'의 의미를 지니고 있다. 우리 몸의 모든 것은 둥근 형상이며, 지속적으로 움직이고 있기 때문에 이 운동의 중심센터들을 가리켜 '차크라'라고 부른다.

(만트라 : 진동에너지)

만트라가 지닌 진동이 내 안의 세포 곳곳에서 피어올라 내 안에 있던 문제들이 무엇이었는지를 성찰할 수 있게 되는 계기를 만날 수 있을 것이다. 만트라를 통해 무언가를 얻으려고 하는 생각보다는 개인적인 아집과 집착을 뒤로 하고 천천히 가슴으로 느끼게 되면 다른 세상을 볼 수 있게 된다. 우리가 일상에서 막닥뜨리게 되는 장애 는 순전히 우리들이 자초한 결과물이다. 생각을 바꿔야 한다. 예전의 마음을 없애야 한다.우리는 시련을 통하여 배운다고 하지 않았던가 그러한 시련들과 장애를 거부할 것이 아니라 스스로를 변화시키는 무기이기에 좋은 마음으로 받아들여야 할 것이다. 그렇게 훈련함으로 우리는 자기 이해는 물론이거니와 계속적인 실수를 반복하지 않을 것이며 더 나은 행복한 삶으로 나아갈 수 있을 것이다.

만트라는 울림의 진동이다. 아유르베다에서는 원소인 에테르는 눈에 보이지 않는다. 그것은 떨림 진동에 의해서만 우주의 에너지를 감지 할 수 있게 된다. 그러나 마음이 생각이 돌처럼 경직되어 있다면 울림을 경험하게 되기까지에는 많은 시간이 필요로 한다. 세상엔 공짜가 없다는 말이 실감난다. 물질적인든 영적인든간에 스스로 책임져야 한다. 그리고 그것 만큼 결과를 나타낸다. 보이지 않는 진동의 에너지 만트라는 결코 주문에 의지하는 경우와 그렇치 않은 경우들이 있다. 그러한 것도 스스로의 의지에 따라 결정할 것리하 생각한다. 눈에 보이지 않는 힘은 우주의 모든 것들과 연결되지 않은 것이 없다. 보이지 않는 것과 보이는 것과의 연결은 결코 하나일 수 밖에 없다. 생각대로 믿는대로 이루어지는 것이라 한다. 그것은 스스로의 역량에 달릴 뿐이다. 수련은 값진 것이다. 고난과 격정의 나날들은 결코 나를 변화 시킨 큰 계기가 된다는 것을 잊어서는 안될 것이다. 스스로를 통제하는 힘을 기르는 탄트라는 고통에서 벗어나게 한다. 인도 고전음악의 대가인 라비 샹카르(Ravi Shanhar)는 신의 권능을 지닌 소리를 나다 브라마 (Nada Brahma)즉 우주의 소리라고 간주한다. 이 소리는 우주와 사람들의 정묘체(subtle body)를 통해 울려 퍼진다. 샹카르는 '인도 전통에서는 소리가 곧 신이라고 가르친다. 음악은 우리 내면의 존재가 신의 평화와 축복에 이를 수 있도록 만들어 주는 영적인 훈련이다. 우리들은 우주의 불변성과 영원성을 이해하는 것이 모든 지식의 기본 목표라고 배워왔다. 음악은 우주의 본질을 반영해 준다. 음악을 통해 인간은 신에 도달할 수 있다고 강조한다.

그래서 소리와 음악의 힘, 모음과 말의 힘은 모두 우주의 위대한 창조력이다. 이러한 소리들을 관리하는 인간은 거대한 영적인 힘을 소유하고 있다. 여러 세기 동안 동양의 신비한 경전들과 대스승들은 만트라가 바로 이러한 위대한 힘을 이끌어내다고 가라쳐왔다. 만트라는 많은 비밀스런 말을 지닌 산스크리트로 된 말이다. 만트라는 마음의 도구, 신성한 말씀, 인간의 영적 생리학의 언어로 불리운다. 만트라는 우리가 인생에서 직면하는 문제들을 치유해 줄 수 있는 도구다. 우리들은 만트라 수행을 통해 우리들의 삶과 삶의 목적, 우리 자신에 대해 더욱 명확한 인식을 얻게 될 수 있을 것이다. 만트라는 물질적인 문제와 인생에 필요한 것들을 다룰 수 있도록 도와준다.

리그베다

리그베다는 약 1000편의 찬가로 구성되어 있지요. 방랑 사제들이 신들과 왕들을 칭송하기 위해 부른 노래들이다. 왕들은 전차나 수레를 타고, 전투를 하고, 요새를 함락시키고, 신성한 '소마'를 마신다. '소마'는 신들의 음료라 부른다. 신들은 비, 바람, 불, 천둥 같은 자연의 힘을 상징한다. 그리스의 신들과 비슷하다. 아폴르와 제우스가 오늘날 여전히 숭배의 대상이고, 오로지 사제들만이 경전을 알던 시대의 그리스. 이 문헌도 과거에는 비밀이었단다. 브라만 가문에서 대대로 전해졌고, 지금도 그렇게 전해지고 있다.

2000년이 넘도록 이 시들은 구전으로 전해졌다. 야자수 이파리에 이 시들을 쓴 최초의 문헌이 만들어진 건 아마 중세에 들어와서이다. 최초의 문헌이 중세에야 비로소 만들어졌다는 점을 감안하면 리그베다는 놀라울 정도로 훌륭하게 보존되었다. 모든 원고는 사제 가문들이 구전으로 보존해온 내용을 충실히 반영하고 있다. 세대를 거듭하면서 사제 가문들은 이 시들이 정확히 후세에 전달되게 하기 위해 정교한 조치들을 취했다. 심지어 시대가 바뀌어 시의 내용 중 일부를 이해하는 사람이 아무도 없을 때에도 그랬다. 그래서 이 시들은 오늘날까지도 정확히 똑같은 형태를 유지하고 있다.

카슈미르어, 오리사어, 타밀나두어 등 언어가 달라져도 그 내용은 똑같다. 20세기에 베다 학교들이 문헌 자료에 점점 더

1부. 전통의학 아유르베다 43

의지하게 되었다는 사실은, 순수한 구전 전승이 이제는 사라져버렸을 가능성이 높다는 의미다. 오늘날 사람들이 가르치고 배우는 내용은 문헌에서 유래한 것이다. '리그베다'의 내용을 이해하는 것은 쉽지 않다. 여기에 수록된 시들은 수수께끼처럼 이해하기 어렵기로 악명이 높다. 지극히 고풍스러운 언어로 된, 도저히 이해할 수 없는 비유들로 가득 차 있기 때문이다. 신들에게 바치는 찬가와 탄원이 대다수를 차지하며, 신성한 음료인 소마를 맛보는 기쁨도 노래한 것도 많다.

적을 무찌른 것을 축하하는 전투의 노래, 족장들이 내린 선물에 감사하는 노래하는 장르도 있다. 연대를 알아내기는 불가능하지만, 1920년대에 대단히 중요한 단서가 발견되었다. 북부 시리아의 미타니 왕국이 맺은 조약에 열거된 통치자의 이름을 산스크리트어로 읽어도 완벽하게 해독할 수 있음을 학자들이 알아낸 것이다. 이 문서에는 베다의 신들인 인드라, 미트라, 바루나의 이름이 열거되어 있었다. 그 순서도 리그베다에 이들이 등장할 때와 똑같았다. 이 문헌에는 베다의 시에서 대단히 중요한 역할을 하는 천국의 쌍둥이 나스다타나 또는 아슈윈 형제도 언급되어 있다.

전차와 말 조련에 관한, 미타나의 또 다른 문서는 미타나 통치자들이 사용하던 인도유럽어족의 언어로 작성되었지만, 숫자와 기술적인 용어가 산스크리트어와 워락 흡사해서 미타니와 아리아인의 언어가 대단히 밀접한 관계였음을 알 수 있다. 정체가 확실하지 않은 미타니의 통치자들은 십중팔구 기원전 1700년경에 시리아 북부에 나타나 지금의 쿠르디스탄 지역을 다스린 엘리트 전사였을 것이다. 그들이 남긴 문헌은 초기 리그베다 찬가들이 비슷한 시기에 지어졌음을 강력하게 시사한다. 기원전 1400년경을 기점으로 그다지 멀지 않은 과거에 이 시들이 지어졌다는 얘기다. 다른 단서들도 이 사실을 뒷받침한다. 리그베다의 찬가들은 청동기를 사용하는 세계를 묘사한다. "불의 신 아그니에게 쫓겨"사람들이 달아나버린 폐허뿐이다. 이 모든 사실을 종합해하면, '리그베다'에 수록된 많은 찬가들이 인더스 문명 이후에 지어졌음을 짐작할 수 있다. 그렇다면 '리그베다'찬가들이 기원전 1500년경부터, 아니 어쩌면 그보다 더 일찍부터 몇 세기 동안 널리 퍼져나 갔을 가능성이 있다. '리그베다'에는 아리아인들이 농경지를 확보하려고 숲을 태워 버렸으며, 흙과 나무로 보루를 쌓은 요새를 지었다고 나와 있다. 아리아인들은 잉여생산물로 전사계급을 부자로 만들어주었으며, 사제, 전사, 농부라는 세 계급으로 이루어진 사회의 기본 구조를 유지했다. 이 세 계급 밑에 있는 노동자, 하인, 노예는 인구 중 다수를 차지하는 토착 부족 출신들이었다.

어쩌면 이것이 카스트제도의 뿌리가 되었는지도 모른다. 계급 구분은 바르나(피부색), 자티(출생 즉 사람이 태어날 때부터 적용되는 사회적 계급이나 직업을 뜻한다.)를 바탕으로 이루어졌던 것 같다. 아무래도 피부색이 엷었던 이주자들이 피부색을 계급 구분의 수단으로 사용했을 가능성이 높다. 청동기시대의 유물인 카스트제도는 오늘날까지도 끈질기게 남아 있다. 그리고 지금도 하급계급민의 대다수는 토착 부족의 후손들이다.

2부. 자연과 생명

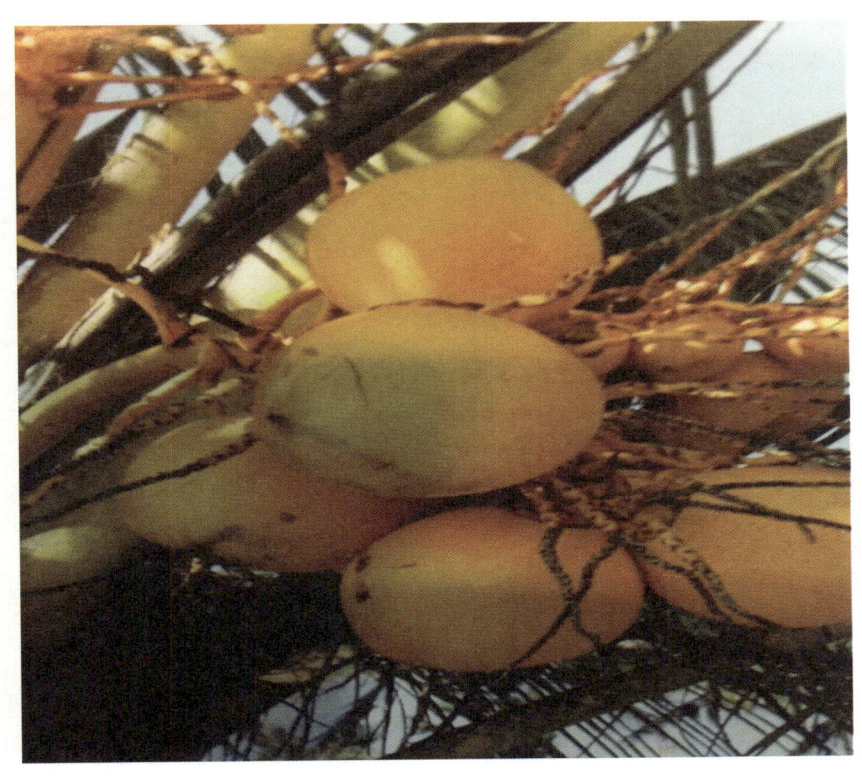

뇌의 신비

뇌를 다룬다는 건 너무나 섬세하고 까다로운 일이다. 조금만 잘못 건드려도 큰일이 벌어진다. 다른 기관들을 다룰 때는 설령 작은 실수가 있다 해도 돌이킬 수가 있지만, 뇌는 그렇지 않다. 뇌를 수술할 때는 단 1밀리미터의 착오만 생겨도 환자를 평생의 장애인이나 정신 이상자로 만들게 된다. 우주 정복에 이어서 우리 인간이 정복해야 할 것은 이제 우리 자신의 뇌밖에 없다. 뇌야말로 우주에서 가장 복잡한 구조이다. 하고자 하는 마음이 있으면 모든 것들을 성공시킬수 있다. 동기가 바로 모든 행동의 열쇠다. 남들이 우리를 비판할 때, 그들은 우리의 강점이 될 수도 있는 어떤 것을 우리에게 가르쳐 주는 것이다.

파킨스병.... 도파민으로 치유. 단지 마음의 장애만을 치유하는 것이 아니라, 알츠하이머병이나, 간질, 피킨스병 같은 신경 계통의 질병들도 치유. '아프다'라는 개념을 1에서 20까지 등급을 매기는 것을 검토하다. '강한 동기를 지닌 사람은 한계를 모른다.' 어둠속에 있다가 갑자기 불빛을 대하는 건 고통스런 일이다. 처음의 눈부심이 지나가고 나면, 강렬한 빛 사이로 천장이 조금씩 눈에 들어왔다. 처음에는 천장은 그냥 하얀색으로 보였다. 그러다가 어느 날 하얀색의 한복판에서 작은 반점을 발견했다. 그리고 이내 그 반점에 매료되어, 더없이 세밀하게 그것을 관찰하였다. 그리하여 반점의 잿빛이 조금씩 엷어지는 양상과 표면의 미세한 오톨도톨함을 낱낱이 식별할 수 잇게 되었다. 그가 생각하기에 그것은 한낱 반점이 아니라, 참선하는 이들의 화두처럼 하나의 형이상학적 차원을 지닌 사색의 실마리였다. 그것은 시선과 사색이 집중되는 하나의 완전한 우주였다. 무언가에 열정을 불태우며 자아를 실현하는 것, 그것이야말로 모든 사람들에게 삶의 의욕을 고취시키는 강력한 동기다. 우리는 누구나 저마다의 재능을 지니고 있다. 중요한 것은 그것을 내고 찾아내어 계발하는 것이다. 그 재능을 계발하는 과정에서 열정이 생겨난다. 이 열정은 우리를 이끌고, 모든 시련을 견딜 수 있게 하고, 우리 삶에 의미를 부여한다. 돈이니, 사랑이니, 명예니 하는 것들은 덧없는 보상일 뿐이다.

인간의 정신을 탐구하는 길에는 두 가지가 있다. 한쪽에 정신 의학자의 길이 있다면 다른 쪽에는 구도자의 길이 있다. 영적인 것이나 도를 깨우치는 것에 관심이 많은 사람들. 사람들이 변화를 두려워하는 것은 인간의 내재적인 속성인지 모른다. 인간은 자기 습관에 어떤 변화가 생기는 것보다 설령 위험할지라도 자기에게 익숙한 것을 좋아한다. 뇌.. 회색과 흰색과 분홍색으로 이루어진 145세제곱센티미터 물질, 이것이 우리 생각을 다스리는 기관이다. 바로 여기에서 모든 게 생겨난다. 단순한 욕망 하나가 한 아이의 탄생을 가져올 수도 있고, 단순한 불만 하나가 전쟁을 야기할 수도 있다. 인류의 모든 비극과 불만 하나가 전쟁을 야기할 수도 있다. 인류의 모든 비극과 모든 진보는 먼저 이 살덩이의 무수한 굴곡 어딘가에서 하나의 작은 섬광으로 나타난다.

소뇌... 여기는 뒤쪽이다. 다른 데 보다 빛깔이 더 어두운 이 부분이 소뇌다. 공간 속에 몸이 어떤 자세로 놓여 있는지를 끊임없이 분석하고 동작의 균형을 이루어 내는 곳이다.

그리고 여기서 조금 위로 올라가면, 대뇌 피질의 1차 시각 영역이 나온다. 색깔과 움직임에 대한 지각이 이루어지는 곳이다. 그 바로 앞에 2차 시각 영역이 있다. 새로 들어온 시각적인 정보들을 이미 알고 있는 이미지들과 비교하면서 해석하는 작업이 이루어지는 곳이다. 1차 영역에서는 정보를 있는 그대로 지각하고, 2차 영역에서는 그 정보에 대한 의미를 부여한다. 여기에서 더 올라가면 몸 감각 영역이 있다. 접촉 감각, 통증 감각, 온도 감각, 미각 등을 관장하는 부분. 관자엽쪽으로 조금 내려가 보면, 여기가 청각 영역이다. 소리를 지각하고 인식하는 곳. 짙은 분홍색은 우리의 근육을 통제하는 1차 운동 영역이다. 말을 하는 데에는 감각 언어 영역, 운동 언어 영역, 보조 운동 영역, 1차 운동 영역 등 대뇌 피질의 여러부분이 함께 참여한다. 말의 내용을 만드는 감각 언어 영역은 두장엽에 있다. 대뇌 반구의 표층을 이루는 부분이 대뇌피질이다. 우리의 생각이며 언어가 형성되는 곳이다.

얇지만 주름이 대단히 많다. 대뇌 피질은 인체의 모든 고등 기능을 담당합니다. 인간은 모든 동물 가운데 가장 두꺼운 대뇌 피질을 가지고 있다. 자아, 뇌의 내부. 대뇌 피질 밑에는 변연계는 부분이 있다. 희노애락이나 공포 같은 감정의 중추. 우리의 감정이 배태되고 무르익는 곳이다. 대뇌 피질이 인간의 특성을 잘 보여 주는 뇌라면 변연계는 포유류의 특성을 보여 주는 뇌. 대뇌 피질 밑에는 해마라 불리는 더 작은 구조도 있다. 우리의 개인사 기록되는 곳이다. 해마는 새롭게 수용된 감각 정보를 이미 저장하고 있는 과거의 모든 정보와 비교하는 역할을 한다. 해마라는 물고기와 비슷하다해서 학자들이 그렇게 이름을 붙였다. 대뇌의 두 반구는 이 희끄무레한 물질로 연결된다. '뇌량'이라는 물질 덕분에 우리의 논리적인 사고와 시적인 사고가 결합될 수 있는 것이다.

'뇌량'밑에는 달걀 모양의 회백질 구조가 좌우에 하나씩 있다. 바로 시상이라는 곳이다. 후각을 제외한 모든 감각 정보가 여기에 모였다가 대뇌 피질의 해당 감각 영역으로 들어간다. 한마디로 말해서 신경계 전체의 검문소 인 셈이다. 여기에서 더 밑으로 내려가면, 조절의 중추인 시상 하부가 있다. 여기에 있는 우리 내부의 생체 시계가 하루 24시간 내내 우리의 생체 리듬을 조절하고 우리 혈액에 산소와 물이 부족하지 않은지를 감시한다. 배고픔이나 목마름 같은 것을 느끼게 하는 것도 바로 이 시상 하부다. 또, 사춘기를 나타나게 하고 여성의 월경 주기와 수태를 조절하게 하는 역할도 한다. 뇌는 다른 시각으로 보기 시작한다. 그것은 한낱 살덩어리가 아니라, 어마어마한 성능을 지닌 유기적 컴퓨터라는 생각이 든다. 여기에도 시계가 있고, 중앙 칩이며 마더보드며 하드디스크가 있다. 한마디로 살로 이루어진 컴퓨터인 셈이다.

모든 것은 양면성이 있어야
삶과 건강이 조화로워져 행복해 질수 있다.

사실 물은 찬 성질과 뜨거운 성질을 동시에 다 가지고 있다. 어려움은 우리가 우리의 해석법으로 그것을 해석할 때 생긴다. 즉, 우리는 우리의 해석법을 통해 찬 것에서 뜨거운 것을 분리하려고 한다. 우리가 물 자체만을 놓고 그것이 뜨거운가 차가운가 하고 묻는다면, 물은 간단히 이렇게 말할 것이다. "나를 알기 위해서는 당신의 손을 내 안에 넣어 봐야 알 수 있다. 왜냐하면 내가 뜨거운가 차가운가가 문제가 아니라, 당신이 뜨거운가 차가운가가 진정 문제이기 때문이다. "만약 당신의 몸이 따뜻하다면 물은 차갑게 느껴질 것이고, 당신의 몸이 차가우면 물은 따뜻하게 느껴질 것이다. 그것이 뜨거운지 차가 하는 것은 전적으로 당신에게 달려 있다.

기치유의 기본은 따뜻함이다. 차가운 것을 따뜻함으로 채워서 차가운 것을 몸에서 내보내야 한다. 내면에 있는 것, 몸안에 살고 있는 차가움을 우리는 잘 알지 못한다. 그래서 우리는 몸바깥에 있는 것 때문에 신체에 깊게 휘말리게 된다. 몸의 차가움은 따뜻함으로 채우지면, 질병이 사라지게 된다. 따뜻함의 강한 에너지가 몸안의 차가운 것을 대신하게 되면, 병이 사라지게 되는 것을 알수 있다. 건강한자와 그렇지 않은자 우리는 모든 것으로부터 양면성을 가지고 있다. 차가움의 딱딱한 응어리는 오래두지 말아야한다. 왜냐면 병과 오래 살면 살수록 병은 만성으로 변하고, 결국은 암으로 진전되기까지도 한다. 그러므로 차가움의 성질은 따뜻함으로 빨리 변해져야, 병으로부터 이겨낼 수 있다. 따뜻함으로 차가움을 몰아내는 기에너지는 몸 속 깊은 곳 까지 침투하여, 신경까지 차가움을 몰아낸다. 한곳에 집중적으로 기에너지를 보내면, 다른 곳까지 손을 댈 필요가 없다.

왜냐면, 한곳에서 강하게 피어나는 열은 온 몸으로 전달되기 때문이다. 열은 뜨거운 것으로부터 차가운 곳으로 저절로 전달하기 때문이다. 질병이 있는 곳에 차크라(기에너지)를 쏘면, 시간이 지나면서 자연히 온 몸으로 퍼진다. 그리하여 몸 안에 있는 차가운 성질이 따듯함으로 바뀐다. 말초신경이 분포되어 있는 손과 발이 뜨거워지면, 온 몸을 한 바퀴 다 돌았는 것이다. 그리고 나면 몸이 저절로 알아서 모든 세포가 움직이게 한다. 차가움을 더 뜨겁게 만들어 내는 것이다. 차가움은 따듯함이 있어야 차가운 역할을 할 수 있고, 따듯함은 차가움이 있기에 그 역할이 돋 보니는 것이다. 한 곳에 극단적으로 한 성질만이 작용한다면, 그것은 조화가 깨어져서 생명 또한 위협받기까지 한다. 삶에 있어서도 마찬가지이다. 양면성을 적절하게 보기좋게 조화롭다면, 긍정적으로 사람들은 오랫동안 장수하며 행복하게 살아 갈수 있는 것이다. 그래서 양면성은 꼭 필요한 것이다.

모든 생명은 비슈누의 화신이다.

우주의 창조 과정을 깊이 연구한 사람들에 따르면, 그 창조 과정은 세 겹이라고 말한다. 요즘의 과학에 의하여 행해진 물질 구조에 대한 연구에 의하면, 원자는 세 가지 구성 요소로 되어 있다고 말한다. 이것은 전자, 양성자, 중성자로 나뉘어질 수 있다. 종교의 세계에 대한 깊은 통찰력을 지닌 사람들은 오래 전에 창조 과정은 세가지 부분, 즉 창조자 브람마, 유지자 비슈누, 파괴자 마헤쉬라는 것을 알았다. 시작 되는 것에는 창조가 있고, 마지막에는 죽음이 있으며 그들 중간에는 아주 짧은 삶이 있다. 시작한 것은 반드시 그것의 끝이 오며, 그 둘 사이에는 우리가 삶이라고 부를 수 있는 짧은 거리의 여정이 있는 것과 같다. 비슈누는 브람마와 마훼쉬 즉 쉬바의 사이, 즉 이 둘의 중간에 있다. 비슈누는 삶은 유지시킨다. 그는 과정의 중간 부분에 있다. 브람마는 창조의 순간, 태어날 때 한번 필요하다. 마찬가지로 쉬바는 파괴의 순간, 죽을 때 한번 필요하다. 비슈누는 출생과 죽음 사이에 삶이 있다. 브람마, 비슈누, 마훼쉬는 사람들의 이름이 아니라 에너지들, 힘들의 이름이다. 우주의 창조 과정에 브람마와 쉬바는 아주 짧은 기간 동안 필요했지만, 삶을 지탱하고 있는 생의 에너지인, 베르그송의 용어로는 엘란 바이탈(elan vital)인 비슈누는 유희의 큰 역할을 한다. 바로 그러한 이유로 이 나라의 모든 아바따라 즉 화신은 비슈누의 화신이다.

당신 역시 비슈누의 화신이다. 비슈누만이 육체를 가지고 화신으로 태어날 수 있다. 왜냐하면 그는 생명이기 때문이다. 삶 전체가 비슈누이다. 모든 화신은 비슈누의 화신이다. 꽃이 피어날 때 그것은 비슈누가 피어나는 것이다. 강물이 흘러갈 때 그것은 비슈누가 흘러가는 것이다. 나무가 자랄 때 즈것은 비슈누가 자라는 것이다. 남자 혹은 여자로 태어나고 자라고 사는 것은 비슈누이다. 죽음의, 파멸의 순간은 쉬바에게 속한다. 죽음의 순간에 쉬바는 비슈누로부터 넘겨받는다. 그는 파괴의 신이다. 그러므로 신화에는 쉬바에게 그의 딸을 결혼시켜려는 자는 아무도 없다는 이야기가 있다.

마르마 포인트 누르면 왜 낫는가

예로부터 병에는 '손을 쓴다'는 말이 있다. 또 병을 치유하기 어려운 시기에는 '손 쓰는 것이 늦었다'는 말도 한다. 이것은 마르마 지압이 인간의 본능적인 치유방법이었기 때문에 나온 것이다. 인자하신 할머니 손은 약손이란 말이 있듯이 그렇게 손자의 배를 따뜻한 손으로 아픈 곳을 쓰다듬으면 병이 나았다. 왜 나을까

첫째는 플라시 일종의 암시 효과가 있었을 것이다. 두 번째는 마르마 지압의 효과이다. 배가 아프다고 찡찡거리는 손자를 무릎에 베어 놓고 '내손은 약손이다'하고 문지를 때, 소화제보다 더 큰 자극이 주어지고 있는 것이다. 그것이 곧 자연치유력의 자극이다. 히포크라테스는 '자연은 의이고 의는 자연의 종이다고 갈파하였다. 곧 인간에게 도사리고 있는 자연치유력을 발동만 시켜준다면 그 자연이 병을 고칠 수 있다. 인간에게는 이 위대한 자연치유력이라는 생명력이 있는데도 많은 사람들은 쉽게 병원이나 약에 의존하고 있다.

인도의 마르마 또는 한의의 지압은 자연치유력을 유도하거나 보조하여 인체 각 조직 세포의 신진대사를 왕성하게 하여 활력을 주며, 병적 증상을 자연히 치유시키는 자연요법이라 할 수 있다. 마르마 작용이 어떤 영향을 미치는 가에 분명히 알아야 한다. 그리고 물리학적으로도 마르마작용은 어떠한 형태의 사람에게 얼마만한 강도와 어떤 방향으로 각도를 잡는가 하는 현상을 검토하여야 할 것이다. 철학적면으로 생각해 본다면 인체는 소우주로서 대자연의 섭리에 순응한다는 점을 알아야 할 것이다. 마르마의 작용은 혈액과 임파액의 순환을 돕는다. (파스칼의 원리)는 밀폐된 용기 내의 액체의 일부에 압력이 가해지면 그 압력이 액체의 각 부분에 동일한 각도로 고루 미친다는 것을 말해주고 있다. 피부에 싸인 신체의 내부는 몇가지 액체를 담은 주머니와 같은 것이다. 맥관계도

하나의 밀폐된 주머니라 할 수 있고 각 기관도 마찬가지이지만 그것들을 담고 있는 조직액이 또한 피부라는 큰 주머니 속에 들어있는 것이다.

탄력 있는 주머니에 가해진 외부의 압력은 조직액 전체에 그 압력을 고루 전함과 동시에 맥관과 각 기관에도 압력을 전한다. 짧은 시간 압력이 가해질 경우는 신체의 탄성이 그것에 흡수해버려서 멀리까지 미치기 전에 원상태로 되돌아가고 말지만 일정한 시간 지속해서 압력이 가해지면 그 압력은 상당히 멀리까지 전달된다. 노폐물이 신속하게 정맥에 흡수되어 제거되므로 신진대사가 활발해진다. 그러므로 혈행장에서 기인하는 여러 질병이 마르마 포인트 압으로 낮게 되는 것이다. 골격을 교정해주고, 근육상태를 조정한다. 그리고 신경계 통도 조절한다. 인체의 생활기능은 신경계에 의해 지배되고 있기 때문에 신경계를 잘 조절하는 것이 중요한 치유법이다. 또한 피부의 보호작용뿐 아니라 내장기의 기능 조절가능하다.

인도 마르마 포인트의 수기요법

인도도 중국의 경혈처럼 마르마포인트가 있다. 아유르베다의 근원이라 할수 있다. 마르마는 아유르베다 판차까르마요법의 중심에 있다.마르마 포인트는 급소점을 나타낸다. 마르마, 안마, 지압, 침, 뜸등이 있다. 그 중에서도 가장 간편한 방법으로는 도구가 사용되지 않는 손가락을 이용한 마르마 치유법에 대한 수기를 설명하고자 한다. 마르마는 안과 밖을 누름으로써 신경이나 근육 기능의 흥분을 가라앉히고 쓰다듬으로써 기능의 쇠퇴를 조정하는 것이다. 먼저 몸에 손을 붙인 다음 적당한 압박을 전신의 몸에 있는 마르마 포인트에 엄지 손가락 이외의 손가락을 모아서 쓰다듬어도 상관없다. 손바닥 전체나 엄지 손가락 또는 네 손가락의 바닥으로 계속 작은 원을 그리면서 비비며 마르마 위치를 옮겨간다. 이러할 때 손바닥 끝만을 움직이지 말아야 하며 손가락이나 손바닥을 마르마포인트에 붙인 채 손목과 팔꿈치를 움직이면서 비벼야 한다.

부위가 뻐근할 때 또는 응어리를 풀때의 요령은 손바닥이나 엄지 손가락의 바닥 또는 네 손가락의 바닥을 마르마포인트에 붙이되 처음부터 끝까지 누르는 힘의 변화가 있어서는 안된다. 누르는 힘은 대체로 3kg에서 5kg 정도가 적당하다. 이 힘이 어느 정도인지 모를 때는 앉은 뱅이 저울 위에 손바닥이나 엄지 손가락 또는 네 손가락으로 눌러보면 된다. 눈금 위를 바른이 움직이는 것으로써 누르는 정도를 알 수 있다. 그리고 실제로 남의 몸을 치유할때는 마르마 그 중심으로 쓰다듬는다. 주로 엄지 손가락이나 집게 손가락만으로, 때로는 네 손가락으로 피부 위로부터 점 모양이나 덩어리, 또는 줄 모양으로 접히는 딱딱한 응어리를 목표 삼아 그곳을 주무르듯이 비비는 것이다. 서서이 부드럽게 힘을 가하여야 한다. 마르마 수기 요법은 건강과 미용에 좋은 효과가 있다.

아유르베다의 수호신

단반타리(Dhanvantari)는 아유르베다의 수호신이다. 그는 푸라나들에 카시(Kashi, 바라나시)의 왕으로 처음 설명되는 인물로서, 아유르베다의 불멸의 비밀을 발견했고, 최초로 완전한 의료 체계를 수립하였으며, 학교를 통해 아유르베다를 보급했다고 전한다. 그는 창조물의 건강, 조화 복리를 유지하는 보존의 우주적 능력인 비슈누 신의 화신이라고 말해진다. 또한 쌍둥이 말 인간인 아슈위니 쿠마르(Ashwini Kumars)는 모든 단계에서 건강과 회춘을 증진시키는 아유르베다의 주요 베다 신이다. 그들은 리그 베다에서 기적을 행하는 자들로서 아픈 자를 고치고 죽은 자를 일어나게 한다. 이 기적의 쌍둥이들은 확장과 수축이라는 생명력의 이원적인 본성을 나타내며, 균형을 창조하기 위한 필요성을 나타낸다. 균형은 모든 지속적인 치유의 본질이다. 쉬바의 베다적 원형인 루드라(Rudra)신은 최초의 의사로서, 특히 열에 의해 생기는 병을 치료하고 상처로부터 우리를 보호하는데 중요하다.

베다신 '아슈위니 쿠마르(Ashwini Kumars)

쌍둥이 말 인간인 아슈위니 쿠마르(Ashwini Kumars)는 모든 단계에서 건강과 회춘을 증진시키는 아유르베다의 주요 베다 신이다. 그들은 리그 베다에서 기적을 행하는 자들로서 아픈 자를 고치고 죽은 자를 일어나게 한다. 이 기적의 쌍둥이들은 확장과 수축이라는 생명력의 이원적인 본성을 나타내며, 균형을 창조하기 위한 필요성을 나타낸다.

균형은 모든 지속적인 치유의 본질이다. 쉬바의 베다적 원형인 루드라(Rudra)신은 최초의 의사로서, 특히 열에 이해 생기는 병을 치료하고 상처로부터 우리를 보호하는데 중요하다. 아유르베다 수호신은 단반타리(Dhanvantari)인데, 그 푸라나들에 카시(Kashi, 바라나시)의 왕으로 처음 설명되는 인물로서, 아유르베다의 불멸의 비밀을 발견했고, 최초로 완전한 의료 체계를 수립했으며, 학교를 통해 아유르베다를 보급했다고 전해진다. 그는 창조물의 건강, 조화, 복리를 유지하는 보존의 우주적 능력인 비슈누 신의 화신이라고 말해진다.

연금술과 점성학

2세기에 (이집트)에서 시작되어 (아라비아인)들에 의해 12세기에서 14세기에 유럽으로 전파된 (과학적 화학의 전단계)를 뜻한다. 연금술이 추구했던 목표는 초자연적인 힘을 지닌 (현자의 돌)을 발견하여 그 도움으로 비금속을 은이나 금으로 변화시키는 것이었다. 뿐만 아니라 만병 통치약, 불로장생의 영약을 찾으려는 시도도 연금술의 특징이었다. 연금술 실험의 (철학적, 이론적 토대는) 모든 사물들의 기본 원소들(흙, 물, 공기, 불) 및 근본 속성들(차가움, 축축함, 따뜻함, 건조함)에 관한 아리스토텔레스의 할걸, 즉 우리가 알고 있는 모든 물질들이 이러한 기본 원소들의 다양한 결합에 의해 형성되었다는 학설이다.

연금술은 질적으로 속성을 변화시키기만 하면 된다는 사실에 근거하고 있다. 연금술으 모든 사물들의 근본 속성을 금속성, 가연성, 분해성 등 세가지로 가정하고 이 속성들을 구체적으로 수은, 유황, 소금에서 찾았으며, 이 속성들이 모든 물질들을 구성하는 기초라고 생각했다. 연금술이 과학적인 화학으로 발전하게 된 결정적인 동인은 의학과 야금술에 대한 실제적인 필요때문이었다. 파라켈수스(Paracelsus)는 연금술이 설정한 신비적인 목적을 배척하고 연금술의 참된 목표는 약제술의 확립이라고 천명했다. 연금술과 화학의 관계는 점성술과 천문학의 관계와 같다.

점성술은 별의 위치를 근거로 하여 별이 인간과 사회의 운명에 미치는 마술적인 영향과 그 운명에 대한 예언 가능성을 다루는 (사이비 과학 이론)을 가리키는 말. 이러한 예언은점성이라는 형태로 나타난다. 인류 역사의 초기에 나타난 점성술인 생각들은 인간이 자신을 둘러싸고 있는 자연 현상들과 그것들의 본질 및 연관에 관한 지식을 얻으려는 노력의 표현이었다. 아직 자연의 힘에 맞서기에는 무력했던 인간은 계절에 따른 자연의 변화와 태양과 달과 별들의 위치 사이에 동시성이 있음을 발견하였다. 그리하여 자신의 운명과 별의 위치 사이에 인과적인 연관이 있다고 보았으며 별들에는 초자연적인 힘이 있다고 믿고 그것을 신성한 것으로 숭배하였다. 점성술은 인간과 지구와 우주 사이의 보편적 연관에 대한 예견과 자연 현상을 인과적으로 설명하는 노력의 산물이었으며 합리적인 요소가 포함되어 있었다. 그러나 점성술은 우주에서 일어나는 일들을 신비적이고 동시에 소박한 인간 중심적 방식으로 이른바 창조 본래 목적인 인간과 관련시켰다. 점성술은 본질적으로 지구가 우주의 중심이라는 생각을 바탕으로 하고 있다. 오랜 아유르베다 베다사상에서 점성술에 대한 치유를 했음을 엿볼수 있다.

연금술의 초자연적인 힘

연금술이 추구했던 목표는 초자연적인 힘을 지닌 (현자의 돌)을 발견하여 그 도움으로 비금속을 은이나 금으로 변화시키는 것이었다. 뿐만 아니라 만병 통치약, 불로 장생의 영약을 찾으려는 시도도 연금술의 특징이었다. 연금술 실험의 (철학적, 이론적 토대는) 모든 사물들의 기본 원소들(흙, 물, 공기, 불) 및 근본 속성들(차가움, 축축함, 따뜻함, 건조함)에 관한 아리스토텔레스의 주장, 즉 우리가 알고 있는 모든 물질들이 이러한 기본 원소들의 다양한 결합에 의해 형성되었다는 학설이다.

연금술은 질적으로 속성을 변화시키기만 하면 된다는 사실에 근거하고 있다. 연금술으 모든 사물들의 근본 속성을 금속성, 가연성, 분해성 등 세가지로 가정하고 이 속성들을 구체적으로 수은, 유황, 소금에서 찾았으며, 이 속성들이 모든 물질들을 구성하는 기초라고 생각했다. 연금술이 과학적인 화학으로 발전하게 된 결정적인 동인은 의학과 야금술에 대한 실제적인 필요때문이었다. 파라켈수스(Paracelsus)는 연금술이 설정한 신비적인 목적을 배척하고 연금술의 참된 목표는 약제술의 확립이라고 천명했다. 연금술과 화학의 관계는 점성술과 천문학의 관계와 같다.

허브이야기 -뮈러(myrrha)

뮈러(Myrrh)는 다른 말로 그리스 신화에서 비극적인 뮈라

(Myrrha)의 이야기로 불리운다. 로마의 시인 오비디우스에 의한 신화에 의하면 뮈라는 재산이 많은 부유한 시프루스 왕의 딸이었다. 뮈라(Myrrha)는 청혼자들이 많은 젊고 아름다운 여자였다. 그러나 그녀는 그들중 어느 누구도 그녀의 마음을 끌지 못하였다. 그대신에 그녀는 그녀의 아버지와의 욕정을 발전시키게 되었다. 사랑과 미의 여신인 아프로디테 신에 의해 그녀는 근친상의 요구에 스며들게 되었다.

뮈라(Myrrha) 공주는 부끄럽고 수치스러움과 동시에 겁에 질려 공포에 빠지게 되었다. 그녀는 그녀 자신을 그곳에서 빠져 나올수가 없었다. 그러나 그녀를 어릴 때부터 돌 보아온 보모가 공주를 목숨을 걸고 구해냈다. 보모는 죄이긴 하지만 자살하는 것보다 부자연적인 욕망에서 구해내는 것이 더 나은 해결책이라 생각했다. 뮈라(Myrrha)의 엄마인 왕비가 종교모임인 페스티벌 파티에 참석하러 나간 사이에 공주 뮈라(Myrrha)는 변장을 하였다. 그리고는 그녀의 아버지와 함께 잠을 잤다. 밤이었고 아버지는 술에 취해 있었기 때문에 어둠속에서 그녀를 자세히 보지 않았다. 몇날의 밤이 지난후에 시니라스 왕은 이상한 느낌이 들어램프를 들고 호기심을 갖고 공주에게 다가갔다. 시니라스왕은 그 사실을 발견하고는 몹시 격분하며 그는 잠자고 있는 그의 딸 곁으로 다가갔다. 그리고는 왕은 뮈라를 죽일려고 덥벼들었다. 그러나 공주는 달아났다.

공주는 자신의 환경상태가 너무 절망적이라는 것을 깨달았다. 그녀는 이제 더 이상 살수도 없었고 죽을 수도 없었다. 왜냐하면 그녀의 공포스런 죄의식은 사는 것과 죽는 것에 대한 것에 대한 의미가 이젠 사라졌기 때문이었다. 그래서 그녀는 신들에게 수치심으로부터 벗어나게 해달라고 청하였다. 다시 신들에 의해 뮈라는 몰약나무로 숨어들어가게 되었다. 그래서 몰약의 나무껍질에서 나오는 걸쭉한 액체인 레신은 뮈라(Myrrha)의 눈물(Tears)로 불리워 지고 있다. (뮈라 myrrha-허브오일은 신경증 치유에 사용하고 있다.

성행위 위한 힌두교와 불가에 기원한 5가지 탐색

성행위에 대한 압박감을 없애고 성적 친근감을 증가시키라고 고대 힌두교와 불가의 성 의식은 충고한다. 샌프란시스코의 성 치료사 Harrison Viogt 박사는 2천 년된 성 관련 지혜에 기초하여 5가지 '탐색'거리를 제안한다.
1. 의식: 성적 교합을 기념하고 신성하게 할 개인의 의식을 만들자. 촛불, 색깔전등, 꽃, 향수, 특별한 방이나 침대도 좋다. 감각적인 마사지나 애정의 말도 가능하다. 자기만의 것을 만들자.
2. 합일된 호흡 : 어떤 식이든 상대를 터치하는 것은 호흡의 템포를 상대와 같게 하여 안정된 느낌이나 일치감을 가져온다. "가장 좋은 것은 부드러운 집중이다.
3. 눈길을 맞춘다 : 계속해서 서로의 눈을 바라보는 것은 성적 경험에 잇어 심오한 변화를 만들어 낼 수 있다. 처음에는 어색할 수도 있다. 처음에는 짧은 시간 동안 바라보다가 편안감이 증가하면 그 시간을 조금씩 확장시킨다.
4. 움직임 없는 성교 : 여성의 몸에 성기를 넣은 채 성적 흥

분의 극에 도달하고 나서도 한참 가만히 머물러 있는다. 처음에는 몇 분 동안 시도해보다가 시간을 점점 늘려간다.

5. 오르가즘의 억제 : 행위 자체에서 완전히 초점을 떠어놓기 위해서 오르가즘을 느끼지 않도록 노력한다. "불가에서 오르가즘을 피하거나 삼가는 목적은 정신적인 에너지를 증폭시키기 위함"이라고 한다. 이것은 감각적인 느낌의 신세계를 열어줄 것이다.

이러한 고대의 전통은 우리의 성에 관한 강박적이고 부정적인 문화와는 질적으로 다른 것으로, 성적 즐거움의 자연스러움과 성관계의 심적 가능성을 인정한다.

3부. 요가 아사나

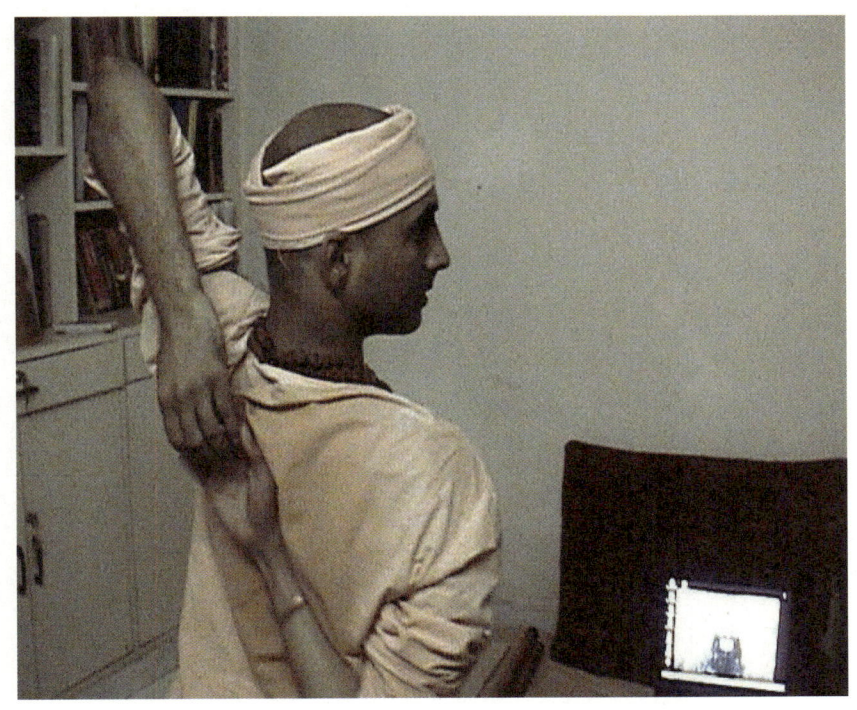

몸을 비틀어야 생명력 에너지가 살아난다.
.... 쿤달리니(생명력), 아사나 요가

쿤달(Kundal)은 감다라는 뜻이다. 요가동작은 모두 몸을 전신을 이용하여 비틀거나 꼬거나 한다. 그러한 동작 모두가 내안의 자아를 녹여 새로운 에너지가 우리 몸안에 들어오게 하는 방법이다. 손, 팔, 다리, 몸은 모두 굽히거나 좌우로 틀거나 꼬거나 모두 비트는 방법이다. 그러한 동작은 모두 인도의 요가 아사나에 의해 발달되어 졌다. 아사나(asana)라는 단어는 산스크리트(sanskrata)어원의 as로부터 왔다.

이 뜻은 앉다라는 뜻이다. 이 의미는 육체적인 측면뿐만 아니라 보이지 않는 형이상학적인것도 포함된다. 아사나는 요가에서 정신적인 힘과 육체적인 힘을 가져온다. 요가를 하기 위해서는 3가지 선행되야 할것이 있다고 인도 요기들은 말한다.
1) No thing (생각하지 않는 것)
2) No meat (고기를 먹지 않는 것)
3) No sex
때로는 반문할 수 있을 것이다. 인도의 다양한 믿음 중에 sex를 통하여 에너지를 얻는 다고 하던데? 사람들의 선택은 자유롭다. 하지만 요가는 그렇치 않다. 3가지가 선행되어 습관이 될 때 어려운 아사나의 동작이 나오는 것이다. 몸에 지방층이 많아서는 결코 요기들이 하는 동작은 따라할 수 없다. 아사나의 동작들을 통해서 명상과 힐링이 되기에 인도의 요가는 전 세계로 전파되고 있다.

약물과 항암보다는
치유체계에 의존하는 것이
더 현명한 이유

우리는 우리자신에게 중요한 질문을 제기하지 않을수 없다. 그것은, 외부에서 다가오는 병원체등에 대항하는 방법으로 무기를 믿는 것이 나으냐, 아니면 우리를 덜 취약하게 만드는 내적인 원천을 믿는 것이 나으냐 하는 것이다.

항생제와 세균에 대한 경험은, 무기에만 전적으로 의존하는 것이 비록 처음에는 효과적으로 보이지만 결국에는 우리를 심각한 곤경에 빠뜨리고 만다는 사실을 일러준다. 왜냐면, 이러한 무기들은 세균의 유전학적 형질을 변화시켜 세균으로 하여금 더 강력한 병원성을 갖게 만들어 그들을 더욱 위험한 상대로 만든다. 의학이 할수 있는 것과 할수 없는 것을 반드시 알아야 하고, 현대 서양의학의 치료에 어떤 질병이 반응하고, 어떤 질병이 반응하지 않는 지를 알아야 한다. 약보다는 치유체계에 의존하는 것이 더 나을지도 모른다. 예를 들어, 전염병을 생각해보자. 20세기에 이루어진 가장 위대한 의학적 진보는 공중위생을 개선하고 대중의 면역성을 증강시킨 것과 항생제를 발명한 것이다. 20세기 초반에 전염병은 어린이와 청소년들의 목숨을 앗아간 주범이었다. 20세기 후반에 의사들이 가장 많이 대한 질병은 대부분 성인들에게서 발견된 것으로 전염병이 아닌 만성적인 소화기 질환이었다. 이런 변화와 더불어 현대인들은(흔히 특효약으로 불리는)항생제가 그들을 완전하게 보호해줄 것이라는 믿음을 갖고서 전염병, 특히 세균 감염에 대해 대수롭지 않게 생각한다. 그러나 가장 강력한 약물에도 저항력을 갖춘 미생물들이 무자비할 정도로 생겨나는 현상을 눈앞에서 보고 있는 전염병 전문가들은 그렇게 생각하지 않는다.

결핵의 경우처럼 정복된 것처럼 생각했던 질병도 다시 나타난다. 임질을 일으키는 병원균과 같이 전혀 내성을 갖지 않던 미생물들이 지금은 내성을 가지고 있다. 더 심각한 문제는 내성이 발달하는 속도가 그 세균의 전염 속도만큼이나 빠르다는 것이다. 새로운 항생제는 처음 몇 개월동안만 작용할 뿐, 그 후에는 세균이 항생제를 무력화시키는 방법을 배우게 된다. 일단 시카고에 내성을 가진 세균이 생겨나면, 그들은 단 몇 주 안에 북경에서도 모습을 나타낸다. 세균과의 무기경쟁에서 우리가 지고 있다는 것은 분명한 사실이다. 그러므로 우리는 신체의 저항력을 키우는데 집중하면 세균은 예전의 상태에 머물러 있게 되고, 그 결과 우리 자신을 방어 할 수 있는 것이다. 그러므로, 우리는 병이 났을 때, 약물과 의사에게 기대기보다는 치유체계에 의존하는 것이 더 현명한 처사일 것이다.

손 에너지 '차크라'로 사람 살린다.

손에너지 하나로 사람을 살린다고 아무리 떠들어봤자 어느 누구 귀담아 듣는 사람 없다. 이건희회장 쓰러졌을 때 부리나케 삼성병원 응급실로 달려갔을때도 문지키는 병호원들에게 제지 당하고 그다음 건너편 병동 지하벙커에 있는 기자실에도 찾아갔건만 무시당하기는 매번 똑 같았다.

아니 다른 누구도 지금까지 믿는 사람없다. 그러기에 청담동 아유르베다 센터 주위의 휠체어에 의지했던 노인분들 어느 누구도 차크라 치유를 알지도 못했거니와 조금 아는 안면이라 차크라 치유 말하면 안아무인격이었다.

그 사람들 모두 이제 이 세상 사람이 아니다. 작년에도 그전년에도 아쉬워 말함에도 누구하나 귀기울이는 사람없었다. 고치는 사람이 아쉬워하고 고침을 받는 사람들은 냉냉하였다. 죽음도 두려워하지 않는 강한 성격인지? 도통 이해가 안되는 상황들이 너무도 많다. 이제는 생각한다. 인연이 되는 사람은 보내주겠지? 누가? 하늘이 말이다. 헛웃음만 내안의 허공에 대고 메아리칠 뿐이다. 이젠 답답하지 않다. 이젠 아쉽지 않다. 모든 건 하늘으이 뜻일 게다. 서두르지 말자 언젠가 뜻이 있다면 길이 분명 나타날 것이다. 차크라 에너지의 힘은 총알처럼 파괴력이 높다. 차크라에너지는 산스크리트어로 바퀴라는 뜻이다. 굴러갈수록 에너지는 크게 확대되어 나타난다. 눈에 보이지 않는 치유력 바로 차크라의 힘이다. 한의학에서는 '기'를 하나의 실체로 파악하고 연구하는 학문이다. 때문에 기의 본질을 제대로 파악하지 못하면 한의학을 올바로 이해할 수 없다. 2009년 대구대 한의대 홍의학술제에서 '시로다라와 차크라'에 대해서 특강을 한적이 있었다.
한의에서 침에 차크라에너지를 같이 사용하게 함으로써 질병치료에 획기적인 하나의 방법이 될것이라 생각한다. 강의를 하고 난뒤에 느낀 점이 있다면 담당 교수들이 함께 공유하는 것들이 있어야만 한의에 접목할 수 있다. 모두가 기득권적인 실태에서는 단지 한번의 특강에만 머무를 뿐이라는 것을 알게 되었다. 어쩔 수 없는 현실의 벽앞에 더 진전 될수 없는 것이다. 혼자 큰소리 칠 뿐이다. 그래 나는 '차크라'로 사람을 살릴수 있어 한번 겨누 볼까? 다시 그소리가 메아리쳐 돌아본다. 아무도 반응하지 않는다. 그러나 울지 않는다. 나는 사실 차크라로 사람을 살릴 수 있으니까.

2004년부터 청담동에 아유르베다센터

아유르베다 치유사로 입문한지도 어느 새 많은 세월이 지나간지도 모르게 이 분야에 파묻혀 살아왔다. 인도의 전통의학이며 대체의학인 아유르베다는 십년이 지난 이제 조금씩 알려지고 있다고 한다. 예전에는 글을 쓰도 반응이 없었는데 지금 네이버에 글을 올린지 2달 넘어 3달로 향하고 있는데. 아유르베다 김 태은 '블로그에 무려 4천명에 육박하는 하는 것을 보면 제법 찾아드는 사람들이 예전보다는 훨씬 많다는 것을 알수 있다.

외롭고 힘든 기간이었지만, 이제는 사람들이 찾아가면서 본다는 사실이 실감 나지 않지만, 블로그를 열때마다 숫자가 늘어나는 것을 보고 '희망'이라는 게 생겨 이젠 더 이상힘들지 않다. 남들과 다른 분야를 가고 있다는 것 조차 알지 못했지만 한가지를 개척한다는 것은 신념과 집념이라 할 수 있겠다. 인도의 아유르베다는 대체의학으로서는 꼭 알아야 할 분야다. 세상만사 내 뜻대로 되는 일이 하나도 없다는 말이 그 동안 아유르베다의 길을 가는 길이 결코 녹록치 않았음을 일깨워주기도 한다. '다르면 깍아내리는 몰이해, 관계가 없으면 고개를 돌리는 두관심'타인에 대한 무지는 언제부터인가 세상 법칙이 되어버리지 않았던가 남을 의식했더라면 이 길을 오지 못했을 것이다. 코뿔소처럼 언제나 묵묵히 가고 있을 뿐. 하지만 나에게도 목적의식이 있다. 할 수 있는 것이 분명 있다. 많은 사람들이 질병에 노출되었을 때 하나의 방법말고도 자신에게 맞는 또 다른 방법 부작용이 전혀 없는 자연치유 '아유르베다'가 있음을 알려주고자 함이다.

그러므로 인하여 하나의 생명을 더 건질수 있을 것이다. 그것이 내가 아유르베다을 놓지 않는 신념이기도 하다. 세상의 CEO 정승인 코리아 세븐 대표는 말한다. "남들과 똑 같아서는 절대로 이길 수 없습니다. 튀어야 살아남을 수 있고, 최고이거나 최초가 되어야 합니다. 2등은 아무도 기억해 주지 않습니다."라며 새로운 것에 도전하는 창의적인 리드가 되길 바란다고 말한다. 이처럼 아유르베다 센터를 2004년말에 청담동에 열면서 지그까지 아유르베다 센터를 지키고 있다. 하지만 이제는 비상하려고 한다. 아유르베다 센터에만 있지 않고 이제는 반전의 꿈을 펼치려고 한다. 세상바깥으로 나가 창의적인 리드 강사로 나갈려고 한다. 6월 19일에 예정된 국제요가치유협회 강의초청에 나감으로 아유르베다와 차크라가 자연치유의 한 획을 긋는 계기의 틀을 만들기 위해 오늘도 파워포인트 제작에 심혈을 기울이고 있다.

아유르베다 아사나요가는 명상이며 치유(Meditation & healing)이다.

위장에 문제가 있으면 한쪽 손가락으로 왼쪽, 오른 쪽 코를 번갈아 숨을 쉬어 주며 숨을 내뿜을 때 위장에 있는 독소가 바깥으로 나가게 도와준다. 아사나 요가는 메디테이션이며 힐링이다. 2005년도에 인도 뉴델리 아유르베다 병원에서 외부에서 온 인도 요가 선생에게 요가 스터디 수업을 받았다. 그는 피리를 불면서 집중하라고 했다. 피리의 소리는 진동이다. 진동은 몸안의 움직이지 않는 세포가 그 떨림에 의하여 살아움직이게 된다. 그리고 그 의식속에 들어가 들숨가 날숨을 교차하면서 위장역시 그렇게 호흡에 따라하면서 문제의 독소들을 날숨일 때 힘껏 바깥으로 내뿜으라고 주문하였다.

요가도 힐링이다. 인도에서는 마법이나 연금술과 같은 의식이 요가라는 수행체계 전반에 깊이 내재하고 있다. 고대 문헌에 나타난 우파니샤드와 아사나의 1000가지에 이르는 많은 동작들이 쿤달리니 생명에너지를 건드려 몸에 있는 자연면역력을 증강시키는 역할을 한다. 또한 요가수행은 자신의 육체를 덮고 있는 자아를 녹여서 하나의 새로운 존재로 거듭나는 과정이다. 아침에 눈을 뜨면 제일 먼저 요가 수행을 한다. 그런 후에 따뜻한 차 한잔을 마시고나서야 아유르베다 치유를 받는다.

4부. 아유르베다 독소배출

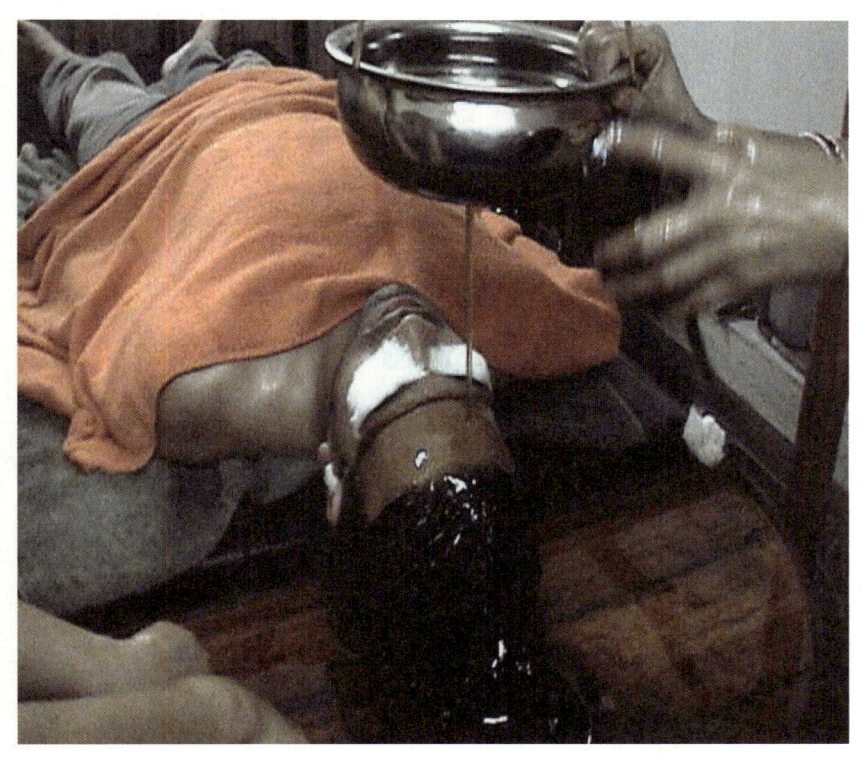

인도 전통의학
아유르베다 판차까르마(독소배출법)
(Indian Traditional Medicine
Ayurveda PanchaKarma -How release to
Toxin)

판차까르마는 일명 레쥬베네이션 테라피(Rejuverntion therapy)라고도 한다.모든 병은 몸안의 위기 즉 질병을 일으키는 것이 독성 때문이라 규정짓는다. 판차까르마는 가장 중요한 Shodhana Chikitsa 요법이라 하기도 하며 또 다른말로는 정화(purification) 요법이라고도 한다.

질병을 일으키는 것은 독소 때문이다.원인을 보자면 유독성이. 몸의 조직안으로 들어가 위의 기관으로 부터 생산물을 운반하는 기계적 작용(mechanism)으로 인해 급속도로 독성이 퍼지게 된다. 결국 질병이 발생하게 된다.판차까르마는 피부를 통하여 질병을 일으키는 독소(Toxin)를 몸안(Internal)에서 몸바깥(External)으로으로부터 퇴출시키는 역할을 한다.예를 들자면 피부에 문제를 가진 사람의 경우라면 그것의 원인을 제거 축출하게 하는 요법이 판차까르마다.. 판차까르마의 독특성과 생물학적(Biological),병리학(pathology)적인 측면 활용도 치료에 적용한다.환자 치유함에 있어서 또한 몸안의 좋은 물질 즉 생리학(physiological)적인 것도 최대한 사용한다.. 그리하여 판차까르마요법을 인식시키게 한다.판차까르마 독소배출법은 질병이 든 조직과 세포를 치료한다. 그렇게 함으로써 3도샤

(Dosa-vata,pitta, kapha)를 관리하게 하고 생리적 물리적인 힘으로 다각적 측면 모든 에너지를 이용하여 판차까르마 요법은 독소가 몸안에서 몸 바깥으로 나가게 도와준다. 판차까르마는 가장 안전하고 효과 있는 독소배출 요법이라 할수 있다. 물론 당연히 도샤에 일어나는 사이클을 활용하여 이동시켜야하고 도샤(Dosa)의 단계에 이르기까지 명확한 역할을 하게 하여 몸의 불균형을 일으키는 원인인 질병진단을 먼저 파악하는 것이 가장 중요하다, 그런 다음에 그 독소를 판차까르마 요법을 통하여 몸안에서 바깥으로 제거시킨다.

판차까르마에 있는 다양한 독소배출법을 소개한다.
1)시로다라(Shirodhara)
 : 이마에 오일을 떨어뜨려, 뇌의 혈애순환과 스트레스, 불면증, 치료에 도움을 주며, 중풍,안면 신경마비, 뇌졸중에도 효과가 좋으며 ,얼굴 성형 전후로 생긴 심리적 안정은 몰론이거니와 얼굴의 광대뼈와 턱이 자연스럽게 변한다. 얼굴이 작아져 굳이 윤곽수술을 하지 않아도 된다.
2)나스얌(Nasyam)
 :기관지, 천식,비염에 좋은 효과를 나타낸다. 코점막을 부드럽게 하여, 산소와의 교환을 원활하게 하여 폐로 이동시켜 머리와 코, 눈, 귀, 입을 통한 호흡이 자유롭게 교차하여 혈액순환을 돕는다. 또한 축농증 완화, 공기가 전하는 질병 비아러스 세균 침입을 차단하기도 한다.
3)피지칠(Phizichill)
 :심장에 이상이 생겼을 때, 혈액순환 장애가 생겼을 때, 손발이 찰 때,비정상적인 기능을 정상적으로 돌아가게 도와주는 요법이다. 모든 질병의 원인인 독소를 피부바깥으로 나가

4부. 아유르베다 독소배출

혈액순환이 원활하게 되어 냉증도 치유하게 된다.
4) 유지철(Uzhichill)
 : 몸 전신에 참기름, 레몬이나 코코넛, 겨자, 강황등 여러가지 아유르베다 약초로 배합된 오일로 피부의 모공을 열어 신경까지 침투하여 혈액순환과 심신안정, 근육완화, 통증완화에도 도움을 준다.
5) 우드바트남(Udwarthnam)
 : 약초가루로 전신에다 문질러서 혈액순환에 도움을 주고 비만의 원인인 체지방을 감소하게 하여 체중감소 역할을 한다, 변비나, 장순환에 더 할수 없이 좋은 요법이다
6) 야바라 키지(Njavara kizi)
 :야바라라는 곡물 허브와 젖소 버터(Ghee)와 우유를 물 1000cc 정도와 함께 섞어서 불에 30분동안 끓인다. 그런 후에 내용물이 풀처럼 걸쭉하게 되면 면 보자기에 그것을 담아 몸에 문지르면서 사용한다, 통증완화와 류마티스 관절염 뿐만 아니라 만성질병을 가진 허약한 환자에게 사용한다.면역강화뿐만 아니라 굳은 어깨, 오십견, 피부손상에,그리고 암 환자에게 사용하면 암을 일으키는 독소가 피부모공을 뚫고 나오는 탁월한 요법이라 할 수 있다.
7) 오더 요법(Other Therapy)
 :허리 부위에 전분이나 밀가루로 둑을 만들어 통증제거를 하는 특수 약초 오일를 협착된 요추부위에 부어 그 부위가 잠기게 하는 요법이다. 허리통증과 디스크에 탁월한 효과가 있다.신장과 전립선, 자궁근종치유에도 많은 도움이 된다.
 8)네트라바스티(Netravasti)
 :눈 주위에 약초오일이 흘러 내리지 않게 물로 반죽한 밀가루 전분으로 둑을 만든후에 특수약초로 눈위에 붓는다. 수

막염, 뇌종양등, 그리고 시신경 장애로 인한 시력저하,안구건 조증등 신경계통에 이상이 생겼을 때 하는 요법이다.이렇게 하여 질병 종류와 모든 체질에 따라 각자 다른 방식의 판차까르마로써 치료한다. 그리고 알코올 중독 치료도 가능하고 다른 여러 가지 질병도 정화하여 치료한다.판차까르마의 이름은 두가지의 산스크리트어로 구성되어 있다. 판차라는 뜻은 'Five'이며 카르마의 뜻은 'Action'이라는 뜻이다. 판차까르마는 치료부분에 있어서 가장 무형적인 영적인 이름이라 할 수 있다.인도 전통의학아유르베다의 주된 다섯 개의 활동 또는 절차는 우리 몸의 정화로부터 시작한다.결과적으로 구체적이고 명확한 도샤의 불균형에서 질병이 찾아온다. 판차까르마의 요법은 5가지의 정화와 레쥬베레이션 (회춘)절차가 있다.

3단계 과정이 있다. 그리고 중심 치료과정에는 5가지 (Vamana-구토요법,Virechana-하제요법,Nasya- 비강요법,Sneha Vasti- 약초오일, Nirooha Vasti-허브 디콕션)가 있다. 첫단계에는 purvakarma-본질적인 예비단계 절차이다. 몸에 축적된 독소를 빼내는 단계이다.그리고 주된 목적인 정제과정이 두 번째 단계이라 할 수 있다. 그리고 마지막 단계를 paschatkarma라 한다.정제과정이 진행된 다음에 일어난다.일관적으로 몸의 건강을 설정하는 목적은 몸을 더욱 튼튼하게 하고 면역력을 높이는 데에 있다. 생리학적인 정화요법인 아유르베다 판차까르마 요법은 이미 앞서 언급한 대로 질병을 치료하는 절차에 있어서 매우 효과적인 방법이라 할 수 있다.우리는 몸안의 도샤(Dosa)가 조화를 이루게 움직이게 하는 데에 지식(Knowledge)을 동원하는 노력을 하여야 한다. 그리고 우리는 이러한 부작용이 없는 판차까르마 과정에 대하여 논의하여야 한다. 그리고 인도 전통의학 아유르베다 판차까르마(독소배출) 정화요법이 앞으로 많은 질병 퇴치를 위하여 유익하고 상세한 분석연구에 지금보다 더 많은 노력을 기울이야 할 것이다.

건선 피부질환과 스트레스 치유에 '아유르베다 피츄(Pitu)'방법을 소개한다.

언제까지나 사람은 젊고 건강한 몸으로 오래 살고 싶어하는 염원은 오늘날까지 인류 공동의 과제라 할수 있을 것이다. 오늘날 이러한 염원을 달성하기 위해서 노력하고 있다. 여기에는 낙천적인 성격과 삶이 긍정정 요소 필요하다. 그러한 것에서부터 철학이 탄생하고 요가와 명상 또한 그 역할에 기여하게 되었다. 그리고 정신과 육체는 하나이며 그 하나가 깨어지면 질병이 찾아드는 것이다. 그 예로 건선이라는 질병이 여러다양한 질병중 하나인 것이다. 현대인들의 다양한 스트레스에서 벗어나질 못할 때, 과중한 업무 스트레스 또한 그것이다. 무엇이든 넘치면 좋을 수 없다. 그래서 질병에 부닥힌다는 것은 자연적인 법칙에서 조화의 균형이 어긋난 행위에 의한 것이라 과언이 아니다.

건선은 가장 고질적인 피부질환이면서 염증질환이기도 하다. 현대의학으로 특별히 치유할수 있는 게 없는 질환중 하나이다. 그 모양은 두껍거나 빨갛거나 은색 비늘처럼 보이는 조각구름으로 잔잔하게 이루어져 한덩어리로 이루어져 보이는 만성적인 질환의 일종이다. 그리고 보통은 15세에서 30세에 이르는 연령대에 나타나지만 대부분은 어떤 나이를 막론하고 나타난다. 그러나 드물게는 유아기 또는 많은 나이대에도 나타난다. 보통 이 증상을 앓고 있는 사람은 건선으로 나타나는 홍반으로 하여 고통을 받아 사회생활 적응에 힘이든다. 그리고 증상을 앓는 부위는 밝은 은색빛 가루로 덮혀져 있다. 가끔은 가렵기도 한다. 특히 팔굽치 무릎, 눈뒤의 피부, 몸통, 두피전신에 그 가려움증이 나타난다. 건성은 겨드랑이와 생식기에도 영향을 미친다. 크기와 모양의 병변은 눈으로 볼 수 있는 극히 작은 크기들이다. 그리고 때로는 이불처럼 몸의 어느 부위를 덮을 수 있을 만큼 크기도 하다.

건선의 병변은 항상 건조하고 드물게는 염증화되어 있다. 역시 유전도 한몫을 한다. 건선이 발전하는데는 가족력이 질병을 일으키는 병변이 있다. 환자의 30%는 가족적인 병력을 가지고 있다. 이러한 인자들이 건선을 악화시키거나 촉발시키는 것의 원인이 되기도 한다. 사람들은 신체와 감정에 스트레스를 받으면 건선 감염이 되기도 한다. 또한 건선은 신진대사 질환이다. 그러므로 스트레스에 노출되거나 과중한 업무, 일적으로 감정적으로 지나쳐 균형이 일어버리지 않도록 하는 마음가짐과 습관이 필요하다. 언제까지나 사람은 젊고 건강한 몸으로 오래 살고 싶어하는 염원은 오늘날까지 인류 공동의 것이다. 이러한 염원을 달성하기 위해서 노력하고 있다. 그 예로 건선이라는 질병이 그러한 것이다. 현대인들의 다양한 스트레스에서 벗어나질 못할 때, 과중한 업무 스트레스 또한 그것이다. 무엇이든 넘치면 좋을 수 없다. 질병에 부닿히는 것은 자연적인 법칙에서 어긋난 행위에 의한 것이라 과언이 아니다. 또한 건선은 성욕을 떨어뜨리게 하는 특징이 있다. 면역력이 떨어져 늘 나른하기에 더욱 의욕이 떨어지게 만든다. 부부관계의 균형을 무너뜨리게 하는 원인이 되기도 한다. 이러한 것의 병변을 치유하기 위해서는 음식(Diet)도 매우 중요하다. 당근과 근대, 사탕무우, 오이, 포도등의 쥬스를 마시면 도움이된다. 하지만 감귤 오렌지(Citrus) 열매는 피하는 것이 좋다. 또한 매일 따뜻한 물로 관장하면 좋다. 환자는 다이어트를 적용하는 것이 안 하는 것보다 배의 효과가 있다.

씨앗(seed), 견과(nut), grain, vegetable, fruit를 섭취하는데 가급적 익히지 않은 것이 좋다. 특히 Sesame seeds, pumpkin seeds, sunflower seeds가 좋다. 이 또한 볶은 것보다는 그렇치 않은 것이 좋다. 그리고 유기농적인 야채와 과일을 섭취하는 것이 좋다. milk, Butter, Egg은 피하는 것이 좋다. 또한 정제되고 제련된 가공한 음식과 그것이 포함된 Hydrogenated 기름 또는 흰 설탕, 모든 조미료, 티 커피 모두 피해야 한다. 음식에는 goat's milk, yogurt, 집에서 만든 치즈는 다이어트에 포함되어야 한다. 그리고 비타민 E 요법은 건산을 치료하는데 매우 효과적인 것으로 발견되었었다. 그러므로 가려움증과 피부의 딱지 않음이 감소되었다. 레시틴(Lecithin)은 건선치유를 위해 주목할 만한 사항이다. 레시핀은 동식물, 달걀노른자 등에서 발견되는 물질이다. 매 식사전 또는 후에 2개-3개 캡슐을 매일 두달 동안 먹으면 효과가 있다. 그리고 엡섬염(Epsom salts)이 녹은 따뜻한 목욕물 또한 도움이 되며, 목욕후에는 작은 올리브오일을 작용한다. 목욕후 건조마찰을 피하기 위해서 해면을 이용하면 좋다. 피부는 깨끗하게 유지되어야 한다. 건선에는 태양등(Sunlamp), 또는 자외선(Ultra-violet light)이 도움이 되며 자주 햇살에 노출하면 건선에 좋은 영향을 준다. 또한 양배추잎(Cabbage leaves) mf 압축해서 폼을 만들어 사용하면 좋은 효과를 가질수 있다.

건선을 치유하는 허브중에 감초와 모닝가(Moniga)가 있다. 감초(glycyrrhizae radix)는 모든 독을 제거하는 영적인 약효를 지녔다고 하여 영초라 이름하기도 한다. 그리고 해독, 즉 식물이나, 광물, 동물, 어패류에 의한 독을 해독하는데 사용한다, 특히 소염작용도 한다. 장내의 대장균 번식을 억제하며 장염에 크게 작용한다. 염증질환인 건선에도 역시 감초도 들어간다. 모닝가 (Moringa oleifera Lam)는 영어는 Horse-radish tree, Drumstick tree라 불리운다. 모닝가는 혈당(blood sugar)을 내리는 허브로 잘 알려져 있기도 하지만, 건선 치료제로 사용되어진다. 모닝가 식물의 부분은 뿌리(root), bark, 잎(leaves), 씨앗(seeds) 다양하게 사용되어진다, 바타, 카파질병에 사용되어지며 그것에는 뿌리성분에서는 inflammations, fever, cough, asthma, hysteria, bronchitis, epilepsy 등 다양한 질병에 치유제로 사용되어진다. 나무 껍질(bark) 부위에서는 cardiac(심장병) 그리고 혈액순환(circulation stimunant) 치유에 사용된다. 잎은 염증(inflammation)과 기생충병(helminthiasis)에. 씨앗은 Anti-inflammatory, 설사약(purgative), 그리고 안과(ophthalmic)치유에 사용한다.

야채가게에 가면 fresh한 드럼 스틱(모닝가)을 살수 있다. 줄기는 매움 질긴 섬유질로 되어 있으며 길이는 거의 30cm를 넘는다. 저녁에 자기전에 가로로 2-3cm로 잘라고 또 그것을 세로로 가가 2등분하여 볼에 물을 붓은 뒤에 담근다. 그리고 아침에 모닝가 허브에서 우러나온 물을 마시면 혈당수치가 낮아지며 몸에 염증화 되어 있는 부위가 가라앉음을 체험할 수 있다. 그 외에도 건선 피부질환에 잘 듣는 식물은 cocos nucifera(코코넛의 다른 이름), 라벤더의 변종(pongamia pinnata), 무화과 나무(Ficus benhlensis), 센나 (senna tora)등에서 추출한 오일이 있다. 건선을 치유에 '아유르베다 pitu'라는 자연적인 좋은 치유를 소개해 본다. 건선에 치유가 되는 여러종류의 약초오일을 건선 크기에 맞춘 헝겊에 묻혀서 건선의 병변에 얹힌다. 그렇게 하여 20여분에서 30분간 있다가 떼어낸다.

피츄(pitu)방법을 시행하면 건선의 두께가 훨씬 얇아지면서 병변이 없어진다. 또한 전신 가려움증과 통증이 없어진다. 부작용 또한 전혀 없다. 음식조절과 함께 아유르베다 약초 허브를 사용하면 몸 전반의 면역력 또한 증강되어 피곤하지 않게 된다. 과한 스트레스와 업무와 부정적인 자아표출은 건선에 좋지 않은 영향을 미친다. 마음과 정신, 육체가 하나되어 즐거운 생활을 가지는 여유있는 생각을 가질려고 노력한다면 건선이 발병되어 치유하는 기간까지 모두 몇 년이 걸렸다하더라도 아주 짧은 기간에 건선의 병변이 사라지게 되는 실행되는 방법중 가장 현명한 방법이라 할 수 있다.

허리통증 오더(Other) 요법

일주일에 한번씩 아유르베다 스터디 하러 오는 학생이 있다. 실습할 날짜에는 아픈 사람을 데려오기로 했다. 나이는 40초반 건설 현장에서 일하는 사람이라 했다. 건설업에서는 '노가다'(?)라고 하는 힘든 부서에서 근무한다고 했다. 남의 눈치 안보고 궂은 일도 마다하지 않는 성격이라 힘든 일도 아랑곳 없이 솔선 수범한다고 한다. 몸만 봐도 강한근육들이 보여 건강해 보인다. 얼굴도 호남형이다. 연신 잘 웃는다. 그는 조선족 사람이다. 우리나라에 부인과 같이 정착한지가 10년이 조금 지났다고 한다. 그 사람의 음양오행과 아유르베다의 바타, 피타, 카파 3도샤의 진단법을 실시했다.

모 아저씨의 허리 통증은 간과 신장에 혈액순환에 문제가 있어서 시작되었다. 일단 따뜻한 물에 두발의 마르마 포인트들을 다스린 다음 침대에 바로 눕게 했다. 그런 다음 복부에 있는 장들을 만져봤다. 위장 역시 굳어 있었다. 간과 신장 부위에 손으로 살짝만 눌러도 아프다고 한다. 아유르베다 약초가루로 딱딱한 복부를 먼저 부드럽게 이완시켰다. 그런 다음 가슴으로 이어졌다. 그렇게 30분동안을 관리하고 모아저씨로 하여금등이 보이는 자세를 취하게 하였다. 그리고 허리 디스크 3번에서 5번까지 부위에 오더요법을 실시하기로 했다. 먼저 밀가루로 반죽을 하여 동그랗게 만들어 허리통증이 있는 부위에 얹혔다. 그리고 도넛츠 같은 둥근 모양의 밀가루의 안과 밖을 몸에 부착시키기 위해 피부에 반죽한 밀가루가 달라붙게 하였다. 아유르베다 약초오일을 넣었을 때 허리 통증 부위의 다른 곳으로 흘러나가지 않게 하기 위해서이다. 학생은 지난 번 한번 해 본 경험이 있어서 그러한 준비 과정 모두를 직접하게 했다. 열심히 기억하고 있었던 지 거의 흠잡을 데 없이 철저히 준비를 잘 한다. 그런 다음 미리 준비해 놓은 가스대와 스테인레스의 약초 볼과 약초오일을 준비했다. 모아저씨의 밀가루 부착이 끝난 다음 불에 데어진 오일을 작은 스푼으로 작은 용기에 덜어 담아 허리 통증부위를 에워쌓고 있는 둥그런 밀가루 둑 안에 붓는다 집게 손가락을 몸에 대고 그 손가락위로 약초가 흘러내리게 했다. 그러는 이유는 불에 데워진 약초가 너무 뜨거운 것을 에방하기 위해서 였다. 그렇게 허리 통증에 부은 아유르베다 약초 오일 량은 30g 정도다 그렇게 15분 정도 있다. 다시 2회, 3회 반복한다. 그러는 사이에 척추가 흡착이 되어 밀려나간 디스크 돌기(추간판)가 아유르베다 약초로 인해 척추 사이가 넓어져 디스크 돌기 또한 신경을 누르지 않게 된다.

그런 후에 밀가루 둑은 흉추 5-8번으로 옮겨서 다시 아유르베다 약초 오일을 붓는다. 그렇게 허리처럼 시간을 같게 또는 조금 짧게 하여 약초오일이 구부러진 흉추부위가 담기게 한다. 시간이 20-30분이 경과하면 구부러진 흉추가 펴지고 허리주위에 있던 굳은 근육들이 이완되어 있는 것을 느낄수 있다. 모아저씨는 거의 3시간에 가깝게 아유르베다 약초오일 관리를 받았다. 그는 들어올때는 허리통증이 심했으니 이제 그러한 증상이 없다고 한다. 설마(?)라고 하겠지만 사실 그랬다. 어깨통증과 머리 아픔, 그리고 배도 아프지 않다고 했다. 그리고는 정말 신기하다고 했다. 문을 나서는 동안 연신 허리를 굽히면서 고맙다고 전한다. 오늘 청주로 내려가고 일주일 동안 있는 명현반응에 너무 놀라지 말고 잘 쉬어 주면 된다고 일러 주었다. 특히 3일 째 되는 날에는 대중탕에 가면 좋다고 일러 주었다. 몸속에 남아있는 다른 독소들이 함께 피부 모공을 통해서 배출되는데에 도움을 주기 때문이다. 함께 실습에 참여한 학생은 아파서 데려온 사람이 나갈 때 정상처럼 해서 나가게 되니, 덩달아 기쁘고 감사하다고 전한다.

시신경에 생긴 종양. 차크라로 전이 중지

블로그를 보고 대구에서 30대 초반의 여성이 찾아왔다. 십여 년전부터 눈에 콘택즈를 착용하다가 불편해서 작년에 라식 수술하러 병원에 갔다가 시신경에 종양이 생긴 것이 발견되었다고 한다. 그 언니되는 사람이 블로그를 보고 예약을 잡았다고 하였다. 인도의 아유르베다가 암을 고친다는 정보를 입수한 언니의 적극적인 권유에 의하여 찾아왔다고 한다. 대구에서 올라왔다고 한다. 왠지 마음이 더 가는 것이 나도 대구사람이라 그럴것이라 생각해본다. 눈에 콘택즈를 넣었다 뺐다 하다보면 눈에 상처가 생기기 십상이다. 이제와 후회해도 소용이 없다고 하소연한다. 하지만 마음이 긍정적이고 밝다. 아유르베다 허브약초도 중요하지만 차크라로 전이 되는 것을 먼저 막아야 한다. 그러한 이유를 설명해주니까 순순히 받아들인다.

차크라는 전이를 막아주기도 하지만, 종양이 작아지게 하고 또한 그것이 혈류속으로 스며들어가 없어지게도 한다. 사람에 따라 어느 정도의 차이가 있겠지만 임상이 나온다면 획기적이라 할 수 있을 것이다. 안구 건조증 증세도 있다고 한다. 자고나면 눈이 뻑뻑하게 느껴진다고 한다. 얼굴을 쳐다보면 눈에 이상이 있는 것을 발견할 수 있다. 눈동자와 하얀각막이 정상적이지 않는 탁함과 두 눈동자의 크기도 달랐다. 만나자마자 나오는 첫마디가 눈 시신경에 종양이 있다는 말을 먼저 했다. 내년 4월에 MRI다시 찍어보고 수술 결정을 한다고 하였다. 뇌 시신경에 종양이 있는 곳이 위험한 자리에 위치하고 있어서 수술도 얼른 결정할 수 없다고 전했다. 다행이 다시 찍어 작아지기라도 한다면 수술을 하지 않아도 된다고 하였다.

모든 질병은 육체에 의해 나타나지만 그것은 그리 중요한 게 못된다고 아유르베다 의학에서는 말한다. 어떤 스트레스가 원인이 되어 결국에는 질병을 일으켰다는 논리다. 역시 이 여성도 작은 Bessiness를 하였는데 어느 순간 부터는 열정도 사라지고 스트레스만 쌓였다고 한다. 예전에는 그렇치 않았는데 작년부터 특히 어떤 일이라도 의욕이 없었다고 한다. 아마 그때가 질병이 발병된 시기라 가늠해본다. 지금이라도 외면에 나타나는 증상을 두려워하기보다는 내면의 마음소리에 기기울이며 노력하면 바깥에 보이는 육체의 질병은 사라지게 될 것이다. 그녀에게 차크라 한시간을 쏴 주었다. 받는내내 꿈속으로 들어가는 편안한 표정이다. 차크라를 받고 난 후에 너무 편안했다고 전했다. 차크라는 가장 강력한 에너지로 시신경에 있는 종양에 영향을 미쳐 더 이상 전이 되지 않게 한다. 그리고 주위에 있는 막힌 혈류들을 뚫어 주어 혈액 순환을 돕는 데 큰 역할을 한다.

고관절 통증 호소하는 사람

어느날 갑자기 문두드리는 소리가 난다. 마침 치유받는 사람이 있었지만, 다행이 마지막 코스인 차크라치유를 다 끝낸지라, 문을 열고 약간의 상담을 할수 있었다. 나이는 34살 결혼해서 아이가 2살이었다. 아이와 부인과 같이 들어왔다. 오른쪽 고관절에 통증이 있어서 병원에 갔었는데, 딱히 원인을 찾을 수 없다고 했다한다. 여기서는 어떻게 하는데요?물었다. 우리 몸의 모든 이상적인 증상들은 결국은 혈액이 원활하게 흐리지 않아서 그렇다는 말을 하였다. 인도의 아유르베다는 무엇인가요? 아유르베다는 몸의 안과 바깥의 혈액이 잘 움직일수 있도록, 판차까르마 요법으로 도와주는 것이라고 설명하였다.

몸의 안이 혈액이 잘돌지 않는 것이라면, 몸의 안은 무엇을 의미하는 것인가요? 그것은 오장육부를 나타내는 것입니다. 오장은 위장, 대장, 신장, 소장, 방광을 나타내는 것이고, 육부는 심장, 췌장, 폐, 간, 비장, 삼초혈을 나타내는 것입니다. 그러면, 몸의 바깥은 무엇을 나타내는 것입니까? 그것은 주로 틀어진 근육과 척추를 일컫는 것이라 할수 있습니다. 대부분의 사람들은 나이와 세월이 지나가면서, 몸이 정상적이지 않고, 바란스(균형)를 잃어버리게 됩니다. 그렇게 뭉친 것들을 쉽게 풀어줄수 있는 것이 인도의 아유르베다 약초성분입니다. 그럼 아유르베다는 어떻게 하는 것인가요? 그것은 해당부위에 사용하는 약초오일로 약간 뜨겁게 하여 몸에다 떨어뜨려서 판차까르마요법으로 하는 것입니다. 판차까르마는 무엇인가요? 몸에 있는 나쁜 독소를, 여러 가지 방법, 즉, 머리는 시로다라, 허리는 오더요법 이런 식으로 특정한 방식으로 몸의 나쁜 독소를 몸안에서 몸바깥으로 빼어줌과 동시에 막힌 혈이 돌아, 혈액순환이 잘 되어질수 있도록 크나큰 역할을 하게 됩니다.

아, 그렇군요. 그럼요, 아무리 설명해도 잘 이해하기 힘들겁니다. 일단은 한번 경험해보는 것이 중요합니다. 아, 그래요? 그럼 돌아오는 일요일 오전 9시에 예약하고 가겠습니다. 예, 알겠습니다. 옆에 있던 부인은 "그럼 살도 빠지나요?" "네, 그렇습니다." 그들 부부는 그렇게 상담을 마치고, 돌아갔다. 차크라를 받고 잠시 휴식을 하고 있던, 고객이 있는 곳으로 들어갔다. 상담하는 동안 나가지도 못해서 기다리고 있었던지라, 기지개를 켜며서 일어났다. 미안해요. 끝나고, 한번 더 그냥 해드리겠습니다. 하니, 기분좋아한다. 이곳은 1인이 들어오면, 문을 잠근다. 그런데 문을 두드리는 일이 가끔은 발생한다. 만약에 하는 도중에 문을 두드리면, 잠깐, 나가 지금은 관리해서, 어떻게 도와줄수 없다고 한다. 마음은 아프지만 어쩔수가 없다. 먼저 온 사람이 불안하기 때문이다. 이러한 체계를 바꾸지 않고, 근 11년동안 이 방법을 고수해왔다. 그렇게 이번 주가 지나고 일요일그 예약 시간이 돌아왔다. 9시 30분이 되니, 문이 열리며, 전에 상담한 예쁘장한 젊은 남편이 들어선다. 그렇게 하여 일반 관리에 들어갔다. 하지만, 빨리 척추가 풀어져야지만, 고관절이 유연하게 움직일수 있다. 그래서 일반관리에는 없는 아유르베다 판차까르마요법을 척추에만 적용하기로 했다.

물론 요금은 일반적인 것만 받을 심사였다. 아유르베다의 판차까르마요법이 얼마나 좋은지 모르기에 한번은 경험을 해준다. 핀다오일로 근육통을 잡아주며, 또한 뭉친 근육과 혈들을 풀어준다. 근육이 풀어지는 것은 알겠는데, 혈은 몸 깊은 곳에 있는데, 어떻게 풀어지는 지 궁금합니다. 네, 인도의 약초는 수십만개의 모공을 열어서, 약초가 신경에 까지 전달되도록 합니다. 약초를 피부에 부어서 여러 가지 아유르베다 판차까르마 방법으로 하여, 모공이 열리게 하여 깊숙한 곳까지 침투시키게 합니다. 그런 다음에, 약초가루가 들어있는 물을 끊여서 나온 증기로, 좀전에 약초오일을 묻힌 피부에 쏘아줍니다. 그러면, 피부의 모공이 팽창하여, 약초가 신경까지 전달되는데에 도움을 줍니다. 그리고, 일반적인 요법을 사용하여, 고관절의 상태를 확인합니다. 오른쪽이 상태가 좋지 않더라도 왼쪽 고관절도 검사합니다. 모든 것은 오로지 수기요법으로만 의지합니다. 검사한 결과 왼쪽 고관절이 더 좋지 않았습니다. 왜냐하면, 오른 쪽 다리가 길고, 왼쪽 다리가 짧아서, 오른 쪽 고관절은 정상보다 바깥으로 약간 빠져나와있고, 왼쪽 고관절은 상대적으로 안쪽으로 들어가 있어서, 움직일 때 원활하지 않습니다. 이러한 것을 알고, 그 쪽에 해당하는 근육과 뼈의 유동성을 알고, 굳은 것은 풀어주고, 짧은 것은 당기고, 긴 것은 넣어주는 수기요법을 병행하여, 도움을 주었습니다. 그리고 난뒤에는, 차크라로 온전히 혹시라도 돌아가지 않는 부위에까지, 에너지가 깊숙이 들어갈수 있도록, 7차크라를 쏴아주고, 마무리 합니다.

어느새 말을 하던 사람은 잠잠해 지는 가 싶더니, 이내, 잠을 자는 숨쉬는 소리가 납니다. 다시 한번 얼굴을 쳐다보니, 역시 잠들었네요. 깨어날때까지 조용히 기다려줍니다. 치유실에서 잠깐, 다른 곳으로 이동합니다. 보통 5분정도 기다렸다가 다시 접근합니다. 잠이 덜 깬 사람은 입으로 말을 하면서 깨웁니다. 보통은 찰라에 자신이 깜빡 잠이 들었다고 시인합니다. 차크라의 에너지가 온전히 잘 들어간 사람은 이렇게 짧은 시간인데도 푹 잘 잔 것 같다고 얘기합니다. 그렇게 하여 두시간 동안 치유를 받았습니다. 치유실 아래에 내려와서는 다음에 한번 더 하면 되나요?라고 묻는다. 저는 한번은 경험하게 하지만, 다음부터 받고 싶다면, 10번을 받아야한다고 말한다. 왜냐면, 한번하고 나면, 어느정도 시일이 지나면, 다시 틀어지기 때문이다. 그러나, 일주일에 한번씩, 열 번. 즉, 3달을 하게 되면, 절대로 처음처럼, 돌아가지 않는다고 말한다. 그래서 10번을 원칙으로 한다고 말한다. 그러나 오늘 한번 받은 것이 일주일 동안 3일동안은 여러 가지 명현현상, 즉, 소변이 많이 나온다거나, 다른 곳에서도 여러 가지 물질들이 바깥으로 나오는 것을 경험할수 있다고 말한다. 한번에? 정말? 그렇습니다. 그리고 3일 명현이 지난 후 3일은 몸이 좋아짐을 느낄수 있다고 말한다. 사람들은 어느누구도 믿기가 쉽지 않을 것이다. 왜냐면, 한번에 몸속에 있는 독소들이 소변, 대변, 피부구멍을 통해서 많이 나오는 것을 한번도 경험할수 없었기에 더욱 그러한 것이다. 그렇게 말해도 믿기 어려운지 대화자체가 쉽지 않다. 거의 주물주물 거린다. 예약비를 조금이라도 내라고 해도, 그렇게 하기는 싫은 갑다. 그러면, 모레정도까지 기다려 줄테니. 그때와서 다시 예약잡는 것이 좋겠다하고 전했다.

가고난 뒤, 그냥 잊어버리기로 했다. 일반적인 마사지 치유받는 사람들은 일주일에 한번씩, 또는 두 번씩, 자기들의 습성대로, 받는 고정관념이 있다. 굳이 어렵게, 고관절을 치유할수 있다고 말하는 것도, 강압적인 자세인 것 같아, 결국의 선택은 그들의 몫이라 생각했다. 그러면서 어느듯, 시간이 잘도 흘러, 말한 그날이 돌아온 것이다. 하지만, 나는 아예 잊고 있었다. 화요일 저녁, 다른 치유받는 사람이 있는데, 갑자기 노크 소리가 들렸다. 문을 열어 보니, 그때 그 사람이었다. "저기요. 그거받고부터 소변이 엄청나와요. 그리고 아픈 배가 아프지 않아요?일요일에 꼭 오고 싶습니다. 그런데 5번먼저 요금 내면 안될까요?안에 사람이 있어서 긴말을 할수 가 없어서, 그렇게 하셔도 된다고 말했다. 몸이 좋아서인지, 연신 웃는 얼굴이다. 나 또한 기분이 좋다. 신뢰를 보내는데, 어찌 반응이 없지 않을소냐

인도 아유르베다 '자바라키지'요법으로 혈액순환, 신경통, 관절통 치유하다

자바라키지요법은 많은 분야에서 여러 방면으로 탁월한 효과를 나타내고 있다. 추위, 충격으로 인한 일시적인 감각을 잃어버려 신경마비, 원인을 알수 없는 저림이 왔을때도 자바라요법을 받음으로 인해, 그 증상들을 해소 할 수가 있다.

또 굳은 근육은 물론이거니와 인대와 신경까지 완화시켜 질병의 증상들을 보다 쉽게 치유할 수가 있다. 또한 배고픔을 증대시켜 소화력을 높여 위장장애치유에도 효과를 증대시킨다. 스트레스로 인해 잠을 자지 못하는 불면증에도 도움을 줄 뿐만 아니라 오래된 류마티스 관절통에도 효과가 있다. 굳어진 어깨 근육통, 오십견(Frozen Shoulder)에도 사용한다. 자바라키지요법은 넓게 전반적으로 많이 이용하고 있는 것이, 어느요법 보다도 탁월하기 때문이다. 삼개월전 한국무용을 하고 있는 박교수가 처음으로 청담동에 있는 아유르베다 연구실을 방문했을때는 그녀의 얼굴은 핏기조차 보기힘

든 얼굴이었다. 그녀는 하루에도 몇 번씩 작은 시간의 강의도 소화하지 못할 정도로 힘들어 했다. 그당시 그녀는 식욕조차 없어, 식욕을 돋아주는 보약을 먹고 있던 중이었다. 그러나 그녀의 위는 단단하게 굳어있어서 그 보약을 소화시키기에는 필자가 판단하기엔 상당히 어려움이 있을 것이라 생각이 들었다. 일주일이 지나고 세 번치유를 받는 삼주일이 되던 날, 그녀는 자바라키지요법을 받았다. 그리고 난후, 삼일이 되던날, 그녀와의 만남이 있었는데, 그녀는 상기된 얼굴로 문을 열고 들어오자마자, 자바라키지 요법을 받고 일어난 증상에 대해서 말하기 시작했다.

그녀의 목소리는 상당히 고무되어 있었다, '오전에 자바라키지 요법을 받고, 저녁에 자기전에 목욕을 하는데, 순간 등에 무엇이 잡혀져 놀라사 거울을 보니, 주먹보다는 작은 혹이 생겼다는 것이다. '주먹보다도 작은 크기, 필자도 믿기기 힘들었지만, 그래도 꽤나 큰, 혹이 나왔다니. 정말로, 그정도로.. ?'하는 생각이 순간 들었지만, 그녀의 말은 이어져 거침없이 계속술술 쏟아져 나왔다. 본인에게는 너무나 큰 경험이라 겁이 나고 놀라기도 해서 너무 늦은시간이라 필자에게 전화는 못하고 근처에 사시는 어머니에게 걱정을 쏟았다고 한다. 아침에 일어나니, 이마에 난 작은 종기도 없어지고, 등에 난 혹도 깜쪽같이 많이 줄어져 있었다고 한다. 그후 시간이 지남에 따라 빨간 흔적만 있다고 하였다.

그녀는 지금까지 목욕하면서 한번도 때가 나오질 않았다고 한다, 그녀는 자바라키지요법을 받고 난, 혹이 생겨 없어진 이후로, 홈쇼핑에서 무슨약을 몸에 바르면 때가 거침없이 나오는 것처럼, 박교수는 몸을 조금만 타월로 밀어도 때가 한 없이 한없이 쏟아져서 그것도 신기했다고 한다. 그리고 난후, 천근같은 몸이 가볍고 편안해졌다고 한다. 인도의 아유르베다 판차카르마 사람마다 증상이 있는 문제의 독소가 몸안에서 외부로 나가게 하는 것이 치유의 기본목적이다. 자바라키 지요법은 위궤양, 위암환자, 그리고 모든 종류의 수술환자 혈액순환에도 도움을 준다. 그녀는 항상 위 때문에 속이 더부룩하고 소화가 안돼서, 늘 잔병치레하듯 허약했는데, 지금의 그녀는 처음에 아유르베다연구실 방문때와는 확연히 다름을 알수 있었다.

박교수는 얼굴에 홍조가 들고, 유난히 예뻐보이는게, 특이하게 달라진 모습이다. 남편도 외식할 때 처음으로 잘먹는 아내를 보며 신기해한다고 은근히 자랑한다. 그녀의 그전의 몸은 늘, 아픈사람인양 지내왔다고 한다. 어릴 때부터 시작한 한국무용은 그녀를 더 힘들게 만들고, . 수업을 할 때 몇 번씩 가라 앉아, 주위사람들까지 힘들었다고 한다. 심지어 목에 거는 긴 목걸이도 잠깐만 하고는 내려 놓아야하는 웃지 못할 정도의 얘기를 한다. 그녀와 나는 서로 마주보며, 박장대소한다. "정말로, 그정도로?" 지난주에 그녀는 검은 원피스에 긴 목걸이를 하고 왔는데, 목이 길어 더 아름다워 보였다. 그녀는 다음 주에 초등학교에 다니는 아들이랑 미국여행을 다녀온다고 하였다. 그리고 인도의 아유르베다를 만나서 행운이었다라고 말하였다. 그래서 그녀는 치질로 고생하시는 어머니와 인공수정으로 인한 호르몬 주사 부작용 때문에 배가 남산만하게 변한 언니도 같이 아유르베다 치유에 동참시켰다. 박교수의 강한 믿음때문인지, 출혈이 심한 어머니도 하룻만에 출혈이 멈추고, 통증도 완화되고, 언니도 배주위에 남아 있던 피라핀처럼 딱딱하게 변한 호르몬 주사약의 흔적도 서서히 작아지고, 체중이 현저하게 줄어들었다. 그리고 예전보다 더 많이 먹어도 살이 찌지 않아, 아유르베다 치유 한달반에 미국으로 다시 들어갔다. 짧은 시간에 잡중치유하는 시간을 택하였기 때문이었다. 박교수의 가족들은 요즈음 행복하다고 한다. 많은 사람들이 이용했으면 하는바램이 나보다 더 절실하게 소망하며, '아유르베다'가 빠른 시간내에 입소문이 나기를 바란다고 하였다. 요즈음 많은 임상들이 나와서 나또한 보람을 느낀다.

몸속에 있는 딱딱한 굳어져 있는 어혈과 독소들을 몸밖으로 배출시키는데는 인도의 아유르베다 판차카르마 요법만한 것이 없다. 그 중에서도 자바라키지요법은 아주 특별한 결과를 나타낸다. 인도의 물소젖에서 나오는 기(Gee)와 밀크, 그리고 자바라 라이스를 혼합하여 만든 물질을 면에 싸서, 즉, 예전에 옷을 다릴때 빳빳하게 하는 역할을 하는 풀주머니, 같은 것을 만들어, 아유르베다 치유를 받는 사람의 머리와 가슴, 배 그리고 다리로 훑어 가면서 문지른다. 사람마다 각자 다른 체질이기 때문에, 나타나는 임상도 다를 수밖에 없다.

아유르베다는 부작용이 전혀 없다는 것이 가장 큰 장점이다. 독소를 뺀 자연에서 나온 열매와 풀을 끓여 사용하기 때문이다. 박교수는 마음이 항상 따뜻하고, 생각이 열려 있다. 그래서 그런지 그녀의 생각은 늘, 긍정적이다. 그러기에 효과가 더 크게 나타나는 것 같다. 의심하지 않고, 알려지지 않은 요법을 받아들인다는게 실은 쉽지만은 않다. 더구나 그녀의 남편은 지방에서 병원을 운영하는 의사다. 아마 남편에게는 비밀일 것이다. 우리나라 사람처럼, 의심이 많은 민족도 실은 없을 것이다. 하지만 중국, 인도 다음으로 말이다. 마음의 병이란 말이 있듯이, 모든 것은 마음먹기에 달려 있다고 생각한다. 매년 암환자들이 20만명을 넘는다는데, 가슴 아픈 현실이다. 병이 나타나기전 조짐이 분명히 있다. 그러나 사람들은 이것을 그냥 무심히 넘겨버린다. 실은 자연은 스스로 드러내 고칠수 있는 기간을 주는 것인데.....

그러나 사람들은 생활이라는 녹록치 않은 삶의 굴레를 핑계로 현실을 탓하며, 그냥 대수롭지 않게 지나치는데, 문제가 있었던 것을, 병이 발생하고 난후에야 그것을 알고 시기가 늦었다고 후회하는 것이다. 가족중에 유전적인 것이 있다면, 그나마 신경을 쓴다. 그러나 요즈음, 과로한 심리적인 스트레스가 많은 질병을 발생시킨다. 수술로만 의존하다가 암환자들의 끊임없는 재발로, 온가족들이 벼랑끝으로 몰려 가정이 파탄되는 안타까운 모습을 보는 경우도 있다. 지난번에 열린 코엑스암엑스포 전시장 한 귀퉁이에서 얼이 빠져 소리없이 흐느끼는 젊은 미혼여성을 보았다. 암환자인 것 같았다.

안타까운 마음에 나도 모르게 잠시 발길을 멈추고 섰었다. 무순말을 해야 할까, 도움이 되는 말을 하고 싶었으나, 마음의 문을 두드릴까, 대화조차하기 쉽지 않을리라, 하면서 오히려 필자가 더 분심이 들어 어렵게 발걸음을 돌린적이 있었다. 내년에 서울대 병원등 큰 병원에서 추진하는 암전문 병원이 개원한다고 한다. 그러나 그보다 더 중요한 것은 암이 발생하기전 조짐을 미리 나타나는 현상을 차단해주는, 즉, 환자들에게, 예방교육과 병이 발생했을때의 대처등, 교육과정들을 강의 해주는 프로그램이 더 절실히 요구된다. 현대의학에서 보완할수 있는 대체의학중 하나인 인도의 아유르베다와 차크라의 치유는 많은 사람들이 공유하여, 더 나은 삶을 찾아가는데 도움을 주어야 할것이라 생각한다. 그래서 이러한 교육의 혜택을 받고, 실천하여, 암환자수를 줄이는 것이 중요하다. 사회적으로 각계의 전문인들이 머리를 맡대고 진정 환자만을 생각하는, 열린강좌를 많이 개최하여, 건강예방을 하는데 기여하여야 한다고 필자는 생각한다. 그리고 건강은 스스로에 달려 있다고 생각한다. 사람의 몸을 치료하는 것이 의사가 할 일이라면, 마음을 치유하는 것은 각자의 몫이라고 생각한다. 몸도, 마음도 필자는 자기가 우선 중심이 되어야 한다고 생각하다. 좀 더 길게, 건강하고 아름다운 삶을 살기 위해서는 절제된 식습관과 바른자세, 그리고 바른 마음으로 자신에게 관심을 기울어야, 나쁜 증세가 나타나면, 빨리 해결 할수 있다고 생각한다.

끊임없이 파고드는 각종유해와 환경, 스트레스로 인해 상처를 입는 요즈음, 즐 자연과 호흡하며. 자연의 질서에 순응하며, 사는 그리고 오래전부터 내려져오는 우리 전통의 얼을 생각하며, 조상의 삶의 지혜에서 겸손하며, 예전에 가난 했었던 삶을 다시 한번 재조명함으로써, 늘, 긍정적인 마음과 때로는 바보처럼 마음을 비우는 일이 더 중요함을 깨달을 수 있다. 나아가 자신의 마음을 다스려 나의 가치, 그리고 소중한 삶의 가치를 재발견하는데 일조를 하여, 다시 강조하여도 모자람이 없는말, 자신의 몸 돌보기, 마음 치유하기, 삶 행복해하기 하여서 건강한 국민이 됐으면 하는 바램이다. 사람들에게는 천가지 만가지 사연들이 있다. 그것들을 행복바이러스, 희망의 메시지로 감염시켜야 한다. 마음의 고통은 곧 병으로 이어지기 때문에, 대한민국 사람들은 축복받는 사람, 항상 행복하고, 모든 일에 긍정적인 사고, 이웃과 함께 나누는 인정, 배려하며 함께 살아가는 건강한 사람들만이 살아가는 건강한 세상이 되었으면 한다.

대상포진 아유르베다 판차까르마(Uzhichil) - 딱지지다. (완전치유)

어느날 예고도 없이 중년의 남자가 청담동 김 태은 아유르베다 센터에 찾아왔다. 그는 일년전부터 자신에게 불어닥치는 삶의 회오리에서 자신의 면역력으로 하루하루 버티며 지나고 있었다고 한다. 그러다보니 늘 만성 어깨통증과 등어리의 무거운 담에서 벗어날 수가 없었다고 한다.

시간이 30분만 있다며 어깨 맛사지를 요구했다. 그날따라 거절하지 않았다. 1시간 전신을 다해 주었다. 그래야지만 만성 어깨통증과 담을 어느정도 잡을 수 있었기 때문이다. 1번하더라도 절대로 처음의 고통으로 돌아가지 않는다. 그렇게 해서 그는 돌아갔다. 그로부터 5일째 되는 날 그는 정중히 예약을 잡고 아유르베다 센터에 찾아왔다.

신기하게도 등어리 담이 없어졌다고 하면서 그는 정식으로 아유르베다 판차까르마 요법을 받고 싶다고 했다. 그러면 그가 몸안에 가지고 있는 독소들을 전부 없어지게 할수 있을

4부. 아유르베다 독소배출

것 같다는 믿음이 들었다고 한다. 그런데 그는 30분 받고 난 후에 붉은 반점이 일어났다고 한다. 그것은 대상 포진이었다.

대상포진의 수포는 말로 헤아릴수 없을 정도로 그 통증이 고통스럽다한다. 이 중년남자 역시 운전할 때 허리가 좌석 딱딱한 곳에 부닥힐 때 마다 애리는 통증이 있어 힘들다고 호소하였다. 하지만 아유르베다 판차까르마중 유지칠(Uzhichill) 요법 단 한번만에 아유르베다치유를 받고 나서 대상포진의 수포 중앙에 농이 진 것이 까만 딱지로 변해 있었다. 일주일에 한번씩 오는 치유에 깜짝 놀랄만한 아유르베다 효과에 적잖이 놀라했다. 대상포진에 걸린 사람은 완전치유됨을 입증하는 것이 까만 딱지로 앉았을 때라고 말한다. 단 한번에 딱지가 앉는 대상포진을 완치시키는 아유르베다 판차까르마 유지칠(Uzhichill)요법을 도무지 이해할수 없는 현상이라 했다. 어떻게 이런 임상을 낼수가 있으며 어떻게 질병을 가지고 있는 많은 사람들이 아유르베다를 모를 수가 있느냐고 중년남자는 반문하기도 한다. 유지칠에 사용하는 약초오일은 참기름, 코코넛, 강황등 여러 가지 약초로 배합한 약초 오일로 전신의 몸안에 있는 독소를 빼내어준다.

이 중년의 사람도 1년이상 등에 담에 걸린 것처럼 느껴서 일상생활을 계속 유지하기에는 이제 한계가 온 것 같아서 병원에 입원해서 증상치유을 할려고 하던 차에 청담동 아유르베다 센터를 지나가던 차에 마사지를 너무 좋아해 우연히 들러 딱 30분 동안 등어리에 아유르베다 약초요법을 받았는데, 처음에 빨간 반점이 돋아나기 시작했다한다. 중년의 남자는 이렇게 물었다. 지금까지 그래도 아무런 증상이 없었는데, 약초

오일을 해서 대상포진에 걸린게 아니냐는 의심의 질문을 쏟아냈다. 청담동 아유르베다 센터에서 지금껏 12년동안 그런 일은 한번도 일어나지 않았다. 아유르베다 약초오일로 인해 대상포진이 일어난 것이 아니라 그동안 면역력이 현저히 떨어져 1년이상을 힘들어 하던 원인이 드러 난 것 뿐이다. 그 분과 지인인 어느 회사 대표도 처음에는 믿지 못하다가 그 딱지 증상을 보고 '어, 정말로 다 나았네'했다.

그제야 중년의 남자는 아유르베다의 놀라운 효과에 입을 다물지 못할 정도로 감동을 한다. 한국에서 아유르베다 센터가 없는 것이 아쉬울 뿐이라 한다. 물론 주위에 아유르베다 에스테틱하는 곳이 없지는 않다. 그곳과 다른 점이 있다면 이곳에서는 약초오일을 사용하여 몸안에서 질병을 일으키는 독소들을 몸바깥으로 내 보내는 효과를 보여주는 아유르베다 판차까르마 정석에 임하는 것이 다를 뿐이다. 아유르베다는 질병을 예방할뿐더러 치유까지 하는 인도의 대체요법이다.

면역력이 떨어져 생긴 가려움증과 부스럼 아유르베다 판차까르마로 치유하다.(첫주)

어느 날 아유르베다 센터 사무실로 전화 한통화가 걸려왔다. 수화기를 드는 순간 대뜸 '아유르베다'를 받을 수 있나요?'하고 묻는다. '어디가 아프신가요?'하고 물었다. '아픈 곳은 없는데요'했다. 이날 마침 토요일이었다. 다른 스케줄이 없었던 터라 지금 가능하다고 답하였다. 1시간 후에 그는 청담동 아유르베다 센터실을 방문하였다. 그와의 면담에서 그는 7년전 인도 방문때 어느 허름한 곳에서 아유르베다를 받은 적이 한번 있었다고 말하였다. 일단은 아유르베다 판차까르마를 시행하기전에 먼저 해야 할 것은 진단이었다. 바타, 피타, 카파 분류에 의한 진단법과 음양오행에 따른 동양적인 진단법을 같이 병행하여 본다. 바타와 카타의 조화가 깨어져 머리부분에 손상이 있었다. 음양오행의 진단법을 보면 과중한 스트레스로 인한 면역체계가 정상이지 않음을 알 수 있었다.

그제서야 아유르베다를 찾는 이유를 말하기 시작했다. 그는 과중한 업무로 인한 일 때문에 늘 스트레스 속에서 살았다고 한다. 그러면서 3년전에 그는 몸에 여러 가지 가려움증이 생기기 시작했다고 한다. 지금 단 한번 체험을 한 뒤에 아유르베다 치유를 지속적으로 받을 것인지에 결정하겠다고 말했다. 그래서 어느 부위를 받겠느냐는 질문에 그는 역시 진단대로 한쪽 머리부위를 가리키면서 '실은 이것 때문에 가려워서 늘 긁었더니 이렇게 되어 버렸습니다.'고 한다. 왼쪽 귀 윗부분과 일직선으로 된 머리부분이 일반적인 사람들과 다른 증후를 발견할 수 있었다. 귀옆으로 번진 빨간색 반점이 보였으며 머리부분은 석회화처럼 굳은 부스럼 같은 증상을 눈으로 확연히 확인 할 수 있었다.

3년동안 병원 약물과 연고를 시행하였지만 그때뿐이라 하엿다. 일주일 동안 바르지 않으면 다시 재발되어 병원은 가지만 약과 연고는 어느 순간부터 바르지 않는다고 하였다. 그리고 한의학에서 주는 탕약도 많이 먹었다고 한다. 그것도 역시 마찬가지라 하였다. 어느 곳에서나 병명은 없고 단지 면역체계가 무너져서 일어나는 증상중 하나라고 하였다한다.

그는 아유르베다를 받기 위해서 핸드폰 검색으로 부산까지 가 보았다고 하였다. 하지만 그곳은 찾을 수가 없었다고 한다. 아마 없어진 모양이라고 함께 말한다. 그리고 오늘도 압구정에 있는 어느 두곳을 가보았는데 한곳은 문을 완전 닫아 없어졌고, 다른 한곳은 토요일이라 그런지 벌써 문을 닫았다고 한다. 그래서 역시 오늘도 아유르베다와는 인연이 없구나 생각하면서 핸드폰을 껄려고 하는데 '김 태 은 아유르베다 센터'가 발견되어 반가운 마음에 찾아왔다고 한다.

진인사 대천명이라 끈질긴 노력과 열정이 있으면 이렇게 제대로 찾아왔다고 생각되었다. 한번만 경험하니까 먼저 아유르베다 판차까르마중에 시로다라(Shirodhara)를 선택했다. 시로다라는 머리에만 하지만 온 몸의 온도가 1도 올라가는 혈액순환 증진과 면역증진에 가장 큰 역할을 하는 대체요법이다. 발부터 마르마 포인트를 뜨거운 물에서 먼저 시행한 다음 침대에 눕게 하였다. 1시간 이상 진행되는 시로다라는 사람의 마음도 진정 시켜준다. 이마위에 흘러내리는 아유르베다 시러 약초오일을 받으면서 대부분 잠에 빠져든다. 별로 안것도 없는데 온 몸에 에너지가 돌아 피곤함도, 불면증도 사라지게 하는 놀라운 면역증강 요법이기도 하다.

'아유르베다 판차까르마는 한번만으로도 나을수 있는 증상 효과가 나타나 치유가 된다'고 하였더니 3년이상 끌어온 병이 어떻게 한번에 좋아질수 있다고 생각하지 않는다고 말한다. 병에 걸린 기간이 있는 만큼 그보다 더 많은 세월이 필요하다고 생각한다고 말한다. 포기의 마음을 넘어 이제 스스로의 마음 변화가 긍정적으로 많이 변해있다는 것을 은연중에 표현했다. 그리고 아유르베다에 대한 큰 애착이라기 보다는 근본적인 치유에 대한 믿음이 있음을 어렴풋이 짐작할수 있는 대목이었다. 아유르베다 센터에서는 어떤 증상을 가진 사람도 일주일에 한번만 받는다. 왜냐면 처음 치유받고 3일 동안은 몸안의 질병을 일으키는 독소체계에 반란이 일어난다. 그리고 3일째 되는 날 목욕을 다녀오고부터 그 다음 날부터 3일간은 치유되는 기간이다. 두 번째 주가 시작될 때 다시 아유르베다 판차까르마를 받으러 와야 한다. 그리고 그것이 3개월정도 기간이 되면 거의 모든 질병이 치유된다는 믿음을 가지게 된다. 단 한번에 증상호전이 나타나지 않으면 그것은 고칠수 없는 것이다. 사람들은 물론 거의 믿질 않는다. 하지만 사실이다. 그렇게 늘 사람들을 치유했다. 그것은 나의 치유 철학이다. 이 사람도 역시 믿질 않는다. 하지만 어느 누구나 받고 나면 명현 반응이 일어난다. 큰 바위덩어리라면 한 번에 깰수 없다. 하지만 한번 흔들림에 금이 생긴다면 그것은 곧 깨어지기 쉽다

인체도 마찬가지이다. 몸 외부 바깥쪽으로 보이는 머리, 눈, 코, 입, 귀, 팔, 다리, 발 그리고 몸 안쪽 내부 피부, 혈관, 뼈, 신경, 인대등등의 조직들의 반응, 위, 십이지장, 신장, 간, 대장, 소장, 방광, 궁, 생식기등 순환기와 대사성에 반응이 온다. 단 한번의 아유르베다 판차까르마로 그 반응이 없으면 청담동 아유르베다 센터에 올 필요가 없다. 시로다라를 받고 난 후에 40대 후반의 남성은 기분이 일단은 편안한 느낌이 든다고 하면서 2틀후에 다시 더 치유를 받을 것인지 아닌지에 대해서 말하고 갔다.

시로다라로 모 사장 갑자기 경직된 목에 담 통증과 어깨 통증 완화되다.

목 통증이 차크라를 받아 일시에 많이 호전되었다. 그날 저녁 우연히 친구들의 전화를 받고 술자리에 가게 되었다 한다. 그리고 술을 먹은 그 다음날 통증이 재발해 이틀후에 다시 오게 되었다. 시로다라 약초를 준비하였다. 그는 차크라의 효험을 안지라 차크라를 받고 싶어 했는데, 다른 사로다라요법을 한다니 기대와 어긋난지라 자리에 눕는 것을 주춤했다.

그러나, 이마와 머리에 흐르는 시로다라를 받으면서 온몸이 좌악 깔아지는 느낌이 든다고 하였다. 처음에 자리에 누울때는 목과 팔의 통증이 너무 심해 자세가 바로 나오지 않았었다. 그러나 시로다라를 받으면서 그의 자세는 반듯하게 변하여졌다. 보통 시로다라는 25분 정도 하는 것이 보통이었지만, 상황이 상황인지라 거의 50분 정도 2배의 시간이 걸리게 시행하였다. 시로다라의 단점은 머리에 많은 량의 약초오일을 사용하는 지라 끝난후에 머리에 묻혀 있는 허브를 제거하여, 씻어주는 일이 다소 번거롭다. 하지만 그렇게 하여야만, 침대에서 일어날때와 특히 옷을 입을 때에 오일이 묻게 해서는 안될 일이다.

그러한 마지막 케어를 마치면 거의 1시간 반정도 소모된다. 그는 옷을 다 입더니 아픈 팔을 둥글게 한번 저어본다. 처음 방문할 때 보다는 나은지라 그는 그렇게 적잖이 안심하고 돌아갔다. 지난번에는 집에서 너무 아파 근육완화제를 사먹었다고 한다. 그리고 오후 6시 쯔음에 문자를 해서 통증의 경과를 확인해보았다. 앉아 있을때는 참을만 하다고 한다. 자리에 누워면 통증이 아직도 많이 남아있다고 한다. 그리고 그 다음날 같은 같은 시각에 확인해보니, 어제 보다는 호전되고 있다고 한다. 3일째 쯔음에는 통증이 많이 없어진다고 전하였다. 그는 시로다라가 통증이 이렇게 효과 있으리라고 생각하지 않았다. 머리에 있는 많은 량들의 혈액들을 최대한 모아서 목과 어깨와 허리 다리까지 전달하는 빠른 혈행을 유도하기 위한 것이 시로다라의 목적이다. 폭우가 많이 쏟아지고 닌 후의 거리는 깨끗하듯이 말이다. 어깨와 목이 갑자기 아픈 것은 스트레스와 여러 가지 원인이 있겠지만, 제일 중요한 것을 혈행의 흐름의 조화의 균형이 깨어지기 때문이다.

사람의 몸은 혈액순환이 잘 이루어진다면, 어떠한 것의 불질서는 그리 중요하지 않다. 질서의 균형을 잘 찾아 건강하기 때문이다. 아무리 이야기해도 본인 스스로 목과 어깨가 참을 수 없이 통증이 왔을 때 시로다라를 받아서 통증이 사라진다면 아유르베다 판차까르마에 대한 신뢰가 두터워질 것이다.

아유르베다 판차까르마 임상
(50대 초반 여성 목 갑상선과 자궁근종)

요즈음 지인의 소개로 만난 모 실장을 알게 되었다. 그녀는 아유르베다에 대한 자연치유는 처음으로 듣게 되었다고 하였다. 현재 가지고 있는 나이로 믿기지 않을 정도로 고상하고 품격이 느껴지는 여인이었다.

지금 더운 날씨에도 그 여인은 머풀러로 목을 감싸고 있었다. 멋으로 한 것이 아니라 목에 갑상선이 있어서 감추기 위함이라 숨기지 않고 말하였다. 아유르베다 판차까르마에 대한 경험을 하고 싶다고 하였다. 예약한 날 아유르베다 약초 오일을 준비하였다. 아유르베다 관리를 하기전 그녀는 왼쪽 눈안에 좁쌀만한 게 생겨났다고 한다. 그러면서 며칠 후 병원에 가서 제거를 할려고 한다는 말과 함께 그녀에게 몇 년 전에 자궁근종 즉 자궁에 물혹이 3-4cm정도 있다고 하였다.

요즈음 모 실장은 일 관계로 너무 분주하게 다녔다고 한다. 아유르베다 판차까르마는 사람을 안정되게 한다. 그리고 스트레스는 물론이거니와 일상에 지친 심신을 달래준다. 또한 질병 예방은 물론이거니와 증상도 좋아지게 도와준다. 말만 듣다가 따뜻한 아유르베다 오일이 전신에 흘러내리게 한 다음 두손으로 등과 복부등등을 훑어내린다. 그리고 발까지. 발에는 유난히 가시 돋힌 것처럼 피부가 정상이 아니었다. 오래전부터 각질이 단단해지면서 요즈음와서는 마른 각질이 터진 것처럼 아주 날카로웠다. 손으로 아유르베다 오일을 묻혀 비비고 쓰다듬으면 피부가 갈라진 것에 마찰이 가서 가끔 손바닥이 가끔씩 아픈 것 같은 느낌이 들었다. 두발이 동시에 그랬다. 본인에게는 통증이 없을리는 만무했건만 그냥 그러려니 생각했다고 한다. 전문가의 입장에서는 발만 보더라도 그 사람의 상태를 알 수 있다. 뜨거운 아유르베다 오일이 손을 통하여 적당한 온도가 되어 전신으로 마사지하며 몸 깊이 들어 있는 신경까지 전달하여 몸안의 독소가 오규(눈, 귀. 입, 항문. 생식기)와 전신에 걸쳐 있는 광범위한 부위인 피부

4부. 아유르베다 독소배출 107

모공을 통하여 나오게 하는 주는 세계에서 유일한 인도 아유르베다 자연치유이다. 아유르베다 판차까르마 관리를 받는 내내 감동이라고 한다. 여자에게는 필수적이라는 생각이 든다고도 한다. 아유르베다 관한 설명을 듣는 것보다는 이렇게 한번 경험해보는 것이 얼마나 더 소중한 것인지 이제 늦게나마 깨닫게 되었다고 한다. 아유르베다는 인도에서 예전에 왕과 왕비, 그리고 공주 왕가의 사람들만 누리는 혜택이었다. 그것이 발전을 거듭하여 인도의 전통의학으로 자리잡게 되었다. 또한 영국 전쟁 때문에 아유르베다가 밀려나고 현대의학이 발전하게 되었지만, 현대의학으로도 해결이 안되는 병들이 너무 많이 늘어나다보니 옛것을 다시 복원하게 된 것이 바로 아유르베다 의학이었다.

뜨거운 오일과 건조 약초가 들어가서 끓인 스팀으로 다시 전신에 관리를 마무리 하니 평생에 이런 관리를 받아본적이 없었다며 감동해 한다. 주위에 사람들에게 많이 홍보하겠다고 한다. 모든 병은 한번에 낫지는 않는다. 일주일에 한번씩 10번 3달동안 하고 나면 체질이 바뀌어진다. 자연면역력이 증강되어 스스로 병을 예방할 수 있는 몸이 만들어진다. 아유르베다 관리하는 동안도 천국 같았겠지만 2-3일 후에 몸안에 머무려던 독소들이 몸바깥으로 빠져나가고 나면 그때 몸이 가벼워짐을 느낄 뿐 아니라 치유되는 것을 알 수 있다.

한번만의 아유르베다 경험만으로도 몸안의 독소가 빠져나가는 자연치유는 아유르베다밖에 없다.. 갑상선 요즈음 미국에서는 수술하지 않는다고 해서 우리나라도 이젠 무조건 갑상선 수술 권하지 않는다. 그리고 자궁근종 누구에게나 흔히 있다? 생리가 끊어지면 그 또한 작아진다. 그러나 그냥 무조건 방치해서도 안된다. 항상 자신의 몸을 스스로 조심스럽게 늘 관찰하여야 한다. 병이 나기전에 예방하는 것이 제일 중요하지만 증상이 있을 땐 그것보다 더 많은 치유의 시간을 가져야 한다. '소잃고 외양간 고치면 무엇하겠는가'처럼 건강은 무엇보다도 중요하다. 아유르베다가 어떤 것인지는 100번 생각에 머무르는 것보다는 한번 경험하는 것으로 그 깊이를 알게 된다. 모 실장은 긍정의 힘이 강한 사람이다. 그렇기에 아유르베다 한번 경험으로 행복에 빠져 있다. 그런 모습을 보면서 함께 아유르베다에 대한 자부심이 생긴다.

눈 시력 도움주다. (당뇨병, 눈의 질병) 아유르베다 판차까르마.

인도의 아유르베다 판차까르마에 쓰이는 약초오일의 효과는 믿기지 않을 정도로 신비롭다. 지인중에. 쉽게 고치지 못하는 고질병인 당뇨가 가족력 때문이라 본인도 나이가 들면서 당뇨병 증상을 가지고 있다고 하는 아주 가까운 친구가 있다.

이 사람의 습관중에 모든 물질에 냄새를 맡는 습관이 있다. 나이도 이젠 60대로 접어들어서 그런지 가끔은 눈에 눈꼽이나 눈물처럼 눈물액이 이유없이 나올때가 있다고 한다. 당뇨병이 있거나 간에 이상이 있는 사람은 다른 사람들 보다 눈이 분명 좋지 않은 건 사실이다. 그래서 안경을 쓰는 사람들도 꽤나 있다. 이 사람도 그중에 한사람이라해도 과언이 아니다. 인도 약초오일중에 Tribhala Tailum이라는 약초는

4부. 아유르베다 독소배출

눈에 있는 독소를 배출하게 도와준다. 두쪽 양 눈 주위에 밀가루로 안경처럼 동그랗게 둑을 먼저 만든후에 Tribhala Tailum을 용기에 담아 조금 따뜻이 데운후에 눈 가까이에 대고 처음에는 3방울정도를 떨어뜨린다. 물론 눈은 감은 상태에서 한다.

그리고는 다시 서너방울을 눈 주위 가장자리로 돌아가면서 몇 번을 반복한다. 그렇게 한번에 10분 정도에서 15분 정도 실시 한다. 처음 몇방울을 눈에 직접 떨어뜨리면 대개는 눈에 오일이 들어가지 않을까 두려워한다. 하지만 이내 따뜻한 오일탓에 금방 잠이 온다. 그 다음 순서인 오일을 떨어뜨릴 때 눈이 깜짝 거리지 않고 아무일 없는 듯이 곤히 잠에 빠져 있는 모습을 발견하게 된다. 그리고 요법이 끝난후에는 잠을 잘 잤다고 한다. 잠깐 잤는데도 오랜 시간 잠을 푹잔 것 같다고 말했다.

그리고 그 다음날 받기전과는 다른 증상이 나타나는 것을 알수 있었다. 이 요법을 받은 사람이 말하기를 하기전에는 눈에서 나오는 이물질에 냄새가 많이 났었는데 신기하게도 냄새가 하나도 없다고 한다. 이 요법을 받고 한달이 지나도 특이한 냄새는 커녕 눈주위가 맑으며 시야도 선명하게 보이는 것 같다고 말한다. 단 한번에 그리고 길어봐야 15분정도에서 20분을 넘지 않는데 말이다. 직접 경험하지 않고서는 도대체 이해할수 없을 것이다. 현대의학을 아는 사람이라면 더군다나 이해가 되질 않는 부분이다. 하지만 인도의 아유르베다 약초는 신비스런 약초라고들 흔히 말한다. 왜냐면 앞뒤를 생각해보더라도 납득이 가질 않기 때문이다.. 단지 신기할 뿐이라고들만 한다. 이 요법을 받은 지인도 단 한번에 일어나는 효과에 당뇨를 앓고 있는 자신에게 상당히 유용한 요법이라면서 놀라워한다. Tribhala Tailum은 눈에 떨어뜨려 하는 요법이라해서 다른 말로 Neltra vasti라고도 한다. 그리고 Tailum이라는 말은 오일이라는 뜻이다. 또한 Tribhala 내용물에는 많은 허브들이 들어 있다. 그리고 Base에는 Sesame oil과 Cow's milk 함유량이 제일 많이 포함되어 있다.

Tribhala Tailum은 당뇨와 또는 눈과 연관이 있는 질병에 도움을 줄 수 있다는것은 상당히 놀라운 사실이다. 그리고 경험으로도 잠을 잘 자지 못하는 예민한 사람들에게 효과가 좋아서 불면증을 앓는 사람들에게도 도움을 줄수 있을 것이라 생각해본다.

화상, 상처진 곳 아유르베다 약초오일 한번 사용으로 쓰라린 것 없애다.

어느날 한 여인이 급히 들어온다. 그의 모습을 봐도 당황스럽게 보인다. 아닌게 아니라 무릎에 피가 난다. 다행이 밴드를 붙였건만 상처가 그 부친 밴드보다 크게 난 것이라 피가 바깥으로 계속 흘러나왔다. 얼른 비닐 밴드를 떼었다. 그리고 보니 무릎 바로밑 피부가 네모나게 많이 벗겨졌다. 얼른 아유르베다 약초오일 병을 들고 왔다. 그런데 그녀가 묻는다. '돈을 받는 거냐고?' 그렇구나 다른 사람은 그렇게 하는구나 하는 생각이 들었다. 그러면서 '아닙니다. "그냥 상처 봐 드릴께요'하였다. 그리고는 약초병을 뜯어서 스테인레스 볼에

4부. 아유르베다 독소배출

부었다. 그리고는 잠시 열을 가하였다. 그리고는 그녀에게 다가와서 허리를 굽히고는 피부가 벗겨진 무릎아래 까진피부에 아유르베다 오일을 약간씩 몇 번을 부었다. 손으로 상처에 직접 닿이지 않아도 된다.

단지 약초오일이 상처 부위모두를 흘러내리게 하여주어야 한다. 너무 뜨겁지 않게 하므로 그리 거부할 정도가 아니다. 단 한번 아유르베다 따뜻한 오일을 부어주는 것만으로도 상처가 낫는다. 그리고 소독이 저절로 된다. 이열치열법 즉 열은 열기로 먼저 빼 준 다음에 치유하면 재발이 없다. 상처를 싸매지 않아도 된다. 아유르베다 약초 오일은 열에 상처난 화상환자들에게는 금상첨화의 존재다. 상처 부위에 붓는 것만으로도 그 다음날이되면 상처인 피부가 꾸득꾸득해진다. 새살이 올라오고 공기외 접촉되는 마지막 피부에 껍질이 만들어진다. 굳이 파상풍 균에 두려워하지 않아도 된다. 오일을 까지 피부상처에 붓자 1초 잠깐 놀라워하다가 만다. 그리고 금새 피가 흐르던 것도 멈추어지고 쓰라린 통증도 없어짐을 느낀다. 그렇게 아유르베다 약초오일의 가치는 말로 형용하기 어려운 정도로 효과가 뛰어나다. 그녀는 굽이 8-10cm가 넘는 굽을 신고 다니다 평평한 길이 아닌 턱이 있는 곳에서 굽이 걸려 넘어졌다고 한다. 오늘내가 한 것이 결코 오지랖 넓어서 한 것이 아니길 하고 생각해본다. 아무리 좋은 일이라도 상대에 따라서 가끔은 기분이 우울할 때가 있다. 오늘이 그렇구나.그녀는 나가면서 '집에 가서 후시딘 발라도 되나요?'한다. 그 질문에 잠시 멍해진다. 약초오일을 바르면 된다는 것을 알면서.....

자주 사용하지 않으면 세우는데도 시간이 걸린다. (전립선 예방)

모부장은 요즈음 고민이 많다고 한다. 이제 나이 40대 중반인데도 소변이 너무 가늘다고 한다. 그래서 소변 나오는 소리도 들을 수 없을 정도란다. 심지어는 자기도 모른 새 소변이 조금씩 나오기도 해서 기저귀도 차는 날이 오지 않을 까 걱정이란다.. '혹시 전립선에 문제 있는 건 아니지요?'한다. 그리고

가만 생각해 보니, 요즈음 성 관계한지도 언제인지 모르겠다 한다. '아하... 고민할게 아니네 해답은 바로 거기에 있는 것을'했더니, 순간 의아해 하는 표정을 하면서 고개를 갸우뚱한다. 전립선이 40대 들어 더 늘어나고 있다는 통계를 기억한다. 모부장은 미혼이다. 그리고 20대처럼 사랑에 많은 시간과 열정을 투자하지 않는다. 그러다보니 점점 이성과는 접촉할 일이 생기질 않는다. 벌써 몇 달인지 모르겠다고 전혀 기억에 없다고 한다. 기계도 사용하지 않으면 녹이 슬고 심지어 고장이 난다. 사람도 마찬가지이다. 기가 사라지면 힘이 빠지는 것이 당연하다. 남자도 자기도 모르는 사이 고개숙인 남자가 되어 버리는 것이다. 오랫동안 사용하지 않으면 세우는데도 꽤나 많은 시간을 필요로 한다. 동맥과 정맥이 흘러가는 곳에 피가 잘 모이지 않는다면 운동을 하여야 할 것이다. 자주 횟수를 늘려야 한다. 전립선은 나이가 더 많은 사람들에게는 자주 나타난다. 그것을 치유하는 방법은 여러 가지가 있겠지만, 자주하는 길이 최선의 방법이다. 자주 사용하고 관리하다보면 힘이 세어지는 것이다.

4부. 아유르베다 독소배출 113

변강쇠는 옹녀를 찾게 되고, 옹녀는 변강쇠를 찾게 되는 것이 전립선이라는 자체를 잊어버리는 최선의 방법이라 하지 않을 수 없다. '자주 자주 하시오!'라는 말이 목구멍에서 맴돈다.

치루 고름 아유르베다 약초오일로 인해 몸바깥으로 흘러나오다.

항문 바로 왼쪽밑에 치루가 있는 30대 젊은 남자가 있다. 피곤이 심할때마다 치루있는 곳이 묵직하면서 일상 생활에 지장을 준다고 하였다. 4일동안 참았다가 이젠 더 이상 통증때문에 견디기 어렵다고 한다. 평소에 치루 수술을 늘 미루고 있었다. 주위에서 치루수술을 하여 치루 농주머니를 다 끌어 낸다하여도 다시 재발할 가능성이 많다는 이야기들을 들어 쉽게 결정하기가 힘들다고 하였다. 엉덩이가 무거울때마다 여하튼 대증요법 찜질 등을 하여 쉽게 가라앉혀 본래의 생활로 돌아가곤 했다한다. 하지만 이번엔 심각하다. 수술을 꼭 해야겠다고 생각한다고 한다.

하지만 년말이라 회사일정에 본인이 하지 않으면 안되는 일들이 많아서 다음주도 수술을 할수 없다고 한다. 정말로 진퇴양난이라 하지 않을 수 없다. 그래서 아유르베다 치유를 받고 싶다고 하였다. 치루를 치유하기 위해 아유르베다의 munnivenna 약초오일과 Dhanwardrum 약초오일 두가지를 각각 50%비율로 하여 먼저 항문위에 5cm 정도의 목면을 올린다. 그런 후에 두가지 오일을 섞은 약초오일을 따뜻한(warm) 온도로 불에 데운다. 그런후에 천천히 항문위와 치루를 덮고 있는 목면 천에 천천히 뿌린다. 처음에 하는 량은 10mg정도이다. 그런 다음 두 번 세 번을 반복하며 30minetes(분) 정도 실시했다. 그런후에는 약초증기 스팀을 그 주위에 분사시켰다. 시간이 지날수록 가라앉지 않고 점점 치루의 크기가 커졌다. 다시 처음과 같이 반복했다. 그리고 다시 약초증기 스팀도 하고 그렇게 하였더니 시간이 지나면서 눈에 현저하게 보이는 작은 덩어리 치루는 선명한 빨간색을 더욱 뚜렷하게 드러내면서 커지기만 하였다. 반대로 통증은 배가 돼서 아픔을 참을 수 없는 지경에 도달하였다. 약초의 힘으로 작용하는 동안에는 차크라는 통하지 않는다. 일단 집으로 돌아갔다. 내심 기대했던 차크라에 실망한 젊은이는 새벽에 병원에 응급으로 가서 진통제를 맞아 아픔에서 조금이라도 벗어날려고 했다. 엉덩이주사로도 되질 않아 정맥에 사용하는 강한 진통제를 받고 왔다고 한다. 그 또한 잠시 몇시간만 용이했다. 다시 시작되는 통증에 세상살이 모든 것이 싫어지는 모양이다. 결국에는 마른 쑥 훈증도 실시해 보았지만, 통증을 다스기에는 역부족이었던 것 같다고 말하다. 그리고 잠 못드는 새벽녘에 감이 이상해서 항문쪽 치루를 거울로 보니 아주 작았던 게 엄지 손가락처럼 커져 있었다한다. 그리고 치루중앙이 조금 농한 게 비쳐 보였다한다. 그래서 소독된 바늘로 그곳을 약간 찔렀다고 한다. 그랬더니 푸식거리는 소리가 나면서 엄청난 고름이 터지기 시작했다고 한다. 그러는 순간 통증은 금방 사라졌다고 한다. 그러면서 신기하다고 하였다.

인도의 아유르베다 약초가 항문 치루가 있는 곳 뿐만 아니라 그 뿌리까지 있는 서혜부 단단한 근육처럼 변해버린 만져지는 농을 완화하여 항문 치루까지 올라오게 하는 아유르베다 약초의 신비한 힘 때문에 이젠 살았다고 한다. 치루와 치질의 통증은 통증중에 제일 심하다고 해서 수술을 꺼리는 경우가 많다고 한다. 수술을 통하지 않아도 전반에 퍼져 있는 고름이 항문주위에 있는 치루에 서혜부 주위에 있던 농까지 항문 치루까지 올라와 터지는 것에 매우놀라워한다.

아프다고 할때는 언제고 웃으면서 놀라워할 때는 언제이냥 묻고 싶을 정도로 젊은이는 활짝 웃는다. 그래서 옛말에 '사람이 간사하다'라는 말이 생긴 것 같다. 통증 때문에 한없이 끝이 안보일 정도에는 빨리 병원가서 수술해야지 하는 것이 이제는 그런 마음이 사라진 것이다. 여하튼 병원은 가야한다. 그리고 재발이 다시는 일어나지 않는지 치루에 대한 궁금증과 치유에 대한 확신은 본인만이 선택할 문제이다. 아유르베다 오일로 피부가 닳였다고 처음에는 주장했지만 본인이 직접 체험을 해보니 아유르베다로 인해 더 큰 덩어리가 된 치루가 농으로 변해가고 있다는 것이 터지고 나니 예상할수 없었던 두려운 통증이 바로 멈추졌다는 것을 본인이 직접 체험하고 나니 아유르베다에 대한 신뢰가 더 돈득해 질 수밖에 없다고 한다. 아유르베다 판차까르마 요법은 몸안에 있는 독소들을 피부를 통하여 몸바깥으로 빠져나가게 하는 아주 중요한 대체요법이라 하지 않을 수 없다.

5부. 통증 건강학(차크라)

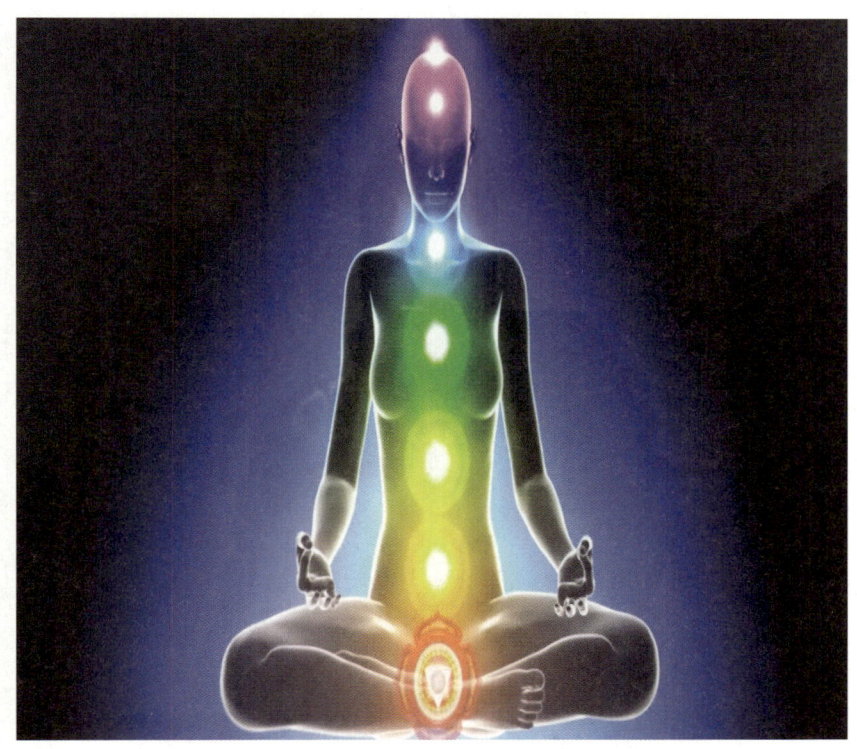

통증의 건강학

많은 사람들이 통증에 시달리고 있다. 그러나 참고 그냥 지낸다. 대부분 통증이 생기면 '요즘 무리했으니 아플 수 있지' '나이가 들면서 여기저기 아픈 걸 뭐 참고 지내야지'하면서 스스로 위안하고 만다. 통증은 글자 그대로 '아픈 증세'로 압작감이나 온도감각이 어느 한계를 넘어설 때 우리 몸이 보내는 이상 신호다. 질병이라는 얘기다. 과거에는 중년 이후에 주로 통증질환이 발병했지만, 요즈음에는 20-30대뿐만 아니라 10대 청소년 중에도 편두통, 디스크질환은 물론 다양한 통증질환을 앓고 있는 환자가 급증하고 있다.

"통증은 위험한 순간 울리는 사이렌처럼 우리 몸의 위험을 경고하는 것"이라며 "통증은 증상이 아니라 치료해야 하는 질병으로 조기에 적절한 치료를 받아야 통증이 만성화되는 것을 막을 수 있다"고 지적한다. "이상 신호체계를 무시하고 오랫동안 내버려두면 우리 몸의 통증 전달체계를 망가뜨리는 신경계질환으로 발전해 심각한 질병을 초래할 수 있다"고 문동언 통증의학과 원장은 경고한다.

통증은 불쾌한다. 누르는 듯, 걸리는 듯, 쑤시는 듯, 저리는 듯 느껴지는 통증은 바쁘게 살아가는 현대인에게 만성피로, 불면증, 무기력증 등을 불러 일으킨다. 늘 뻐근한 등어리, 오후만 더ㅣ면 뻣뻣하게 굳는 어깨와 묵덜미, 잊을 만하면 시작되는 두통이나 어깨결림등을 방치했다간 수술을 해야 하는 상황까지 악화될 수 있다. 대한 통증학회가 만성통증 환자를 대상으로 조사를 해봤더니 44%가 우울해했고, 37%가 불안에 휩싸였으며 35%가 자살 충동을 겪은 것으로 나타났다.

통증은 크게 급성통증과 만성통증으로 나뉜다. 급성통증은 예를 들어 손가락이 바늘에 찔렸을 때 통증 정보가 손가락에 뻗어있는 말초신경을 따라 척수로 전달되고, 척수에서 뇌의 감각 신경중추 전반으로 퍼져 통증을 느끼게 된다. 급성통증은 몸에 이상이 생긴 것을 곧바로 알려주는 일종의 경고로 통증원인을 찾아 치료할 수 있는 '착한 통증'이다. 만성통증은 원인이 사라졌는데도 통증이 지속되는 병이다. 예를 들어 상처가 모두 아물었지만 통증이 사라지지 않고 수개월 넘게 지속되는 경우 만성통증에 해당된다. 이는 통증을 조절하는 신경과 척수, 뇌로 이뤄진 통증 전달체계가 순차적으로 망가지는 신경계 질환때문에 발생한다. 다시 말해 만성통증은 말초신경-척수-대뇌로 이어지는 통증 전달체계에 이상이 생겨 신체 손상 정도나 자극과 관계없이 우리 몸에 과도한 통증이 발생하는 것이다.

"말초신경에 변화가 생겨 발생한 심한 통증을 방치하면 척수가 망가지고 그 다음 뇌까지 이상이 와서 점차 통증에서 벗어나기 힘들어진다"고 통증학회에서 말한다. 안타까운 것은 급성통증은 원인을 빨리 찾을 수 있어 치료가 쉽지만, 만성통증은 원인 진단이 쉽지 않아 치료가 어렵다. 만성 통증 환자는 때때로 여러 가지 검사를 행도 아플 만한 이유가 없어 꾀병 환자로 매도되기도 한다. 그래서 아프다는 말도 못하고 꾹 참는 사람들이 적지 않다. 현재 성인 중 1명꼴로 만성통증을 앓고 있는 것으로 추산된다고 한다. "만성통증은 근골격계 이상, 신경손상, 심리적 문제와 같은 여러 가지 복합적인 요인이 영향을 미치기 때문에 원인을 100% 찾아내기 힘든 경우가 많다. 어떤 특정 부위를 반복해 치료해도 통증이 조절되지 않으면 다른 원인이 있는지 찾아봐야 한다고 한다.
통증은 부위에 따라 머리와 얼굴, 척추, 어깨와 팔, 골반과 엉덩관절, 다리와 발 등 전신에 나타날 수 있다. 대표적인 통증은 편두통, 경추성두통, 목디스크, 허리디스크, 척추관협착증, 어깨충돌증후군, 오십견, 테니스엘보, 손목터널증후군, 천장관절 증후군, 음부신경통, 퇴행성관절염, 대상포진, 대상포진후 신경통, 섬유근육통, 복합부위통증증후군 등이다.

편두통은 병명 때문에 한쪽 머리만 아프면 편두통이라고 생각하지만 40%가 양쪽 머리에 통증이 생기고, 약 20%는 처음에 한 쪽 머리에만 두통이 생겼다가 나중에 양쪽 머리에 통증이 나타난다. 편두통 원인은 명확하지 않으며 환자의 70-80%가 가족력이 있다. 편두통은 약물 치료, 신경주사 치료, 보톡스 치료등과 함께 잘못된 식. 생활습관을 바로 잡고 스트레스만 줄여도 고통에서 벗어날 수 있다. 경추성 두통은 잘못된 자세로 오랫동안 컴퓨터 작업을 하면 경추의 C자형 곡선이 없어져 일자목이 되고 목뒤와 어깨 근육이 경직돼 근육 사이를 지나는 신경을 눌러 통증이 발생한다. 경추성두통은 머리가 아닌 목에 원인이 있기 때문에 머리가 아픈 쪽의 목을 누르면 두통이 생긴다. 섬유근육통은 몸에 별다른 이상이 없지만 반복적으로 신체 여러 부위의 근육과 뼈, 관절에 통증이 생긴다. 근골격계 통증만이 아니라 만성피로, 혈액순환이 잘 안되는 것처럼 손발이 차가워지기도 하고 설사나 변비에 시달리기도 한다. 섬유근육통이 원인이 무엇이고 어떻게 진행되는지 아직 명확하지 않다. 만성통증은 다양한 요인이 관여하기 때문에 단순히 약을 쓰고 신경차단을 하는 데 그쳐서는 안 되고 통합관리가 이뤄져야 한다. 아플수록 잘 웃고, 잘 먹고, 잘 자고, 잘 움직여야 만성 통증에서 벗어날 수 있다. 심한 통증이 가라 앉으면 반드시 운동 치료를 병행해야 한다. 운동은 엔돌핀과 같은 진통작용의 신경 전달 물질을 분비해 통증을 줄여준다. 또한 목, 허리 어깨와 팔, 엉덩관절과 다리 등 신체 부위별 스트레칭과 근육을 강화할 수 있는 운동을 해야 한다고 한다.

레이키의 치료 대상은 누구인가

- 먼저 자기 자신을 치료하라. 당신은 레이키이며, 당신의 에고가 당신 자신을 드러내도록 허락할 때 당신은 완전한 건강을 이룰 수 있다.
- 다음으로 가족을 치료하라. 가족들은 당신에게 많은 도움을 주었기 때문에, 레이키의 건강을 전달하는 것은 그에 대한 훌륭한 보답이다.
- 그 다음으로, 치료를 구하는 누구나 고려하라. 요청은 중요한 덕목이다. 왜냐하면 레이키는 의도에 기반한 시스템이기 때문이다. 진심 어린 고객이 치료를 요청한다는 것은 건강을 바라는 자신의 의도를 표현한다는 뜻이다.
- 만약 어떤 사람이 코마 상태이거나, 영아이거나 또는 가족의 요청으로 온 사람이거나, 또는 당신이 책임지는 사람이거나 모두다 레이키 치료를 받을 수 있다.
- 명심해야 할 점이 있다. "당신은 자신의 의지대로 이 치유를 받아들이든지 거절하든지에 있어 자유롭다. 당신은 그 의지와 고객을 자유롭게 놓아주어야 하며, 당신의 의지를 고객에게 강제해서는 안된다."
- 당신이 모르는 사고 피해자를 치료할 때 조심할 점이 있다. 당신의 치유 능력에 대해 어떤 말도 하지 않는 것이 법적으로 연류되지 않는 길이다.
- 그저 눈에 띄지 않는 방식으로 레이키 치료에 임하라. 공교롭게도 레이키 치료에 있어 이것은 아주 쉬운 일이다.
- 아이들이나 아기들 또는 뱃속의 태아들이 너무 어려서 치료받을 수 없다는 생각을 버리라.
- "레이키는 아기들에게 생기를 불어 넣는다." "아기들에게는 어떠한 장벽도 없다. 아기들은 신의 사랑에 열려 있

다. 그리고 그것이 바로 치유가 의미하는 바이다: 인간에 대한 신의 사랑."
- 병원에 입원한 환자나 주류의학적 치료를 받고 있는 사람도 레이키를 받을 수 있다.
- 만약 그 환자가 약을 먹고 있다면 정기적으로 주치의의 진료를 받으라고 권고하라. 왜냐하면 레이키는 신체의 재균형을 야기하여 처방약의 용량을 감소시켜야 할 경우도 있기 때문이다.
- 질병을 진단하려거나 약을 처방하려고 하지 말라. 당신이 의료인이 아닌 한 직접적인 지시보다는 제안 정도로 하는 것이 좋다. 무언가 감지한 것이 있다면 그것을 단순히 진술하기만 하라. 그것이 환자에게 어떤 이득을 줄지 가늠할 책임을 환자에게 주라.
- 또 명심해야 할 점은, 당신이 누군가를 치유해야 한다는 의무감 또는 강제성을 느끼거나, 치료를 요청 받은 시간이나 장소를 맞춰 줄 수 없다고 죄책감을 느낄 필요가 전혀 없다.
- 애완 동물이나 다른 동물들과 식물도 레이키 치료가 가능함을 잊지 말라. 이들은 보편적 생명 에너지를 가지고 있고, 레이키는 역시 이들을 위해 작용할 수 있다.
- "레이키 치료를 함에 있어 큰 보너스가 있다. 당신이 누구를 치료하든 간에 당신도 또한 동시에 치유를 받는다는 것이다."
- 레이키 치료를 하고 나서 지친다거나 에너지가 고갈되는 것은 절대 아니다. 왜냐하면 우리는 모든 창조물에 스며들어 있는 보편적 생명에너지를 사용하는 것이기 때문이다.

그러므로 당신은 다양한 조건에서 좀더 유연한 방식으로 레이키를 적용할 수 있다. "누가 치료할 것인가만큼 무엇을 치료할 것인가가 중요한 고려 사항이 될 것이다.

차크라와 사람의 조화

심장의 박동수는 1분에 72회, 사람 몸의 체온은 36도인데 박동수는 이것의 두배, 폐호흡은 1분에 18회인데, 1분에 18번씩 들어오는 바다의 파도와 같다. 우주의 파장(대기의 찬공기와 더운 공기의 교류)이 1분에 18회로써 이 파장에 의해서 파도도 18회가 발생하는 것이다. 인간의 호흡도 우주의 법칙을 따르고 있다. 심장 박동수를 72를 2배하면 혈압의 수치가 되고 혈압수치를 다시 2배하면 288이 되는데, 이는 임신기간에 해당한다. 참으로 오묘하지 아니한가

1년은 365일이고 우리 몸의 온도는 36.5도가 정상이다. 우리 인간은 단순히 육체로만 이루어지는 것이 아니라 여러 개의 에너지가 겹쳐서 이루어져 있다. 피아노 건반에 옥타브가 7개있는 것과 같이 우리 몸은 육체외에도 눈에 보이지 않는 6개의 에너지 체가 겹쳐져 있는 관점에 따라 이 에너지 채들 부르는 이름이 서로 다르지만, 일반적으로 에테르체, 아스트랄체(상위와 하위) 멘탈체(상위와 하위) 특히 아스트랄체(감정체)라는 이름 그대로 별들의 에너지와 동조한다.

그래서 우리들의 감정은 별들의 영향을 받는다. 점성학에서는 사람들에게는 7개의 별이 있다고 한다. 그것은 인도의 차크라에 해당한다. 제 1차크라(물랄다라) 제 2 차크라(스와디스타나) 제 3 차크라(마니푸라) 제 4 차크라(아나하타) 제 5 차크라(비슈타) 제 6 차크라(아즈나) 제 7 차크라(사하스타라) 고로 7개의 차크라는 태양계와 행성들과 많은 연관이 있다. 지구는 1번 달은 2번, 3번 차크라는 수성과 금성, 4번 차크라는 태양, 5번 차크라는 화성과 목성 6번 차크라는 토성과 천왕성 7번째 차크라는 해왕성인 별로 인간의 감정과 연결되어 있다.

코성형 붓기 차크라로 치유

평소 잘아는 지인이 코성형수술을 하고 바로 찾아왔다.

5부. 통증 건강학(차크라) 125

코가 있는 곳에 붕대에 감겨 있었다. 누가 봐도 코 수술을 한 것이라 짐작할수 있었다. 아직은 음식도 먹을 수가 없다고 했다. 저녁에 죽처럼 미음을 먹을 것이라 했다. 그러면서 그는 차크라 치유를 받으러 왔다고 한다. 평상시에 차크라의 위력을 알기에 그는 붓기가 극도로 임할쯔음에는 통증 또한 올라와서 그것이 두렵다고 했다.

물론 병원에서는 약을 충분히 타가지고 왔다고 한다. 하지만 약이 하지 못하는 통증을 완전히 잡고 싶은 마음에 병원에서 수술 끝나고 바로 찾아왔다는 것이다. 코를 건드리지 않고 코에서 2-3cm떨어져서 차크라를 줬다. 한 30분 정도 쫘 주었다. 그리고는 그는 집에 돌아갔다. 그리고 저녁먹고 다시 오라고 하였다. 저녁 8시경에 다시 찾아왔다. 그리고 다시 50분정도를 쫘주었다. 그리고는 그는 집으로 돌아갔다. 그리고 그 다음날 그는 아침 9시쯔음 다시 찾아왔다. 그의 코주위 눈과 양빰등이 아주 조금 부은 것같은 느낌이 있었다. 그러나 거의 일반사람들은 느끼지 못할 정도 였다. 그리고 그는 말했다. 어제 수술하고 와서 처음에는 몰랐으나 시간이 지나가면서 코주위가 얼얼하면서 약간의 통증이 올라오기 사작했다고 했다. 그런데 두 번째 저녁 시간에 차크라하고 오늘 다시 아침에 찾아올때까지 통증이 일어나지 않고 잘잤다고 한다. 물론 병원에서 주는 약은 꼬박꼬박 잘 챙겨먹었다고 한다. 그는 다시 아침에 차크라 30분을 받고 갔다. 그리고 그날 저녁에도 차크라 30분을 받았다. 그러기를 3일 정도만 했다. 5일째 되는 날은 병원에 가야 하는 말이라고 했다.

그는 다시 찾아왔다. 차크라를 다시 받고 싶다고 하면서 그가 병원에 가니 간호사가 붓기를 찾아볼수 없다고 하면서 그렇지 않은 얼굴을 보고, 깜짝 놀라며 정말 잘 되었다고 하면서 수술후 모델 사진을 제의 받았다고 한다. 그러면서 수술후 예기된 통증 뿐만 아니라 붓기까지 없으니, 차크라의 위력이 정말 대단하다면서 그 이후에 코에 실밥을 풀때까지 하루에 한번씩은 꼭꼭 받으러 왔다.

이 또한 사람들이 믿을까 한다. 하지만 한번 받아본 사람은 너무 감사하다고 한다. 수술후 일어나는 그 부위의 통증들은 차크라로 해결할 수가 있다. 차크라의 에너지는 눈에 보이질 않는다. 눈에 보이지 않는 기에너지 치유 물론 아무나 할 수가 없다. 하지만, 이 기술을 전수 받으면 누구나 할수 있다. 차크라의 에너지는 떨림, 바이브레이션 능력을 가진 소유자가 훈련하면 더 빨리 기술을 전수 받을 수 있다. 또한 차크라의 에너지를 조절할 줄 아는 사람은 자신의 병까지도 다스릴수 있다.

일반 사람들은 이러한 차크라의 효과를 보고는 그냥 마냥 신기하다고만 연신 말한다. 그렇다. 신체에서 눈에 보이지 않는 조직은 신경이다 신경에서 통증을 일으키는 것이다. 통증을 없애기 위해서 신경차단술을 사용하지만, 신경을 끊으면 그것과 연관된 근육들은 잘 사용하지 못하는게 단점이다. 그러나 치크라는 그러한 단점이 전혀 없다. 눈에 보이지 안흔 거미줄 같은 인터넷망같은 미세한 신경들의 손상을 치유한다. 아유르베다는 일반적인 공공장소에서는 아유르베다 요법을 보여주는 것이 쉽지 않다. 침대와다른 액서사리, 그리고 약초

5부. 통증 건강학(차크라) 127

등이 필수다. 하지만 차크라는 비행기안에서도, 어디서도 치유할수 있는 공간제한이 필요치 않는 치유방법이다. 그리고 차크라는 신경뿐만이 아니라, 보이지 않는 질병, 즉 정신적인 질병까지 관할한다. 차크라 CHAKRA는 바퀴라는 뜻이다. 수레바퀴가 언덕에서 아래로 굴러갈 때처럼 그 파괴력이 대단하다. 여하튼 한국에서 유일하게 차크라 보유자이기도 하다. 나의 희망인 것이 많은 사람들에게 강의하여 더 질 좋은 정보인 아유르베다와 차크라로 인하여 건강을 되찾아 행복한 삶을 찾아가는데에 그 역량을 다하는 것이 나의 몫이라 생각한다.

안구건조증에 나타나는 눈꼽과 눈 뻑뻑함 .... (시로다라로 증상 없어지다)

지방에서 올라오는 40대 후반의 남성은 아유르베다 판차까르마중 시로다라(SHirodhara)를 받고 난 뒤에 한 장의 편지가 날아들었다. 본인에게는 아침에 일어나면 항상 오른 쪽 눈에 눈꼽이 끼었는데 없어졌다고 한다. 그리고 왼쪽 다리에 잘때마다 쥐나듯이 통증이 있었는데, 그 또한 없어졌다고 말한다. 일주일에 한번만 시행하는 아유르베다를 받으러 다시 일주일후에 서울 청담동 아유르베다 센터에서 만났다.

일주일 내내 지금까지도 시로다라를 받고 눈꼽이 다시 나타나지 않았다고 한다. 그리고 다리에 통증 역시 일어나지 않았다고 한다. 시로다라(Shirodhara)한번에 이러한 효과를 본다는 것이 신기하기만 하다고 한다. 시로다라(Shirodhara)는 뇌의 혈액순환을 좋게 할뿐더러 전신의 혈액을 맑게 하여준다. 양쪽 눈을 솜등으로 덮고 그 위에 끈을 두르고 머리 한바퀴를 돌려서 눈위에 덮힌 솜이 움직이지 않게 도와준다. 그런 다음에 머리위에 1-2 인치 떨어져 있는 그릇(Bowl)에서 이다에 허브약초를 떨어뜨리는 방법을 '시로다라(Shirodhara)라 한다. 시로다라는 질병을 앓는 사람들 뿐만 아니라 공부하는 사람, 직장인, 스트레스에 노출된 모든 사람에게 좋다. 그리고 병을 예방하는 차원에서 인도의 아유르베다 시로다라는 금상첨화의 자연치유요법이다.

스트레스 - 차크라로 증상완화

병원에 가면 의사들이 이런저런 검사를 한 후에도 특별한 원인을 찾지 못하면 "스트레스 때문인 것 같다"고 할 때가 종종 있다. 머리가 아플 때도, 속이 안 좋을 때도 다 스트레스가 문제라고 하니 돌팔이 의사가 아닌가 싶다. 하지만 괜히 하는 소리가 아니다. 실제로 몸이 스트레스에 민감하게 반응하기 때문이다. 사람들은 본능적으로 정신적 안정감을 유지하고 싶어한다. 그런데 스트레스를 받으면 정신적 안정 상태가 깨지기 쉽다. 정신적 안정 상태가 깨지면 불안이 몰려온다. 이런 불안을 통제하려고 어떤 방식으로든 대응하게 되는데 그것을 '심리적 방어기제'라고 한다.

그중 하나가 스트레스를 받으면 몸이 먼저 아픈 것이다. 마음의 고통이 몸의 증상으로 바뀌어 나타나는 것인데 이를 '신체화'라 한다. 한 중년 여성은 머리가 깨질 듯이 아픈 통증 때문에 수년간 고생하고 있었다. 여기저기 큰 병원에 다녀봐도 원인을 찾을 수 없어 상담을 받았다.

이 과정에서 남편에게 화를 많이 날 때마다 두통이 온다는 것을 깨달았다. 그녀는 어릴때부터 감정을 드러내지 않는 것을 미덕이라 배우며 자랐다. 감정을 억누르는 게 습관이 되다 보니 화가 났는데도 스스로 느끼지 못할 때가 많았다. 감정을 억누르는 게 습관이 되다보니 화가 났는데도 스스로 느끼지 못할때가 많았다. 하지만 몸은 이를 알고 있었던 것이다. '사촌이 땅을 사면 배가 아프다'는 속담이 있다. 스트레스가 몸의 증상으로 나타나는 전형적인 예다. 스트레스가 너무 심하면 '퇴행'을 하기도 한다. 심한 좌절을 겪을 때 잠시 정신적 유아기로 후퇴하는 것이다. 50대 법대 교수가 말기 위암 판정을 받고 병원에 입원했다. 그는 법학을 전공한 사람답게 논리적이고 이성적이었지만 입원 직후부터 의사에게 어린애처럼 떼를 쓰고 응석을 부렸다. 말기 암이란 절대 공포 앞에 일시적으로 퇴행 증상을 보인 것이다.

때론 스트레스에 대한 반응이 타인을 교묘하게 괴롭히는 방식으로 나타나기도 한다. 젊어서 과부가 혼자 외아들을 홀로 키운 60대여성은 1년 전 아들이 결혼한 후 아들을며느리에게 빼앗긴 것 같아 우울했다. 그러다 최근 건강검진에서 자궁암 초기 진단을 받았다. 수술을 받아야 하는데도 차일피일 미뤘다. 아들 부부에겐 "나 같은 늙은이가 비싼 수술을 받아 뭐하냐"고 말하곤 했다. 그러면서도 수시로 몸이 아프다며 아들을 집으로 불러들였다. 무의식적으로 아들의 결혼 생활에 깊숙이 개입해 아들 부부의 행복을 방해하고 있었던 것이다.

이런 형태를 '수동-공격적 행동'이라고 하는데, 스동적 피학적인 태도로 타인을 괴롭히는 것이다. 다른 사람에 대한 공격성을 간접적으로 표현하는 방식이다. 앞서 언급한 신체화나 퇴행, 수동-공격적 행동은 미성숙한 방어기제에 속한다. 하지만 이와는 달리 성숙하게 대응하는 경우도 많다. 타인을 건설적으로 돕는 행동에서 만족감을 느끼는 이타주의가 대표적이다. 마더 테레사의 희생이나 목숨을 걸고 서아프리카의 에볼라 감염 환자 치료를 지원하는 것이 그런 예이다.

유머도 스트레스로부터 자신을 지키는 성숙한 대응 방법이다. 불쾌한 감정을 웃음을 유발하는 상황으로 대체해 긴장을 줄이는 것이다. 유머 감각이 좋은 사람이 인기가 좋은 것은 유머를 통해 긴장감과 불쾌감을 재치있게 줄여 주기 때문이다. 심리적 방어기제는 스트레스와 불안으로부터 우리를 보호하는 데 꼭 필요한 기능이다. 하지만 미숙하게 대응하면 주위 사람을 힘들게 만든다. 혹 스트레스를 받으면 자신도 모르게 미숙한 방어기제를 남용하고 있진 않은가? 그렇다면 지금부터라도 미숙한 대응을 줄여보려는 적극적인 노력이 필요하겠다. 스트레스 극복을 하루아침에 날려버리는 것은 힘든 일이다. 많은 시간이 필요하다. 그러한 스트레스 조절도 차크라만이 할수 있는 것이다. 스트레스는 눈에 보이지 않는 뇌속의 복잡한 신경들이 스트레스 받아 질병에 노출되기에, 스트레스는 위험한 것이다. 눈에 보이지 않는 스트레스는 차크라가 잡아준다. 차크라 치유 생소하다. 차크라는 총알처럼 나선형처럼 파괴력이 높다. 차크라는 강력한 에너지이다. 그러므로 인체의 보이지 않는 곳까지 침투하여 증상을 완화시켜준다. 이러한 조건들이 충족된다면 신도 치유를 외면하고 지나가지는 않을 것이라 생각한다. 그리고 모든 것들을 자연의 섭리에 따른다면 치유는 쉽게 이루어질 것이다.

눈의 노랗게 되는 것은 대장과 관계

대장은 폐와 매우 밀접한 관계에 있다. 피부색이 희어지는데 호흡기계의 기능이 좋지 않을때도 이 영양실조의 상태가 생긴다. 이와 같은 경우에는 소화를 관장하는 대장의 기능을 조절하면 자연적으로 체력이 회복되고 폐의 기능도 본래의 상태로 돌아온다. 현대의학에서는 대장이라 하면 소장에 이어져 항문에서 끝나는 길이 1. 5m의 소화기관이며 맹장 . 결장. 연장 등 세부분으로 이루어진다고 설명하고 있다. 대체의학에서는 이것을 배꼽 위 약 3 센티 떨어진 수분이라는 마르마 (경혈)에서 소장으로 이어져서 물과 찌꺼기로 분류되는데 이 찌꺼기를 몸밖으로 전도 하는 기관이 대장이라는 것이다. 이 대장과 마르마에 이상이 생기면 다음과 같은 증상이 나타난다. 먼저 눈이 노래진다. 이빨이 아프다. 때때로 코피가 터진다. 입안이 마른다. 목 안이 붓고 아프다. 목이 아프다. 어깨에서 팔 특히 집게 손가락까지 아파서 사용하지 못하는 수가 있는 경우등의 징후가 나타난다.

이럴때에는 배꼽아래에 있는 마르마와 제 4번 요추의 양쪽 즉 혁대가 걸리는 양쪽 허리뼈밑에 있는 마르마에 힘줄이 불거져 딱딱한 느낌이 들고 손가락으로 가볍게 누르기만 하여도 다른 부위에서는 느끼지 못하는 따끔따끔하면서도 독특하게 느낄 것이다. 이와 같은 증상이 끈덕지게 계속되면 이는 대장의 적신호이므로 곧 대장의 마르마에 따라 그 부위에 아유르베다 판차까르마를 하면 그러한 증상이 치유된다. 인도에서도 불과 연결한 금속성의 기다란 길이의 침을 이용하여 병의 징후를 치유하기 위한 마르마포인트에 그것을 전달하여 치유한다. 그것을 아그니 카르마(Agnikarma)라 일 컫는다.

하지만 침은 중국의 의술이 인도에 들어와 시술하기 때문에 아유르베다에서는 근래에 아그니카르마를 하지 않고 있다.
    참고) 마르마-급소점

'눈다래기' 차크라 5분만에 고름 터지다.

요가를 하는 수행자가 아유르베다와 차크라를 1년 과정을 거쳐 배우기 위해 거의 매주에 한번씩 울산에서 서울 청담동 아유르베다 센터에 온다. 이번에는 이틀 연속으로 올라와 수업에 대한 열의를 보고 감탄할 정도다. 수업 시작전 왼쪽 눈이 조금 부풀어져 있었다. 피곤해서인지 며칠전부터 생겼는데 시간나면 병원에 가 봐야겠다면서아마 눈다래기인 것 같다고 말한다. 왼쪽 눈 중앙에 빨갛게 부풀어져 있었다. 5분정도 차크라를 쏘고 난 뒤에 수업을 시작하였다. 한 20분정도 지났을 때 였을까. 안경너머로 보이는 눈 상태가 조금 변한 것처럼 보였다. 부풀어진게 잠깐 가라앉아 보였다. 하지만 수업중이라 그냥 진행했는데, '교수님, 눈에서 고름이 나온 것 같아요'한다. 안경을 벗고 보니 정말로 노란 고름이 피부 바깥으로 나와 있었다. 면봉을 아유르베다로 소독하고 눈 다래기 가까이 대어 고름을 빼려고 했으나 고름은 액체상태로 되어 있지 않고 돌처럼 굳어있어서 움직이지 않았다.

그래서 그냥 오늘 하루가 지난 다음 저절로 고름이 나올때까지 기다려보라고 했다. 그런데 울산 학생은 차크라 5분에 눈다래기가 터져 고름이 나온거 너무 신기하다고 했다. '그런데 어떻게 고름이 나왔는지 알았느냐?'고 물었더니 '며칠전부터 눈이 가려우면서 통증이 계속 있었는데 갑자기 그 통증이 사라지면서 눈이 편안해져서 고름이 나왔다는 걸 알았다.'고

한다. 차크라의 임상은 너무나 많다. 통증 크리닉이라 말할 정도로 증상이 확실히 있을 때 가장 빨리 치유해주는 것이 차크라 치유이다. 차크라는 다양한 형태의 프라나(prana:생명에너지)를 받아들이고, 변환시키고, 분배하는 역할을 한다. 차크라는 나디(nadi:미묘한 동맥들의 조직망)를 통해서 인간의 미묘한 에너지 몸과 우리를 둘러싼 환경, 우주 그리고 모든 현상계로부터 생명의 에너지를 빨아들여, 이 생명의 에너지를 우리의 물리적인 몸 또는 미묘한 몸의 여러 부분에서 필요로 하는 진동수로 변환시킨다.

차크라(기 에너지)로 통증을 없애다

보이지 않는 힘을 말한다. 사람들에게 설명하기 힘들다. 예를 들어 이해를 시키자면, 통증을 생각해보자. 눈에 보이지 않는 느낌이지만, 몸이 통증으로 인해 고통스럽다. 이러한 것들도 보이지 않는 치유의 힘으로 통증이 사라지게 할수 있다.

이러한 근거를 어디서 찾을 수 있단 말인가. 입증할 수 있단 말인가 하는 문제를 두고 서로 의견을 나누고자 한다. 눈에 보이지 않는 힘 중에는 바람도 있다. 보이지는 않지만, 바람의 풍속이 커지면, 재앙으로도 다가 올수 있다. 그 중 폭풍이 그러하다. 폭풍으로 인한 재해는 사람들이 너무도 많이 보아와서 잘 안다. 강한 위력을 가진 폭풍우는 건물을 무너뜨리기도 하고, 사람을 다치게도 한다. 보이지 않는 에너지를 미리 예견하여 잘 다스린다면 많은 좋은 혜택을 볼 수 있다. 그 중에 삶을 살아가는 동안에 건강하지 않으면 아무 소용이 없다는 것을 잘 안다. 하지만 인생이란 꼭 그것에 매여서 아무것도 하지 못한다면 그 또한 귀중한 삶을 제대로 살아가지 못한다. 명예도 있고 물질도 있고, 권력도 있고, 건강도 가지면 세상에 무엇하나 부러울 수 없는 훌륭한 삶을 살아간다고 볼수 있겠다. 그러나, 사람들은 일생을 살아가는 동안에 질병에서 벗어날 수가 없다. 요즈음 평균수명이 늘어나고 있지만, 마지막 10년동안은 병에서 자유롭지 못하다는 통계가 나오고 있다. 벌어논 종자돈을 모두 써버리고 간다는 것이다. 병을 가지고 있지만 잘 다스리면서 함께 가는 삶을 산다면 그 사람은 참다운 삶을 제대로 살고 가는 것이다. 무엇이 문제이냐. 그것은 병으로 인한 통증관리이다. 통증은 작은 것에서부터 큰 것으로, 느낌의 강도가 서로 다르다. 하지만, 통증이 심하면 그것으로 부터서 구속받는 삶을 살 수밖에 없다. 통증이 있으면 일단은 그 원인이 무엇인지 병원에 가서 확실한 원인을 알아야 할 것이다. 그러나, 애석하게도 요즈음은 원인을 밝히지 못하는 질병이 엄청나다. 흔한 감기도 바이러스로 인한 것이라는 것 밖에는 더 이상 원인을 알지 못한다. 현대의학이 발전하면 할수록 알지도 못하는 병이 참으로 많이 늘어났다.

그 중에 대상포진이라는 병이 있는 데 이 또한 그 원인을 알지 못한다고 한다. 굳이 원인을 말하자면 스트레스로 인한 면역체계가 떨어져 생긴것이라고 한다. 그런데 가히 이 질병을 앓으면 힘들다고 하는 것이 통증 때문에 사람들이 미친다고 한다. 그만큼 견디기 힘들다는 표현에서 나온 말일 것이다.

대상포진의 전이의 속도는 엄청나다. 몸의 여러군데로 옮겨 다닌다. 종기처럼 올라와 수포처럼 부풀어 오르기도 한다. 어느 사람은 너무나 견디기 힘들어 한센피부병원에 찾아가기도 했다고 한다.. 약이 어느약 보다도 독하기로 소문난 약을 쓰는 데도 대상포진의 병원체는 더욱 화가 나서 종기가 커진다.이러할 때, 병원에서 확실한 진단을 먼저 받고 그 다음 자연치유인 차크라부터 먼저 투입시켜야 할 것이다. 차크라의 에너지는 사람의 손에서 나온다. 막강한 에너지가 다양하게 뿜어져 나온다. 대상포진의 균을 어지럽게 만들어 움직이지 못하게 한다. 사람들은 이러한 사실을 믿을까? 그렇치 못하다. 차크라를 받는 사람은 통증에서 완전 해방된다. 한국에서 이러한 사람이 있다는 것은 정말로 귀중한 인적 자산이다. 사람을 귀하게 여기는 문화가 있는 사회라면, 그것을 요긴하게 어떻게 사람들에게 쓰여질 것인가를 연구해야 마땅할 것이다. 순간의 재능이 아니다. 마술이 아니다. 이러한 치유력의 차크라를 가지기엔 많은 세월동안 엄청난 노력과 훈련이 필요하다. 그리고 타고난 자연적인 재능도 분명 있어야 할 것이다. 보이지 않는 힘을 소유한다는 건 정말로 하늘로 부터의 귀한 능력을 받았다는 것이기도 하다.

사람들은 고정된 사고를 가지고 있다. 죽음앞에 놓여있으면, 살기 위해서 무엇이든지 한다. 그것이 삶에 대한 자세이기도 하다. 하지만 사람들은 죽음이 오고 있는데도 자신과 흥정을 한다. 어리석은 사람들이 한두사람이 아니다. 이 것은 한사람의 사고만의 문제가 아니다. 사회적인 문제이기도 하다. 하나가 이유로 떠오르면, 모든 사람들은 다른 것은 신경도 안쓰고 그곳을 집중적으로 파헤친다. 다른 것이 실은 더 중요함을 가지고 있는데도 말이다. 개인도 마찬가지이다. 본인의 생각만으로 모든 것을 잣대하는 사고를 버려야 한다. 올바른 정보를 알면 공유할 줄도 알아야한다. 하지만 지금까지 내가 본 사람들 중에는 모두 거의가 자신이 가지고 있는 가치에서 한 발자국도 더 이상 앞으로 움직이지 않을려고 한다. 다시 한번 말하자면, 새로운 영역에서 일인자라면, 그것을 알려 남들에게 그 이익을 나눠야 한다. 하지만 사회의 구성원인 사람들은 알려고 애써지 않는다. 다급할 때 다가올 수도 있지만, 그 귀중한 차크라를 아무렇게나 쉽게 사용할 수 있는 것만은 아니다. 차크라의 일인자라고 나는 감히 말할 수 있다. 마지막 가는 말기 백혈병 환자의 일그러진 고통도 차크라로 환한 얼굴로 돌려놓아 황천길 가는 마지막 길을 아름답게 갈 수 있도록 해 주었다. 하지만 사람들에게 고마움의 마음을 받질 못하였다. 임파선종양이 온 몸에 퍼져 가려움증에 어떡할 수 없는 환자에게도 도움을 주었다. 또 간암 말기환자의 고통을 덜어주기도 했다. 하지만 사람들은 그 귀중한 차크라의 가치를 제대로 받아들이는 사람은 보기 힘들었다.

어느 한의사가 죽어던서 차크라를 함부로 사용하지 말라는 유언을 남기기도 하였지만, 어디 사람이 고통스러워 하는데 그것을 사용하지 않을 수 있겠는가. 하지만 이제는 조금 깨닫는다. 정말로 살릴 사람에게만 사용하라는 것이다. 지금까지 그 말을 깨닫지 못했지만, 사람들이 낫고난 다음에 보여주는 태도에 의해서 그동안 무척 마음이 상처를 입었는데도 그것을 알지 못했는데, 이제야 예전의 한의사말이 생각난다. 정이 많은 게 탈이라 너무 필요외의 애정을 쏟지 말라고 가족들은 말한다. 벼가 익으면 숙인다고 차크라를 함부로 사용하지 말고, 정말로 필요한 귀중한 인연에게 사용할 것을 마음 속으로 다짐해본다.

병이 생겨도 통증이 없다면, 빨리 병을 이겨낼수가 있고, 병 또한 물리칠수 있어 건강한 삶을 살수 있다. 그리고 다시한 번 더 깨닫게 된다. 사람들은 자신을 더 이상 위대하게 내세 울려고 절대 나서질 않는다. 스스로 자신만이 모든 것을 해결할 수 있다. 남에게 의지 하지 말아야 한다. 어려워도 스스로 터득해야 한다. 그리고 의지해보고 싶은 사람이 움직여주지 않는다고 해서 연락을 주지 않고 답답해도 인연이 없다고 생각하고 그 사람을 기대하지 말아야 한다. 세상은 혼자 나갈 때 그 에 대한 결과는 반드시 오리라 생각한다. 이러한 굳은 마음이 없다면 지금까지 아유르베다에 대한 전진을 하지 못했을 것이다. 눈에 보이지 않는 통증은 차크라로 없앨 수 있다. 하지만 사람들이 알아 주질 않는다. 그러나 책을 통하여 알일 수 있다고 생각한다. 글이라는 게 내공이 있어야지만, 그 깊은 아픈 아림을 독자들이 아는 날이 오리라 생각한다. 한방에 터지는 사람이 어디 쉽게 있다고 보질 않는다. 담굼질을 자꾸 반복하다보면, 기회가 분명 오리라 생각한다. 이제는 많은 정보를 남겨야만 한다가 아니라 차크라를 치유하는 제자들을 많이 양성하고 아름다운 길을 가야 할 텐데 그것이 걱정이다. 하지만, 내 시대에 이루어지지 않는다하더라고 이것이 불쏘시게가 되어 인도의 아유르베다와 차크라가 우리나라 대체의학에 자리잡아 많은 통합 의학도들이 많이 생겨나길 바란다.

갑작스런 목 어깨 근육통증-차크라로 치유

오늘 오전 10시에 지방에서 올라온 교육생 상담이 있었다. 상담시간이 상당히 오래 진행이 되었다. 거의 두시간 반이 흘러서 끝났다. 휴대폰을 보니 김사장에게 전화가 걸려오고 문자도 왔었다. 지금 목과 팔에 담에 걸려 지금 사무실에 있으면 뵙자고 하는 문자였다.

그로부터 30분후 그가 찾아왔다. 거의 통증 때문에 움직일때마다 조심스러이 신음 소리를 내었다. 이런 모습은 거의 드물었다. 사연을 듣고 보니 이틀 전 그러니까 오늘이 월요일이니 토요일 저녁에 잠을 자는데 베개가 떨어지는 소리가 나는 것처럼 하더니 갑자기 목과 오른 쪽 팔을 움직일 수가 없었다고 한다. 이틀동안 견디다가 참을수 없을 지경에야 아유르베다 센터에 찾아오게 된 것이다. 원인을 알수 없는 갑작스런 통증에 급히 없어지게 하는 것은 '차크라'치유가 제 격이다. 차크라는 심한 통증일수록 그 효과가 배로 나타난다. 침대에 엎드린 자세로 아픈 부위에 손을 대라고 했다. 그리고 팔에도. 오른손과 왼손을 같이 통증 있는 부위에 댈수 있었다. 가끔은 두손을 다 얹힐수 없는 부위에는 한손씩 시행한다.

차크라 치유를 받는 동안 지난 이틀동안 있었던 일에 대해서 이야기했다. 이제는 차크라 받는 동안에도 다른 말들을 할수 있게 됐다. 그 이전에는 차크라 하는 동안에는 마음과 정신을 집중하는라 말 한마디도 하지 않았었다. 그러나 이제는 조금 더 높은 차크라를 가지게 되어 어떠한 상황에서도 치유의 효과가 전혀 떨어지지 않았다. 차크라를 30분 동안 하고 나서, 팔운동과 목운동을 5분 정도 시행하였다. 올 때 보다는 참을 만 했는지 시키는 대로 잘 따라했다. 그리고 끝난후 집으로 돌아갔다. 오후 6시 쯔음 통증이 어떻게 변했는지 전화 서로 하자고 했다. 다른 미팅을 하고 6시 ㅉ음에 전화걸려고 보니 이미 6시 몇분전에 전화와 문자가 와 있었다.

"정말 기적같네요. 통증이 70%정도 없어졌어요. 익히 알고 있었지만 교수님 능력이 정말 대단합니다."라고 핸드폰 문자가 들어와 있었다. 전화를 걸어보니, 시간이 지나면서 점점 통증이 사라진다고 하면서 연신 감사하다고 한다. 누군가에게 이 말을 전하면 아마 쉽게 믿으려하지 않을 것이다. 그러나 차크라는 놀라운 능력을 보여준다. 사람들은 한번 감동을 받으면 영원일 것 같다. 하지만 다음에 다른 질병이 생기면 또 다른 두려움을 느낀다. 사람이기에 이해해야 한다. 차크라는 고치기 어려운 질병일수록 가장 빨리 효과를 볼수 있는 기치유이다.

자주 체하여 생긴 위 통증
: 차크라로 다스리다.

심신안정을 위한 방법에는 기도, 명상, 운동등이 있다. 그리고 목욕도 심신과 쌓인 스트레스를 푸는데 그 역할을 할 수 있다. 많은 대중들이 실은 늘 평상시에 이용하는 방법이다.

오늘 필자도 어김없이 피로가 산적하여 청담동 가까이에 있는 프리마 사우나를 방문하였다. 오후 7시가 거의 다 되어

갔었다. 조용한 분위기가 늘 마음에 들었다. 그런데 오늘따라 왠지 벤치에 누워 간혹 두 손으로 배를 누르는 어느 젊은 여인의 모습에 자꾸 눈이 갔다. 얼굴 표정이 편하게 보이지도 않았다. 마음은 쓰였지만 그냥 침묵을 지키며 생각하고만 있었다. 그러면서 억지로 외면한채 입욕을 즐겼다. 그러나 눈이 다시 가는 것은 어쩔 수 없었다.. 그러기를 몇 번 눈여겨 보다가 어그러진 표정에 자연스럽게 그녀에게 다가가게 되었다. 남의 아픔을 치유하는 사람인지라 굳이 외면할 수가 없었다. 이것이 직업병인 것임을 깨달았다.

배가 아프냐고 물었더니, 그렇다고 했다. '차크라'라는 기치유인데 10분만 하면 통증이 사라진다고 하였더니, 흔쾌히 수락한다. 편히 누울수 있는 곳을 찾았다. 마침 한곳이 눈에 들어왔다. 조금 적당히 더운 건조 사우나 실에 같이 들어갔다. 그녀는 사람들이 있지 않은 마땅한 자리에 바로 누이게 하였다.. 그리고 아픈 부위에 필자의 손을 갖다대라고 하였다. 오른손을 아픈 부위에 얹히자마자 딱딱한 것이 느껴졌다. 그리고는 일이분이 지나면서 서서히 녹아내리기 시작했다. 그녀는 차크라를 받는 동안 저 번 주일이도 체 했었노라고 말했다. 정말로 10분만 손만 그 통증이 있는 부위에 대어주었다. 처음에 느껴지던 손바닥보다 조금 작은 단단한 덩어리가 물렁해짐을 느꼈다. 그리고 그 밑 배꼽있는 곳이 단단해져 있음도 느꼈다. 그러나 필자는 그곳은 하지 않았다. 시간이 지남에 따라 위가 풀어지면 장도 같이 풀어지기 때문이다. 그리고 손을 뗐다. 그녀는 좀 전 보다 조금 편해진 느낌이 든다고 하였다. 그러면서 필자는 '김 태은 교수'아니면 '김 태은 아유르베다'를 네이버창에 띄우면 필자의 블로거로 들어가 오늘 한 '차크라'가 무엇인지 차크라에 대한 글을 찾아보면 이해될거라 했다. 그리고 괜히 이상한 사람이라 생각하여 불안한 마음이 들면 아니한 만도 못하니, 긍정의 마음을 심어주기 위해서 블로그 이름을 알려주는 것이 조금이라도 더 차크라가 몸안에서 사라지지 않기 위함이었다. 또한 긍정의 믿음은 스스로 치유할수 있는 면역의 힘도 상승하기 때문이다. 모든 것은 우주의 에너지이다. 그러한 것의 힘을 부정적인 마음으로 접근한다면 깊이 에너지가 돌아가지 않을 것이기 때문이다. 여하튼 오늘 '차크라'가 아픈 사람의 고통이 조금이라도 덜어주었으면 싶었다.

불임남성 차크라로 치유 가능하다.

불임남성을 대상으로 연구한 결과 30%는 고환에 외상을 입은 적이 있었다고 한다. 주로 고등학교 시절에 부상을 당했는데 축구, 레슬링 등 상대방과 접촉하는 스포츠를 하면서 발생한 것이라 한다. 그리고 10년-20년후 그들은 자손을 만들 수 없게 되었던 것이다. 이 연구에서는 고환을 차인 것이 전체 남성의 17%를 차지했다. '일반적으로 고환이 상처를 입게 되면 전체 호르몬은 고환에서 에스트로겐을 증가시키는 물질일 생산하게 된다. 에스트로겐이 고환에서 생성되면 정자의 생성을 억제한다'고 Nolten박사는 보고했다.

고환 통증의 가장 일반적인 원인은 상해에 의한 것보다는 부고환이라고 불리는 부위의 세균 감염에 의한 것이 많다. 통증이나 부고환이 부풀어오르는 것과 더불어 덩어리 같은 물질을 느끼게 된다면 전문가의 진료를 받아야 겠다. 의사는 완치될 때까지 경구용 항생제를 처방해줄 것이다. 부풀어오른다면 고환암을 으심할수 있다. 서양의학의 치료 기술의 발달로 고환암은 높은 치료율을 보이고 있으며, 초기에 발견하면 97%가 치유된다. 샤워할 때 천천히 각각의 고환을 엄지 손가락과 다른 손가락으로 돌려서 만져 보기를, 주위 조직에 싸여 있지 않은 딱딱하고 불규칙적인 콩알만한 크기의 물체가 느껴진다면 의사와 상담해야 할 것이다. 그러나 일반적으로 양성인 고환 덩어리에 대해서는 안심해도 된다. 고환을 싸고 있는 음낭은 액체로 가득 찰 수 있는데, 이것은 음낭수종이라 불린다. 음낭수종 역시 치료해야 할 질병이다. 이러한 것들의 자연치유는 아유르베다 차크라 기에너지가 큰 효과가 있다.

치질

치질은 크게 나누어 치핵, 열항, 치루의 세가지가 있다. 이 가운데에 항문 주위가 구멍이 뚫려 농이 나오는 치루에 대해서는 세균성의 원인이 대부분으로 전문의에 보이는 수 밖에 없다. 물론 나머지 두 개도 극히 중증일 때에는 외과적인 조치를 취해야지만 그 상태에 이르지 않았을 때, 그리고 그러한 상황에 이르지 못하게 하기 위하여 하는 치료로서 인도의 마르마 포인트를 방법이 효력을 발생한다.

마르마포인트에는 지압을 원칙으로 한다. , 허리에서 엉덩이에 이르는 마르마 포인트에 지압을 행한다. 그리고 마르마치료도 좋지만 마사지에 중점을 두기 바란다. 대체로 치질 하면 항문을 둘러싼 항문 울혈에서 오는 것이기 때문에 목욕탕에 들어 갔을 때 허리에서 엉덩이에 있는 마르마포인트들 중심으로 마사지를 하여 피의 순환을 순조로이 할 일이다. 또 허리나 수족을 차게 다루지 말아야 한다. 그러기 위해서는 하반신 또는 허리나 엉덩이만 탕속에 담그는 방법도 좋다. 그리고 치질과 변비와는 불가분의 관계에 있으므로 변비에 잘 듣는 마르마 포인트를 병용할 것을 잊지 말아야 한다.

6부. 아유르베다 임상

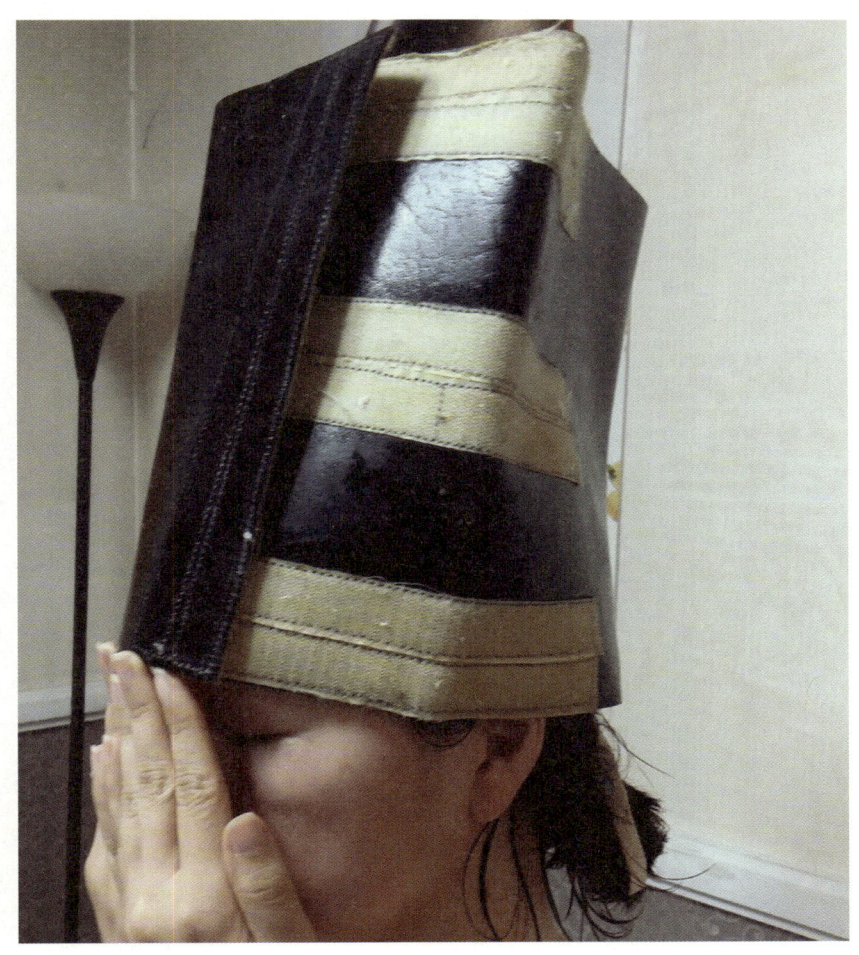

6부. 아유르베다 임상 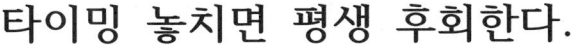 147

타이밍 놓치면 평생 후회한다.

모든 일의 순서에, 나타나지 않는 개념이 있다. 그것은 눈에 보이지 않는 시간이다. 그것도 어느 시기에 적절하게 기회의 찬스를 포착하느냐에 달려있다. 일도, 승진도, 결혼도, 사업도, 그리고 질병에서도 마찬가지이다.

병이 나타나기전, 미리 예방을 하는 것이 무엇보다 중요하다는 것을 병이 나고난 뒤에야 사람들은 후회와 자신에 대한 끊임없는 질책을 한다. 병이 나아지고 나서는 그때의 중요함을 잃어버리기 십상이다. 지금 우리나라는 메르스 때문에 전쟁이라 하지 않을 수 없다. 갑자기 일어난 전염병의 일종이다. 예전에 사우디아라비아에서 낙타가 옮긴 바이러스 질환 메르스 때문에, 사우디아라비아가 메르스 감염에 노출되어, 국제적으로 크 이슈를 일으킨적이 있었다.

하지만, 우리나라와는 별개 상관없는 것으로 알고, 그에 대한 연구조차 하지 않았다. '설마'하는 일들이 이제는 우리나라에서 일어나고 있다. 2003년 사스, 2009년 신종 플루등의 대규모 감염병을 겪고도 아직 우리나라는 감염병에 대비하는 사회시스템이 갖춰지지 않았다. 사람들은 보통 이렇게 말한다. '병원에 가면, 모두 환자가 되는 것 같다.' 말이 씨가 된다고 지금 이러한 사태로 흘러가고 있어 너무나 안타깝다. 이제는 글로벌한 시대다. 세계의 각국 사람들이 곧 내방에 들어온다할 정도로 우리나라는 이제 한국사람들만의 것들이 아니다. 경제, 관광, 교육등, 여러 가지 분야에 속속 외국인들의 영역이 넓혀지고 있는 세상이다. 예전보다, 훨씬 더 미리 염려되는 것들에 대한 연구를 아낌없이 투자하여야 할 세상이다. 메르스는 잠복기가 길어 입국 후 발병해 지역 병원에 오기까지 시나리오를 생각해 보지 못한 것의 결과라 할수 있다. "2013년에 사우디에서 메르스 첫 사망 환자가 나왔을 때 우리나라에 유입할 가능성을 점치고 대비할 기회를 만들었어야 하는데, 그 타이밍을 놓친 것이다.

공항에서 중동을 오가는 사람들에게 메르스에 대한 알림도 없다시피했다. '설마 우리나라에 들어올까'라는 안이한 생각이 우리나라에서 일으나는 메르스사태를 만들어냈다. 우리나라에서 사전에 사회시스템이 튼튼히 구축되어 있었다면 충분히 대응할수 있다. 큰 재앙이 올때마다, 후회한다. 이제라도 원인을 잘 파악하여, 다시 재정비한다면, 모든 것들이 다시 제자리로 돌아갈 것이다. 어떤 일이 일어나면, 그것이 무엇이든 간에 분명 해답은 있다. 메르스감염 원인도 기후, 환경에 의하여 찾을 수 있다. 바이러스가 살아갈수 있는 최적의 한국 기후와 감염이 쉬이 이루어지는 곳 그곳은 발병지인 병원 가까이 접하는 한국 문화, 쉽게 방문객이 찾아와 수시로 면회가 약간은 자유로이 이루어지는 문화등도, 바이러스 차단하고는 거리가 멀다. 모든 것에는 타이밍이 있다. 지나간 것은 다시 돌이킬수 없다. '지금이라도 늦지 않다.'는 말처럼, 천천히 되짚어가면서 원인을 차단하는 것이 가장 빠르다. 그렇게 임할수록, 해답의 실마리 타이밍을 맞이하는 것이다.

6부. 아유르베다 임상

탈모 이제 더 이상 고민이 아니다.

탈모로 인해 심리적으로 큰 스트레스를 받는 사람이라면 한 번 쯔음 모발 이식을 생각해 본다. 그러나 탈모가 심각한 스트레스를 불러오는 요인이기는 하지만 건강에 치명적인 영향을 미치는 것은 아니기에 대부분의 사람들은 그냥 지나쳐버리는 현실이다. 탈모를 치유해 주는 방법은 무엇일까? 머리숱이 점점 줄어든 사람이라면 누구나 고민에 빠지는 것을 주위에서 볼수 있다. 탈모가 있는 사람들은 쉽게 병원에서 탈모 치료 즉 3000모에 몇 백만원을 주고라도 머리를 심는다. 왜냐면 세상에서 자신감만큼 중요한 것이 없다. 탈모 탈출을 위해서 남들앞에 떳떳이 설수 없어진 잃어버린 자신감을 찾아 주기 때문이다.

3000모를 심으면 탈모를 다 가릴수 있다고 생각하지만, 사실은 그렇지 않다. 머리의 가이드라인만 있을 정도이다. 그렇다, 머리의 가이드라인이 있고 없고 하는 것은 하늘과 땅 차이다. 가이드라인이 있으면 얼마든지 탈모 다른 부위가 잘 사람들에게 보여지지 않는다. 그것이 큰 장점이다. 너무 수술만 의지하지 말아야 한다. 자연치유로 더 이상 머리가 빠지지 않는 것이 무엇보다 중요하다. 그래서 예방하는 것이 지름길인 것이다. 탈모가 이루어지면, 그 원인을 잘 알아 자연치유할수 있는 방법이 있다는 것도 알아줬으면 한다.인도의 시로다라요법은 사람마다 다른 두피의 문제점을 모두 해결할수 있다. 두피속의 혈액의 흐름이 탈모를 가진 사람이라면 누구나 좋지 않다는 것을 알수 있다. 대부분의 탈모를 가진 사람들은 두피에 비듬이 많다는 것이다. 샴푸가 요즈음 너무나 잘 나와 탈모에 많이 도움이 되어 머리가 그전 보다 잘 빠지지 않는 다고 한다. 그러나 그것에 전부 의지하면 안된다. 두피속에 있는 많은 독소들을 두피바깥으로 먼저 빼주는 것이 무엇보다 중요하다. 독소가 가득 들어 있는데, 그것을 무시하고는 원천적인 탈모 치유를 할수 없는 것이다. 탈모는 그 사람의 건강과 직결될 뿐만 아니라 유전적인 것 까지도 포함되어 있는 까닭이라는 상식쯔음은 이제 몰라서는 안된다. 근본적인 원인을 알고 대처한다면 지금의 관리보다는 훨씬 더 나은 결과를 얻게 될 것이다.

탈모의 예방법은 우선 몸이 건강해야 한다. 골고루 편식하지 말고 음식을 잘 먹어야 한다. 모발을 이루는 필수 단백질을 많이 섭취해야 한다. 그리고 혈액순환이 잘 되어야 한다. 강물이 거꾸로 흐르는 법이 없다. 하지만 우리 몸의 혈액은 거꾸로도 올라간다. 심장보다 높은 부분 얼굴과 팔, 목, 그리고 머리까지 혈액이 흘러들어간다.

자연 면역력이 떨어진 사람들은 혈액을 위로 올리는 에너지가 약해서 두피의 혈액순환이 약해질 수밖에 없는 것이다. 그것이 오래 쌓이면 탈모가 되는 것이다. 무엇이든지 나쁜 습관들이 모여서 나쁜 결과를 가져오는 것이다. 탈모이식수술을 하면 반드시 부작용이 따라온다. 이식모가 나기까지 약 3-5개월 정도 기간이 걸린다. 그러므로 지속적인 관리를 해줘야 건강한 모발유지에 도움이 될 것이다. 모든 것이 일상적 관리를 해줘야만 한다. 비싼 돈까지 들여가며 해봐야 영원할수 없는 것이다. 그것이 인생이기도 하지만 말이다. '꿩도 잡고 알도 먹고'하는 말이 있듯이, 부작용이 전혀 없는 뇌의 혈액순환이 잘 될뿐만 아니라, 머릿속에 잔뜩 들어 있는 독소까지 제거해주는 시로다라 요법을 두고 하는 말이다. 건강에 필요한 여러 가지 다양한 정보를 항상 찾는 습관을 갖는다면, 인도의 아유르베다에 대한 자연치유를 알게 될 것이다. 인도의 아유르베다 시로다라요법은 탈모도 예방할 뿐더러, 뇌의 혈액순환이 원활하게 움직이는데 도움을 준다. 탈모의 가장 근본적인 원인은 혈액순환에 있다. 위에서 머리를 만드는데 필요한 단백질이 뇌에 공급되어야 하는데, 영양분을 운반하는데에는 강한 에너지가 필요하다. 바로 혈액순환이다.

거꾸로 흘러가는 것은 우리 인체에서만 일어난다. 아래에서 위로 올라가는데에는 강한 힘이 필요하다. 나이가 들면서 대부분 혈액순환에 장애가 생긴다. 그러한 것을 인도의 아유르베다 판차까르마 요법중 시로다라가 그 역할을 한다. 부작용이 전혀없는 시로다라는 탈모치유에 상당한 효과를 준다. 이러한 정보는 탈모를 가진 사람들에게는 좋은 소식이 아닐 수 없다. 현대인으로서 사회생활을 하는데에 이미지는 중요하다. 탈모는 외모에 큰 손상을 준다. 현대인의 적 탈모예방은 시로다라에서 그 해답을 찾을 수 있다.

어깨가 뻐근함의 전조증상
그냥 지나치면 큰 병을 불러 일으킨다.

사람들은 흔히 어깨가 아프다. 허리가 아프다. 다리에 쥐가 난다등의 아픔을 이야기하는 경우들을 주위에서 많이 보고 듣곤 한다. 그중에 어깨의 뻐근함에 대해서 말하고자 한다. 사람마다 가지고 있는 직업에 따라 근육을 어떻게 많이 쓰는

냐에 따라 근육에 울혈이 생겨서 어깨가 뼈근할수도 있겠고, 때로는 신경쇠약이나 감기에 걸렸을 때에도 이러한 증상들이 일어날 수 있다. 대부분의 사람들은 나이가 어느 정도냐에 따라 그것의 정도를 갸름하기도 한다. 그냥 일상에 따라 일어나는 증상이라고 생각해서 그냥 내버려 두었다가 나중에 큰 병이 나타났을 때 그것 때문에 어깨 뼈근함이 시작되었음을 알게 될 때 후회스런 불미의 상황이 발생할수 있다. 그리고 감기에 걸렸거나 눈이 피로 하거나 해서 이내 어깨가 뼈근하게 아플때에는 폐병이나 늑막염, 부인병 등이 있는 사람들이 많다.

그렇기 때문에 단순히 어깨가 뼈근하다고 생각에만 머물러서는 곤란할 것이다. 사람의 몸은 언제나 치유할 수 있도록 전조증상들을 미리 알려준다. 그러나 그러한 타이밍을 놓치고 나중에 시간과 돈이 들어가도 고치질 못하는 경우들이 있다. 예방의학이라는 것이 딴 것이 아니다. 작은 전조현상들이 나타나면, 습관, 식생활, 사고들을 점검하여야 할 필요성이 있다. 그리고 어깨 뼈근한 증상들을 자연치유요법등을 통해서 없애주어야 한다. 건강을 잃어 버린 다음에야 건강보다 중요한 것이 없다는 것을 알게 된다.

'만성질환' 성인 절반 넘는다.
(인도 아유르베다로 도움주다)

요즈음 인공지능 시대라 한다. 앞으로는 사람의 손이 아닌 기계의 힘으로 살아가는 날이 멀지 않아 온다. 현재도 조금씩 그렇게 살아가고 있다. 점점 잃어버리는 일자리가 늘어난다. 안그래도 사람들은 움직이지 않아서 여러 가지로 신체적으로 부작용이 생기고 있다. 그럴진데 신경을 많이 쓰는 일이 많아 스트레스가 더 늘어나 감당 할 수 없는 질병이 많이 나타날 까 두렵다. 현대과학이 발달하면 하면할수록 병은 많이 늘어난다. 이젠 듣지도 못한 신종 질병이 나타나면 그 약을 만드는 데는 임상과 더불어 더 많은 세월들이 필요로 한다. 그러기에 사람은 앞으로 닥칠 재앙과도 같은 알 수 없는 질환에 눈 뜨고도 고치지 못할 일이 벌어질 것이라 생각한다. 여기에 대비해 요즈음 유전자 가위 기술이 등장해 발전해 가고 있다고 한다. 2013년 개발된 3세대 유전자 가위인 '크리스퍼(CRISPR)'는 간단하게 식물이나 동물의 유전자를 교정할 수 있다. 우리 몸은 30억쌍의 DNA염기서열로 이루어져 있다. DNA거 RNA로 바뀌고, 이것이 생명 현상에 필요한 단백질을 만들어 낸다. 크리스퍼 유전자 가위는 잘라내고 싶은 DNA와 결합하는 RNA를 만든 뒤 이를 세포에 넣어 주기만 하면 원하는 DNA를 잘라낼 수 있어 누구나 간편하게 유전자 교정을 할수 있다고 한다.

혈우병, 겸상적혈구증 등 유존적 질환은 1만개가 넘는다. 유전자에 이상이 있기 때문에 대를 이어 전달되고 완치도 불가능하다. 과학기술계에서는 유전질환을 원천적으로 차단할 수 있는 가능성을 유전자 가위에서 찾고 있다. 유전자 가위는 질병 뿐만 아니라 식물 유전자를 교정해 병충해에 강한 상추, 영양가가 많은 과일 등을 만드는 데도 활용될 수 있다. 김진수 기초과학연구원(IBS) 유전체교정 연구단장은 우리나라가 하버드대보다 기본 아이디어를 등록했다고 한다. 하지만 미국은 이를 실제 세포에 적용한 데이터를 포함하고 있다고 한다. 이젠 어느 나라가 먼저 '유전자 가위'특허를 먼저 하느냐 전쟁에 돌입했다. 미래에 돌입한 질병에 대한 예방차원과 치료가 이젠 유전자 가위에 따라 모든 것이 결정나는 시대가 곧 온다.

하지만, 우리는 언제나 신기술앞에 또 다른 이면의 두려움이 있다. 그것은 부작용이다. 자연적으로 일어나는 모든 원리에 위배되는 것에는 항상 위험이 도사리고 있다. 사람들은 조그만 질병을 키워 만성질환으로 끌고 간다. 아무렴 고치고 싶지 않아서가 아니다. 첫 번째 이유로는 참을만 하니까. 두 번째로 시간이 없어서, 세 번째는 경제적 이유를 들다보니 이래저래 시간만 속절없이 가버려 그런 증상을 갖은지도 벌써 몇 년이 지난지도 모를 정도라 한다. 삶이 아무리 녹녹치 않더라도 병을 키우는 것은 좋은 방법이 아닐 것이다. 하기야 '산다는 것이 전쟁이여' 때로는 '목구멍이 포도청이라서' '어떻게 하다보니 여기까지 왔구먼'하는 것이 우리가 현재에 녹녹치 않은 삶속에 살다보니 그렇게 병을 키운 것인게다.

삶을 행복하게 사는 데 돈은 필수조건이는 것이 맞다. 그러나 사회가 그렇치 못하다. 그러기에 비례하여 사람이 살아가는데 경쟁또한 치열하지않을 수 없는 구조를 가지고 있다. 스트레스가 없는 사람들이 없을 정도니까 말이다. 그러기에 조사에 의하면 우리나라 사람 두명 중 한 명은 심근경색이나 뇌졸중 위험이 큰 만성질환이라 한다.

만 30세이상 성인중 58%는 심. 뇌혈관질환의 선행질환인 비만, 고혈압, 당뇨병, 고콜레스테롤혈증 중 한 가지 이상 질환을 앓고 있는 것으로 나타났다. 성인의 23. 6%는 당뇨병, 비만 등 2개 이상의 만성질환에 시달리고 있다, 7. 9%는 3개 이상의 복합적인 만성질환을 갖고 있다고 한다. 여성(46. 7%)보다는 남성(61. 5)%이 이같은 만성질환을 많이 앓고 있는 것으로 나타났다. 만성질환이 심각해지면 심근 경색 뇌졸중 등 심. 뇌혈관질환으로 이어질 가능성이 높다. 심. 뇌혈관질환은 연간 5만명이 넘는 사망자를 낼 정도로 사회. 경제적 부담이 크다.

만 19세이상 성인 4명중 1명은 과도한 스트레스에 시달리고 있다고 한다. 스트레스 인지율(일상생활 중 스트레스를 대단히 많이, 또는 많이 느끼는 사람)이 전년의 24. 4%보다 2. 1%가 높아진 26. 5%였다. 건강하려면 예방하는 것이 제일 좋은 방법이다. 밥 잘 먹고 규칙적인 운동하며, 잘 자고 잘 쉬는 것이 좋다. 가급적 스트레스에 놓이지 말고 서로 사랑하면서 사는 것이 무엇보다 제일 좋다. 만성병이 되기전에 시초에 그러한 전조현상을 없애버려야 한다. 미래지향적인 '유전적 가위'교정에 의존하는 방법도 좋겠지만 부작용이 전혀 없는 자연치유 인도의 아유르베다에 의존하는 방법이 제일 좋다. 아유르베다는 몸에 병이 나기전에 예방하는 것을 원칙으로 한다. 그리고 병에 노출되었을 때는 몸안에 있는 그 원인 즉 독소를 몸바깥으로 뽑아내어 없애주기 때문이다. 우리 몸 전반에 있는 피부의 모공을 통하여 몸안의 독소가 빠져나오는 아유르베다는 부작용이 전혀 없는 것이 장점 중의 장점이다. 우주적인 것 자연적인 것에서 몸을 건강하게 하는 법과 치유하는 방법의 원리가 있다. 만성적이더라 하더라도 가급적 몸에 칼만 들이대지 않았더라면 더 빠른시일내에 치유할 수 있을 것이다. 아유르베다 한번 경험해보는 것이 아무리 많이 드는 것 보다 나을 것이다. '백문이 불여일견이라' 하듯....... 만성질환 두려울게 없다.

AI 인플루엔자가 치료되는 '나스얌 (Nassyam)'

요즈음 AI 인플루엔자 때문에 큰 고민에 빠져있다. 예전에 신종 플루바이러스가 유행할때도 지금과 마찬가지로 사회가 혼란스러웠다. 인도 아유르베다 판차까르마중에 코와 이비인후에 효과가 있는 나스얌 요법을 소개한다. 나스얌 요법은 머리, 눈, 코, 입, 목, 기관지, 에 대한 질병이 있을때에 하는 치료법이다. 나스얌의 목적은 손상을 일으키는 것을 근절하는 데에 있다. 환자는 목욕을 먼저 한 후에 우선 나무 침대에 바로 눕는다. 그런 다음 나스얌을 위한 약초오일을 머리와 목부위를 먼저 따뜻한 약초오일로 맛사지부터 먼저한다. 그리고 목면을 따뜻한 약초가 들어간 물로 젓신 후에 코위에 얹힌다. 그런후에 다시 약초가 들어간 물을 끊인 후에 그 증기로 몸에 분사한다. 또한 허브약초가 들어간 키지 즉 약초주머니를 만들어 끊는 물에 데워서 직접 몸에 대고 그 약초 온기를 피부에 닿게 하여 피부의 모공을 열리게 도와준다.

그런후에 환자는 머리를 약간 뒤로 제친다. 그리고는 한쪽 콧구멍에 나스얌 오일을 두서너 방울을 떨어뜨린다. 그런후 콧구멍을 막은후에 다시 다른 쪽의 콧구멍에 두서 방울의 나

6부. 아유르베다 임상 157

스얌 약초오일을 떨어뜨린후 들숨 날숨을 교차로 깊게 들이키게 한다. 나스얌 오일이 목구멍까지 흘러나오게 한다음, 다시 같은 방법으로 그렇게 각각 두세번씩을 같은 방법으로 한다. 그런후에는 코와 양볼, 이마 등을 골고루 맛사지한다. 다시 증기요법을 한다. (얼굴위로 넓은 천을 가리고 증기가 바깥으로 나가지 못하게 하여 콧구멍으로 흡입을 유도한다.)

인플루엔자의 증상중 하나는 콧속을 붓게 하고 목, 두통등의 통증을 유발하게 한다. 그것을 나스얌 약초오일은 통증 제거와 산소의 흐름을 용이하도록 도와주며 혈액흐름을 차단하게 하는 독소들을 쉽게 묽은 점액질로 변하게 하여 눈, 뇌, 그리고 인후까지도 맑게 해주어 정신 또한 맑고 상쾌한 느낌이 들도록 하는 인도의 전통 대체요법이다. 환자가 이것을 받는 동안 양팔과 손바닥, 발바닥, 다리 그리고 이마, 어깨, 목등이 잘 이완될수 있도록 같이 맛사지 하여준다. 혈액순환이 잘 이루어져 속에 있던 독소들이 배농되어 쉽게 몸바깥으로 배출하게 된다. 기침을 유도하여 가래등을 배출하게 도와준다. 그러면 질병의 증상이 상당히 완화된다. 모든 것이 끝난 후에 10분 정도 휴식시간을 가진다. 그런후에 따뜻한 물에 목을 씻어준다.

나스얌 요법이 효과적으로 수행되면 카파와 관련된 독소들이 양쪽 콧구멍으로 쏟아져 나온다. 입으로도 나온다. 뱉어내게 한 다음 따뜻한 물로 가글시킨다. 이어 약초를 넣은 스팀을 다시 이용하여 머리와 얼굴을 큰 타월로 감싼 뒤 뜨거운 약초증기를 반복하여 얼굴과 코 방향으로 분사하면 코에 남아 있던 분비물들이 다시 한번 더 용해 되어 코 바깥으로 나오게 된다. 뇌에 산소와 영양 공급이 되는 것은 물론이고 머릿속이 맑아짐과 동시에 감각기관이 정화됨을 동시에 느낄 수 있다. 또한 후각기관이 개선되어 호흡이 막힘이 없어지게 됨으로 잠 또한 깊게 수면을 취하게 된다. 아유르베다의 약초오일 치료제에는 자연에서 나는 나무와 잎과 줄기, 뿌리의 역할이 있다. 뿌리는 약 캡슐을 만들고 줄기와 잎은 끓여서 약초오일을 만든다. 열매는 건강식품을 만든다.

나스얌 허브오일에는 다양한 허브 함유량중에 시다 섬유 이 팝나무(sida retusa)와 소의 우유(cow's milk)와 참깨 (sesami)가 많다. 그러므로 모든 게 자연 식물로 구성되어 있어서 아유르베다의 장점이기도 한 부작용이 없는 것이라 하겠다. 나스얌은 술을 금방 마신 사람, 식사후 바로 실시 할 수 없다. 또한 독감을 심하게 앓는 사람도 나스얌 요법을 시행할 수 없다. 그리고 아유르베다 판차까르마 요법을 받은 사람이 연이어 받는 것은 적절하지가 않다. 맛사지 받은 즉시도 할 수 없다. 그리고 7세이하의 환자도 받을 수 없다.

나스얌 치료는 축농증, 목감기, 뇌졸중, 두통, 탈모, 의식이 정상이 아닐 때, 카타르성 후두염이나 기관지염, 그리고 한쪽 입이 비틀어진 경우에도 치료한다. 나스얌은 아유르베다 판차까르마중 하나의 요법이라 할 수 있다. 모든 환자의 체질에 따라 증상을 분류하는 인도의 전통의학 아유르베다는 인플루엔자 치료에도 나스얌 요법 대체요법이 있다. 모든 것은 자연으로부터 왔다가 자연으로 돌아간다. 질병의 퇴치 근본도 소우주라 하는 자연에서 구한다. 앞으로 통합의학속에서 아유르베다의 역할을 기대해 본다.

고혈압(hypertension)치유 돕다-
아유르베다 판차까르마 시로다라와
시로바스티

인도의 아유르베다 판차까르마에서 시로다라 요법과 시로바스티요법은 고혈압증세를 갖고 있는 사람들에게 필수적인 자연요법이다. 시로다라는 눈썹과 눈썹사이에 약초오일을 30분 정도에 걸쳐 떨어뜨려 뇌의 혈액순환을 돕는다. 시로바스티 요법은 머리둘레에 띠를 두른후에 다시 밀가루로 둑을 만든다. 그런 다음에 머리에 가죽모자를 씌운다. 다시 그 속에 약초오일을 머리 전체에 부어 뇌의 혈액순환을 돕는다. 이러한 방법은 인도의 자연치유 아유르베다 판차까르마 요법이다. 때로는 머리 마르마 포인트 즉 한의학에서는 그것을 경혈이라 부른다. 머리 정수리 백회부분은 백가지의 기가 소통하는 자리이다. 사람체질에 따라 간혹 그곳에 염증이 올라온 후에는 혈액순환이 더욱 빠르게 이루어진다. 약초는 열에 의해 사용하므로 감염이 되는 것이 아니라 염증(노폐물)을 뽑아내는 역할을 한다. 고혈압의 자각증상인 어깨 뻐근함이 점점 사라지면 또한 고혈압증 문제 될거 없다. 고혈압이라는 증세는 자기 스스로 자각증상을 느끼기 힘들다. 다만 두통이라든지 현기증, 귀울림, 어깨의 뻐근함, 동계, 불면, 변비, 피로, 수족의 냉증등 전신적인 증상을 통해서 알 수 있을 뿐이다.

나이는 55세의 남성이 이 시로바스티 요법을 받고 머리 정수리에 염증이 생겼다고 한다. 염증도 독소의 일부분이다. 하지만 처음 받아보는 아유르베다 판차까르마에 대해 잘 알지 못하니까 놀라서 병원부터 찾아갔다고 한다. 머리에 염증을 보고 항생제 처방을 받았다고 한다. 그리고 그 다음 부터는 아유르베다에 대해 의심이 생겼다고 한다. '어떻게 머리 부위에 염증이 생길수 있을까? 단지 약초 오일만 사용했을 뿐인데?' 혹시 잘못되는 거는 아닌지 고민했다고 한다.

처음에 할 때 시로바스티를 하고 난 후에 사람마다 조금씩 다르게 나타나는 양상에 대하여 먼저 설명을 하지 않아서 더 궁금적이 자아벅게 된 것이다. 어느 다른 사람은 단지 가렵기만 한다든니, 뽀룩지가 올라온다든지, 아니면 약간 뜨거운 약초 오일로 염증이 되어 올라오는 경우도 있다고 말하지 않은게 화근이었다. '진작에 설명 해 주든지 했다면, 결코 병원에 가지 않았을 것이다.'라고 한다. 그만큼 시로다라나 시로바스티 요법의 효능은 뛰어나다. 고혈압이 있게 되면 늘 머리가 무겁다든지 보통 표현하는 '띵'하게 무겁게 혼란스럽게 느껴지는 것은 흔한 증상중 하나이다. 그러한 증상은 이러한 과정을 통해서 차유 되는 것이다. 또한 이를 원인면에서 보면 신장병이나 동맥경화증에서 오는 고혈압증과 본태성 고혈압증으로 구분된다. 본태성 고혈압증이란 여러 가지 욕구불만에서 노하기 쉽다든지, 초조하든지, 항시 긴장상태가 불안정한 사람에게 일어나기 쉬운 증세다. 40-50세 정도되면 생리적으로 혈압이 동요되기 쉬운 시기이므로 이러한 증상이 일어나는 것도 무리가 아니다. 하지만 고혈압이 내려가는 방법이 딱히 없는게 유감이다. 그래서 고혈압의 치유에는 고혈압으로 나타나는 증상들을 하나하나 제거해 나가는 치유방법이 유일하다. 고혈압에는 반드시 두통과 어깨가 뻐근한 증상에 심장의 동계 등이 따르니까 한의학적으로도 우선 머리에

6부. 아유르베다 임상

있는 백회나 어깨의 천정, 팔굽의 곡지, 목의 흉쇄 유돌근의 경로에 있는 혈들을 다스리면 도움이 된다. 같은 곳의 급소점을 인도에서는 마르마 포인트라고 한다.

마르마는 오래전 전쟁터에서 상대의 급소를 먼저 정확히 찾아내었던 것이 바로 급소점이며 이것이 마르마 시초가 된 것이다. 그러므로 다행이 인도의 아유르베다 판차까르마요법은 고혈압증을 가진 사람들에게는 천군마마와 같은 역할을 한다. 현저히 가지고 있는 고혈압의 전조증상들을 차례로 약해지게 하여 약에 굳이 의존하지 않아도 혈압을 정상적으로 돌아가게 하여 생리적인 리듬을 찾게 도와준다. 사람의 몸은 육장(간, 심, 비, 폐, 신, 심포) 과 육부 (담, 소장, 위, 대장, 방광, 삼초)로 되어 있다. 이러한 것들이 상부상조하여 활동하는 것이다.

이 장부의 하나에 고장이 생기면 몸 전체의 건강 상태가 나빠지고, 소자연인 사람의 행동력도 의욕도 없어지게 된다. 자연계가 언제나 봄날씨만 있는 것이 아니고 비나 폭풍우가 휘몰아 치는 날이 있듯이 사람의 몸에도 역시 건강한 상태와 건강이 나쁜 상태가 있다.

그와 같은 것을 사람의 몸의 증상으로서 어디까지나 자연 현상의 하나로 파악하는 것이 인도 전통의학 아유르베다 기본적 사고이다. 이것은 서양의학에서는 찾아볼 수 없는 특징이기도 하다. 대체의학인 인도 전통 아유르베다 장점이 현대의학과 한의학에 도입하여 보완, 상생, 협력할 수 있다면 통합의학에 많은 기여를 할 수 있을 것이다.

U. A. E 사람 아유르베다 센터 오다

며칠전 청담동 아유르베다 센터 문을 두드린 사람이 있었다. 두 모녀였다. 그들은 그 다음날 예약하고 돌아간뒤 오늘 그 시간에 나타났다. 그날은 문밖에서 다짜고짜로 얼마하느냐고 만 물었다. 눈망울이 유난히 예쁜 소녀의 이름은 헤이져(hajer)이다. 그녀가 아유르베다 판차까르마를 받는 것이 아니라 함께 온 그녀의 어머니가 받고 싶다고 하였다. 그녀의 어머니는 우리나라 어느 한의원에서 치료받는 다고 하였다. 그리고 아랍으로 돌아갈 날이 18일 남았는데 그동안 아유르베다 판차까르마도 받고 싶다고 하였다. 헤이쥬 어머니의 병명을 물으니까 딱히 병명이 없다고 하였다한다. 어머니의 제일 큰 고통은 전신에 통증과 어깨와 그리고 특히 머리 부분에 통증이 있는데 머리 통증은 가끔씩 칼로 찌르는 듯한 강한 통증이 일어난다고 하였다. 어머니는 6명의 아들과 5명의 딸 모두 11명을 낳았다고 한다. 아랍에밀리에서는 보통 10명에서 15명까지 낳는다고 하였다. 어머니 레이어의 나이는 54세였다. 하지만 그녀의 두다리 정맥혈은 상당히 심각한 상태였다.

80Kg을 넘는 체중 또한 문제였다. 그러기에 당연히 두 다리에 관절염 있었다. 헤이져는 어머니의 몸을 많이 걱정하고 있었다. 아랍으로 돌아가기전까지 모든 것을 다 해주고 싶어했다. 인도의 아유르베다를 잘 알고 있었다한다. 아유르베다의 판차까르마가 어머니에게 딱딱하게 굳어 있던 어깨, 목에 도움이 되는 것을 잘 이해하고 있었다. 가장 짧은 시간에 가장 빨리 어깨의 통증과 강직한 근육을 치유하는 방법은 인도

6부. 아유르베다 임상

전통의학 아유르베다 판차까르마 중 시로다라(Shirodhara) 요법과 차크라(기에너지)요법을 함께 병행하면 치유효과를 높일 수 있다.

어느 날 아유르베다 센터 사무실로 전화 한통화가 걸려왔다. 수화기를 드는 순간 대뜸 '아유르베다'를 받을 수 있나요?' 하고 묻는다. '어디가 아프신가요?' 하고 물었다. '아픈 곳은 없는데요' 했다. 이날 마침 토요일이었다. 다른 스케쥴이 없었던 터라 지금 가능하다고 답하였다. 1시간 후에 그는 청담동 아유르베다 센터실을 방문하였다. 그와의 면담에서 그는 7년전 인도 방문때 어느 허름한 곳에서 아유르베다를 받은 적이 한번 있었다고 말하였다. 일단은 아유르베다 판차까르마를 시행하기전에 먼저 해야 할 것은 진단이었다. 바타, 피타, 카파 분류에 의한 진단법과 음양오행에 따른 동양적인 진단법을 같이 병행하여 본다. 바타와 카타의 조화가 깨어져 머리부분에 손상이 있었다. 음양오행의 진단법을 보면 과중한 스트레스로 인한 면역체계가 정상이지 않음을 알 수 있었다.

그제서야 아유르베다를 찾는 이유를 말하기 시작했다. 그는 과중한 엄무로 인한 일 때문에 늘 스트레스 속에서 살았다고 한다. 그러면서 3년전에 그는 몸에 여러 가지 가려움증이 생기기 시작했다고 한다. 지금 단 한번 체험을 한 뒤에 아유르베다 치유를 지속적으로 받을 것인지에 결정하겠다고 말했다. 그래서 어느 부위를 받겠느냐는 질문에 그는 역시 진단대로 한쪽 머리부위를 가리키면서 '실은 이것 때문에 가려워서 늘 긁었더니 이렇게 되어 버렸습니다.'고 한다. 왼쪽 귀 윗부분과 일직선으로 된 머리부분이 일반적인 사람들과 다른 증후를 발견할 수 있었다. 귀옆으로 번진 빨간색 반점이 보였으며 머리부분은 석회화처럼 굳은 부스럼 같은 증상을 눈으로 확연히 확인 할 수 있었다. 3년동안 병원 약물과 연고를 시행하였지만 그때뿐이라 하였다. 일주일 동안 바르지 않으면 다시 재발되어 병원은 가지만 약과 연고는 어느 순간부터 바르지 않는다고 하였다. 그리고 한의학에서 주는 탕약도 많이 먹었다고 한다. 그것도 역시 마찬가지라 하였다. 어느 곳에서나 병명은 없고 단지 면역체계가 무너져서 일어나는 증상중 하나라고 하였다한다.

그는 아유르베다를 받기 위해서 핸드폰 검색으로 부산까지 가 보았다고 하였다. 하지만 그곳은 찾을 수가 없었다고 한다. 아마 없어진 모양이라고 함께 말한다. 그리고 오늘도 압구정에 있는 어느 두곳을 가보았는데 한곳은 문을 완전 닫아 없어졌고, 다른 한곳은 토요일이라 그런지 벌써 문을 닫았다고 한다. 그래서 역시 오늘도 아유르베다와는 인연이 없구나 생각하면서 핸드폰을 껄려고 하는데 '김 태 은 아유르베다 센터'가 발견되어 반가운 마음에 찾아왔다고 한다.

진인사 대천명이라 끈질긴 노력과 열정이 있으면 이렇게 제대로 찾아왔다고 생각되었다. 한번만 경험하니까 먼저 아유르베다 판차까르마중에 시로다라(Shirodhara)를 선택했다. 시로다라는 머리에만 하지만 온 몸의 온도가 1도 올라가는 혈액순환 증진과 면역증진에 가장 큰 역할을 하는 대체요법이다. 발부터 마르마 포인트를 뜨거운 물에서 먼저 시행한 다음 침대에 눕게 하였다. 1시간 이상 진행되는 시로다라는 사람의 마음도 진정 시켜준다. 이마위에 흘러내리는 아유르베다 시러 약초오일을 받으면서 대부분 잠에 빠져든다. 별로 안것도 없는데 온 몸에 에너지가 돌아 피곤함도, 불면증도 사라지게 하는 놀라운 면역증강 요법이기도 하다. '아유르베다 판차까르마는 한번만으로도 나을수 있는 증상 효과가 나타나 치유가 된다'고 하였더니 3년이상 끌어온 병이 어떻게 한번에 좋아질수 있다고 생각하지 않는다고 말한다. 병에 걸린 기간이 있는 만큼 그보다 더 많은 세월이 필요하다고 생각한다고 말한다. 포기의 마음을 넘어 이제 스스로의 마음 변화가 긍정적으로 많이 변해있다는 것을 은연중에 표현했다. 그리고 아유르베다에 대한 큰 애착이라기 보다는 근본적인 치유에 대한 믿음이 있음을 어렴풋이 짐작할수 있는 대목이었다. 아유르베다 센터에서는 어떤 증상을 가진 사람도 일주일에 한번만 받는다. 왜냐면 처음 치유받고 3일 동안은 몸 안의 질병을 일으키는 독소체계에 반란이 일어난다. 그리고 3일째 되는 날 목욕을 다녀오고부터 그 다음 날부터 3일간은 치유되는 기간이다. 두 번째 주가 시작될 때 다시 아유르베다 판차까르마를 받으러 와야 한다.

그리고 그것이 3개월정도 기간이 되면 거의 모든 질병이 치유된다는 믿음을 가지게 된다. 단 한번에 증상호전이 나타나지 않으면 그것은 고칠수 없는 것이다. 사람들은 물론 거의 믿질 않는다. 하지만 사실이다. 그렇게 늘 사람들을 치유했다. 그것은 나의 치유 철학이다. 이 사람도 역시 믿질 않는다. 하지만 어느 누구나 받고 나면 명현 반응이 일어난다. 큰 바위덩어리라면 한번에 깰수 없다. 하지만 한번 흔들림에 금이 생긴다면 그것은 곧 깨어지기 쉽다 인체도 마찬가지이다. 몸 외부 바깥쪽으로 보이는 머리, 눈, 코, 입, 귀, 팔, 다리, 발 그리고 몸 안쪽 내부 피부, 혈관, 뼈, 신경, 인대등등의 조직들의 반응, 위, 십이지장, 신장, 간, 대장, 소장, 방광, 궁, 생식기등 순환기와 대사성에 반응이 온다. 단 한번의 아유르베다 판차까르마로 그 반응이 없으면 청담동 아유르테다 센터에 올 필요가 없다. 시로다라를 받고 난 후에 40대 후반의 남성은 기분이 일단은 편안한 느낌이 든다고 하면서 2틀후에 다시 더 치유를 받을 것인지 아닌지에 대해서 말하고 갔다.

허리 통증(KHADI VASTHI)

허리가 아프면 일어서기가 쉽질 않고 또한 걷기도 그렇다. 허리통증은 나이든 사람이라면 누구나 다 있다. 그리고 젊은 사람도 경우에 따라서 허리 통증에 시달리는 경우가 많다. 허리 통증은 신경에서 전달한다. 신경을 다스리는 치유는 수술밖에 없다. 하지만 인도 아유르베다 판차까르마에서 KHADI VASTHI요법은 허리의 통증을 몸 안에서 외부로 빼주는 역할을 한다. 허리에서 약초오일이 흘러내리지 않도록 둑을 먼저 쌓는다. 그런 다음에 불에 오일을 데워 홈이 파진 곳에 넣는다. 용량은 처음에는 50mg정도로 시작한다. 그 정도면 홈이 파져있는 피부 전부를 모두 약초 오일에 묻힐수 있는 량이다.

약초오일은 DHANWAN THAILAM, 또는 SAHAJARADI THAILAM 또는 MURNIVENNA 약초오일을 사용한다. 이 약초에 허리가 10분간 정도 잠궈져 있으면 3번 요추와 4번 요추 또는 2번 요추와 3번 요추사이 흡착된 디스크가 제자리에 들어가게 된다. 신경을 누르던 압력이 사라지게 되어 통증이 완화되는 요법이다. 약이나 수술을 사용하지 않고 하는 대체요법중 인도의 아유르베다 판차까르마 요법이 있다. 우리나라에는 이러한 아유르베다 정보가 흔하지 않아 신뢰도 또한 떨어진다. 하지만 정말로 허리통증이 있는 사람들중에는 안해본 게 없다고 하는 사람들이 종종 있다는 것을 알게 되었다.

침, 뜸, 약, 수술 모든 것을 해도 낫지 않는다는 사람도 본다. 아유르베다 판차까르마 요법중에 오더(Other)요법이라고도 하고 Khadi vasthi 요법이라는 것을 받아보면 허리통증이 사라지는 것을 경험하게 된다. 허리통증이 있는 사람중에는 거의 장이 좋지 않은 것을 알수 있다. 왜냐면 요추 3번은 대장과 직장과도 연결되어 있다. 요추 4번과 5번은 urinary bladder(방광)와 prostate(전립선), 또한 External genitalia(외부 생식기)와도 연결되어 있기 때문이다.

수막염(Meningitis)-뇌막염
뇌척수막염(Cerebraospinal) 치유에
아유르베다 판차까르마인
시로다라(Shirodhara)&네트라바스티

수막염은 심한 염증성질환이다. 혹은 뇌의 내벽 그리고 척추 코드에 염증증상이 생긴 어려운 질환이다. 이것은 박테리아나 바이러스로부터 시작된 것이다. 염증은 항상 머리 표면과 척추코드전반에서부터 발생한다. 뇌와 척수를 둘러싸고 있는 뇌척수막에 염증이 있는 질환을 말한다. 원인은 겨울에서 초봄에 이르기까지 산발적으로 생기며 증상은 오한 전율, 발열, 항부강직, 케르니그 징후, 신경증상이 함께 나타난다.

뇌막염은 바이러스, 세균등에 의해서 노수막에 염증이 생긴다. 초기에는 감기증상과 비슷하고 1-10세 어린이에게 많이 발생한다. 유행시기에는 10세이상 생긴다. 뇌는 단단한 두개골 안에 위치해 보호를 받고, 두개골과 뇌 사이에는 다시 몇 개의 막이 있어 뇌를 보호하고 있는데 이것을 뇌막이라고 한다. 수막염은 뇌막에서 일어나는 염증(뇌막염)이다.

혈류를 경우하여 목과 코로부터 시작하여 뇌내벽까지 그 증상이 나타난다. 그것은 극심한 통증가 함께 나타나는 가장 심각한 증상중 하나다. 유행성 수막염은 가끔은 차가운 계절에 발생한다. 얼굴과 몸에 반점이 나타나는데 점무늬의 물방울 무늬가 있는 게 특징이다. 그점은 열로 인해서 나타나는 것이다. 증상은 감염이 근원이며 가장 많은 발전된 수막염을 가진 사람들은 그것이 폐나 목, 코, 귀로부터 온다는 것이다. 그러나 차고 축축한 생물체는 그것이 혈류를 타고 들어가기 쉬운 조건을 만든다. 질병의 잠복기는 짧게 나타나지만 보통은 하루에서 오일 사이을 가진다. 질병의 시작은 노년이 시작될 때, 겨울이 다가올 때, 더 많이 발생한다.

수막염을 가진 사람은 항상 높은 열과 뻣뻣한 목과 척추를 가지고 있다. 그래서 환자는 항상 눕는 경향이 있으며 빛을

6부. 아유르베다 임상 169

파한채 돌려눕는 편이다. 가끔은 졸리기도 하고 혼란스러워 하며 의식이 없을 때도 있다. 또한 피부에 발진과 심한 변비에 걸릴 수 있다. 수막염은 보통 구토를 일으키기도 한다. 수막염의 원인은 항상 중이염이기도 하여 필명 귓병이라고도 한다. 귀가 툭 튀어나오는 듯한 모양을 한 유양돌기염이라기도 하며 또는 뇌에 농양 발생, 또는 편두염, 두개골 골절 그리고 머리 상처가 수막염을 일으키는 원인이 되기도 한다. 또한 유행성 뇌막염의 경우 목이 따끈거리고 가벼운 감기에 잘 걸리는 사람에게도 나타난다. 수막염의 치료는 충분한 휴식과 더불어 주의 깊은 간호가 절실히 필요하다. 그리고 쥬스나 오렌지를 따뜻한 물에 희석하여 마시고 매일 규칙적인 시간을 지켜서 이행하는 것이 중요하다.

소변의 량을 늘려서 에너지, 향상 즉 면역력을 증강시키는 것이 중요하다. 그렇게 ㅎ마으로써 건강을 회복할 수 있게 된다. 그리고 때로는 세척된 용기를 이용하여 따뜻한 관장을 하면 도움이 된다. 또한 심한 변비를 가지고 있다면 계단오르기 걷기등 자연적인 방법을 통하여 근절시켜야 한다. 그리고 39. 4도 이상 열이 올라가면 위험하므로 머리에 가해지는 온도를 측정할 경우 저온 압축을 이용하면 좋다. 또한 차가운 팩도 준비해두면 비상시에 유용하게 사용할 수 있다.

린넨물질의 시트천을 차가운 물에 젓셔 환자의 몸의 측면 또는 다리에 덮을 수 있다. 몸에 열이 있을 때 매일같이 이러한 방법들을 적용하면 열을 내리는데에 도움이 된다. 온도가 자연스럽게 내려간 다음에는 혀를 깨끗하게 해주어야 하며 그리고 나서는 환자에게 따뜻한 음식과 신선한 쥬스를 제고 해주어야 한다. 사과 배, 복숭아, 포도, 오렌지, 파인애플, 멜론 등의 과일들을 4-5일 동안 계속해서 마시면 좋다. 그리고 설탕을 넣지 않은 레몬 물이나 맹물, 어느 하나라 할 것 없이 뜨겁게 차갑게 마시는 것이 가능한다. 그 이후에는 균형된 식사가 허용된다. 곧 곡물, 야채, 씨앗, 견과류등 과일이 제공된다. 특히 유기농이면 더욱 좋다. 아주 신선하고 익히지 않은 가벼운 야채 조리법이면 된다. 몸을 완전히 회복한 후에는 정상적인 식사를 해도 무방하다. 수막염으의 치료제에 마늘을 사용하면 유익하다. 환자의 식사에 약간의 과일과 또는 야채 쥬스에 마늘 한쪽 (정향나무)을 섞어서 마시면 좋다. 뇌와 척수염 즉 수막염에는 따뜻한물에 몸을 담그는 목욕 또한 유익하다. 목요물의 온도는 26도에서 28도 정도면 적당하다. 목욕하기 전에 먼저 머리와 이마부위에 차가운 물에 젖은 헝겊을 먼저 사용한 뒤에 들어가는 것이 좋으면 목욕시간은 20분에서 30분 정도 로 끝내는 것이 좋다. 목욕은 혈액순환에 좋으며 뇌와 척수 코드의 혈류에도 유익하다. 수막염은 매일 두시간 정도로 해서 뜨거운 요법과 아이스 요법을 번갈아 뇌와 척수부위에 적용하면 치료효과가 높다. 뇌수막염 진단을 받으면 수술밖에 다른 방법이 없다. 수술을 한다고 하더라도 부위가 뇌인지라 완치할 수 있다고 어느 누구 부인할 수 없다. 그렇다고 손놓고 있기는 너무나 아까운 시간만 지나간다.

여기에 수막염 치유에 인도 전통의학 아유르베다 판차까르마의 하나인 인도 시로다라 요법과 네트라바스티 요법을 소개한다. 시술적인 기술면을 나열하자면 허브약초인 오일과 우유, 그리고 gee(ghrita)가 섞인 액체를 머리위에 매달린

Bowl에 붓는다. 대개 1리터의 많은 량이 필요로 한다. 처음에는 오일을 약간 따뜻하게, 그리고 다시 조금 더 뜨겁게 그리고 다시 미지근하게 다시 차갑게 하여 20여분간 또는 30여분정도 실행한다. 머리와 이마를 중심으로만 한다. 시로다라 치료법은 도샤(Dosa)의 신경영역을 중심으로 이루어진다. (도샤를 3도샤라고 일컫는데 그것은 바타, 피타, 카파를 가리킨다. 바타와 카파 두 개의 도샤가 균형을 잃으면 심각한 질병이 나타난다고 한다. 수막염도 그러한 것이다). 그리고 시로다라는 마음적인 안정 치유법도 함께 이끌어낸다. 이 시로다라 요법을 받고 난 뒤에는 마음도 편안해지고 잘 보이지 않던 눈도 좋아지고 머리 뒤에 있던 묵직하고 둔탁한 느낌도 훨씬 가볍게 느껴진다. 또한 가끔씩 나타나는 통증도 사라진다.

수막염을 증상 특징중 하나가 시력이 점점 떨어진다고 한다. 인도 대체의학인 아유르베다 약초의 에너지로 혈류에 상당한 영향을 미쳐서(혈액순환) 간이 좋아져 눈도 좋아지게 되는 것이다. 기울어졌던 척추측만증도 다시 균형을 찾는다. 그리고 불필요한 체지방도 감소된다.. 또한 시로다라요법을 받으면 차가운 손과 발이 따뜻해진다. 온 몸의 열의 균형이 이루어진다는 뜻이다. 이렇게 치유의 정성을 기울이다보면 면역력도 상당히 증강되어 있다. 그래서 수술할수 있는 날짜가 점점 멀어지게 된다. 현대의학과 한의학에 인도 전통의학 아유르베다 대체의학의 장점을 잘 보완하여 서로 상생 협력할 수 있다면 심각한 뇌수막염도 이전보다 훨씬 증상이 좋아질수 있다. 인도의 아유르베다가 통합의학 발전에 기여하기를 바란다.

7부. 티벳의 서(죽음과 운명)

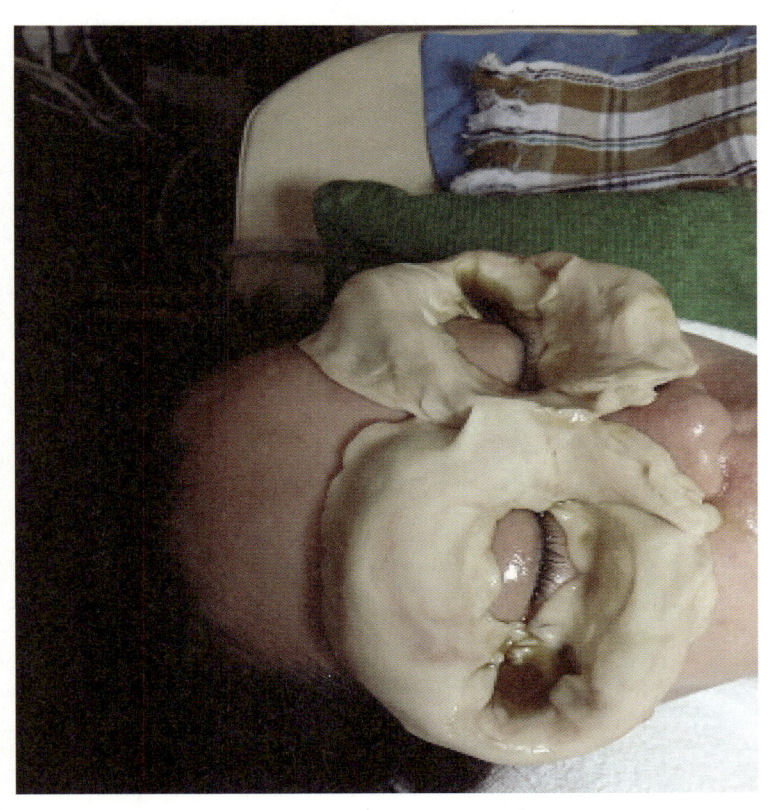

상징적인 죽음(티벳의 서)

지금으로부터 1,200년 전, 한 인도인 스승이 티벳 와의 초청을 받아 히말라야 산중국가로 먼 여행을 떠났다. 그는 유명한 탄트라의 대가였으며, 신비 과학에 정통한 자였다. 사람들은 그를 가리켜 '연꽃 위에서 태어난 자', 파드마삼바바라고 불렀다. 그것은 그의 순수함과 완전함을 상징한 이름이었다. 그는 또한 인도 최고의 대학이며, 당시 영적 탐구의 중심지였던 나란다 불교대학의 교수이기도 했다.

3년의 긴 여행 끝에 티벳에 도착한 파드삼바바는 히말라야 설산에서 인도에서 갖고 온 신비 경전들을 티벳어로 번역하기 시작했다. 또한 인간을 궁극의 깨우침으로 인도하는 비밀의 책들을 직접 자신의 언어로 써내려갔다. 생각해 보라. 만연설이 빛나는 산중국가에서 한 이국의 노승이 노오란 버터 기름 등잔 아래 앉아 '책 중의 책'들을 한 글자씩 적어내려가고 있는 모습을, 인간은 그것만으로도 아름답지 않은가, 여기 삶과 죽음의 비밀과 인간을 저 너머의 세계로 안내하는 초월의 언어들이 그의 아름다운 손끝을 거쳐 새롭게 탄생하기 시작했다. 그것들은 모두 100권이 넘었고, 각권의 분량은 수백 장에 이르렀다.

하지만, 위대한 스승 파드마삼바바는 그 비밀으리 책들을 세상에 공개하지 않았다. 아직 때가 아니었다. 세상은 아직 그 내용을 이해할 준비가 돼 잇지 않았다. 아직 준비되지 않은 사람들에게 궁극의 문을 열어 보이는 것은 그들을 눈멀개 하는 것이나 마찬가지였다. 그래서 스는 그 신비사들을 티벳 전역의 히말라여 동굴 속에 한권씩 숨겨 두었다. 그리고 나서 그는 세상을 떠났다. 그 숨겨진 책들은 이제 영원히 빛을 볼 수 없게 되었다. 파드마삼바바, 나는 그에게 절한다. 그의 탁월한 지혜에 머리를 숙인다. 그는 생과 사, 시간과 공간을 초월하는 참다운 지식을 이미 터득한 자였다. 그래서 그는 죽기전에 몇 명의 제자들에게 특별한 능력을 전수했다. 그것은 그들이 적당한 시기에 다시 육체를 갖고 세상에 환생하는 능력이었다. 그리하여 그 제자들은 수백 년 후에 한명 씩 다시 세상으로 돌아와, 세상에 주님이 되었을 때, 그 숨겨진 비밀 경전들을 어둠속으로부터 꺼내기 시작햇다. 그것이 스승으로부터 주어진 위대한 사명이었다. 이 위대한 사명을 가진자, 그들을 사람들은 테르퇸이라고 불렀다. 그것은 티벳어로 '보물을 찾아내는 자'라는 뜻이다. 현재까지 이 테르퇸들이 찾아낸ㄴ 파드마 삼바바의 경전만 해도 65권에 이른다. 그 나머지 책들은 아직도 세상의 때를 미지의 동굴 속에 묻혀 있는 것이다.

이제부터 우리는 신비감에 떠밀려 한 장석 책장을 넘기게 될 '티벳 사자의 서'는 테르퇸 중에서도 가장 뛰어난 인물인 릭진 카르마 링파가 티벳 북부지방의 한 동굴에서 찾아낸 비밀의 책이다. 그것은 보물 중의 보물이었다. 그것은 깊은 동굴 속에서 꺼내져 세상에 나오자마자 진리의 길을 걷는 많은 일들을 초월의 세계로 이끌었다. 여기, 깊은 동굴이란 무엇을 의미하는가. 바로 우리 자신의 어둠과 무의식이 아닌가. 그리고 그 속에는 우리 자신을 빛의 몸으로 탈바꿈시킬 근본 진리가 숨겨져 잇는 것이 아닌가. 릭진이 이 책을 찾아 냈을 때 그 원제목은 "바르도 퇴돌"이었다. 바르도 bardo 는 '둘 do 사이bar'라는 뜻이다. 그것은 낮과 밤의 사이 곧 황혼녘

7부. 티벳의 서(죽음과 운명)

의 중간 상태를 말한다. 이 세계와 저 세계 사이의 틈새다. 그래서 티벳에서는 사람이 죽은 다음에 다시 탄생하기까지 머무는 사후의 중간 상태를 바르도라고 부른다. 인간이 그 상태에 머무는 기간은 49일로 알려져 있다. 그리고 퇴돌 Thos-grol은 무슨 뜻인가. 그것은 '듣는 것으로 thos영원한 자유에 이르기 grol'의 뜻이다. 그러므로 이 책의 제목은 '사후세계의 중간 상태에서 듣는 것만으로 영원한 자유에 이르는 가르침'이라고 번역된다.

듣는 것만으로 영원한 자유에 이르는 책이 여기에 있다. 죽음의 순간에 이르러 오직 단 한 번 듣는 것만으로도 생과 사의 굴레를 벗어 던질수 있는 책이 여기에 있다. '죽음을 배우라, 그래야만 그대는 삶을 배울 것이다.'하고 이 책은 역설한다. 생을 마치고 사후의 세계로 여행을 떠났을 때 그대 앞에는 많은 빛들이 나타날 것이다. 임종의 순간에는 최초의 투명한 빛이 그대를 맞이하러 나타나리라. 그대는 그 빛을 따라가야만 한다. 그 빛은 모든 것의 근원이며 진리의 몸 그 자체이기 때문이다. 만일 그대가 그 빛을 깨닫는 데 실패한다면 그 다음에는 또 다른 빛들이 나타날 것이다. 그리고 그 빛들과 함께 수많은 신들이 그대 앞에 등장한다. 어떤 신은 평화의 신이고, 어떤 신은 분노의 신이다. 이 모든 빛들과 신들에게로 돌아가는 데 실패한다면 그대는 점점 깊은 어둠 속으로 떨어질 것이다. 그리고 공포의 환영들이 그대를 사로잡으리라. 그대는 사지가 산산이 찢기고 심자이 꺼내져 내 동댕이쳐지며 머리가 부서질 것이다. 그러나 그 끝없는 고통 속에서도 그대는 죽을 수가 없다. 마침내 그대는 다시금 세상에 태어나기를 원하고 어두운 무의식 상태에서 어느 자궁

속으론가 황급히 뛰어들게 된다. 그렇게 해서 49일은 지나가고 그대는 다시금 생과 사의 수레바퀴로부터 헤어날 수가 없게 된다고 이 책은 설명하고 있다. 그러나 무엇보다도 우리가 사후에 보게 되는 그 모든 빛들과 신들의 세계가 사실은 우리 자신의 마음에서 투영된 환영에 불과한 것이라고 분명히 선언하고 있다는 점이 이 책이 뛰어난 점이다. 그것들은 실체를 가지는 것이 아니라 우리의 무의식 세계가 펼쳐 보이는 환상의 그림자에 지나지 않는다. 나아가 삶도 죽음도 우리의 환영이고, 모습도 색깔도 마음까지도 실체 없는 환영의 세계이다. 삶도 자신이 만드는 것이고, 세계도 내가 창조하는 것이다.

죽음과 환생

인간은 누구나 육체를 버리고 죽음을 경험해야만 한다. 그러므로 죽음이 다가왔을 때 그 죽음을 올바르게 맞이하는 법을 아는 것은 더 없이 중요한 일이다. 라마 고비다는 해설에서 고대의 신비 의식들이 한 것처럼, 그리고 인도의 경전 우파니샤드가 선언하는 것처럼, 깨달음에 이르지 못하는 자는 영원히 죽음에서 죽음으로 이어지는 길을 걸을 수 밖에 없다고 말하고 있다. 인도이 고대서 바라바드기타에 등장하는 크리슈티나 신의 가르침에 따르면, 오직 깨어 있는 자만이 자기 자신의 수많았던 죽음과 탄생을 기억한다고 한다. 그타마 붓다는 생과사의 윤회를 의심하는 모든 자들에게, 자신의 참본성을 깨달음을써 그것을 확인할 수 있는 명상수행법을 내 놓았다. 깨닫지 못한 사람들은 단지 자신의 많은 탄생과 죽음을 기억하지 못한다는 이유만으로 윤회에 대한 가르침이 사실이 아니며 과학적으로 입증할 수도 없다고 반박한다. 인간이 지각하고 느낄 수 있는 영역은 이미 밝혀진 대로 극히 제한적이고 좁은 영역 안에 갇혀 있다. 인간이 볼 수 없는 물체와 색체들은 얼마든지 있다. 우리가 들을 수 없는 소리, 우리가 만트지 못하는 냄새, 우리가 맛볼 수 없는 맛, 그리고 우리가 느낄 수 없는 감정들이 수 없이 많다. 또한 인간은 자신이 일상적으로 갖고 있는 의식만이 의식의 전부라고 믿는데, 그 뒷면에는 또 다른 의식 세계들이 있다. 명상수행자들과 성자들은 그 세계들을 인식한다. 심리학자들도 거기에 대해 조금씩 자료를 수집하기 시작했지만, 아직은 매우 적은 지식밖에 갖고 있지 못하다. 라마 고빈다가 정확히 설명했듯이, 그 의식들 속에는 우리의 잊혀진 과거들이 완전한 형태로 기록되어 있고, 또 그 기록들은 언제든지 우리가 꺼내 읽을 수 있다.

또한, 지금 이 곳에 환생한 우리들 모두는 그 과거들을 공유하고 있다. 어느 시대나 최고의 깨달음을 얻은 이들은 인간에게는 여러 개의 전생이 존재하며 인간은 계속해서 환생한다고 가르쳤다. 이 심오한 사상이 이제 우리들 자신의 현대 과학에 의해서도 탐구되고 있다는 것은 실로 중요한 의미를 갖는다. 그리고 몇 명의 과학자들은 이미 동양과 서양이 만나는 장소에 도착한 것처럼 여긴다. 서양 과학이 이제 비로소 눈뜨고 있는 그런 사실들을, 동양의 현자들은 현대 과학이 시작되기 이미 오래 전에 터득하고 있었다. 그러나 현대 과학이 동양 사상을 이해하기 위해서는 칼 융이 잘 지적했듯이 현존하는 생물학적 개념들에 바탕을 둔 것과는 완전히 다른 철학적 준비가 있어야만 한다.

새로운 탐구의 길에서 선구자 역할을 할 그 이단적인 현대의 심리학자들은 결국에 가서, 라마 고빈다의 서문에도 있듯이, 동양의 명상법 속에서 그 길을 발견하지 않을 것인가? 나는 적어도 그렇게 믿고 있다. 나의 시각적으로는, 인간 정신에 대한 더 심오한 이해는 이 명백히 부적절한 프로이트의 방법, 현재 유행하고 잇는 정신분석에 의해서가 아니라 동양의 명상 수행자들이 사용하는 명사업과 전체적인 시각에서의 자기 분석에 의해서만 얻어질 것이다. 붓다 역히 그런 처방을 내렸다. 오직 그것에 의해서만 현대과학은 동양 사상과 하나가 될 수 있으리라고 나는 믿는다. 그 하나됨이 이루어졌을 때, 티벳의 사자의 서가 펼쳐 보이는 환생과 윤회의 탁월한 가르침에 반대하는 불합리한 논쟁이나 현명하지 못하고 비과학적인 교회 단체들의 공개적인 험담은 더 이상 없게 될 것이다. 또한, 그 때가 되면 피타고라스와 플라톤과 플로타누스, 그리고 기독교 그노시스 학파와 크리슈나와 붓다만이 이 가르침을 지지하는 것이 아니라 고대 이집트와 그리스, 로마, 그리고 켈트 족의 드루이드 사제들도 거기에 포함될 수 있을 것이다. 그때 비로소 현대인들은 무지의 잠으로부터 깨어날 것이다. 그들은 잘못된 정통성에 오랫동안 최면이 걸려 있었던 것이다. 그들은 이제 열린 눈으로 자신들이 지금까지 무시해 온 동양의 현명한 사람들과 인사하게 될 것이다.

44년전에 〈켈틱 부족의 정령 신앙〉에 나오는 것처럼 환생의 원리는 다윈의 진화론을 과학적으로 더 연장하고 수정하는 의미를 담고 있다. 2500년도 더 전에 우리의 자랑스런 선조들인 유럽의 드루이드 사제들은 죽음과 탄생의 순환을 뛰어

7부. 티벳의 서(죽음과 운명) 181

넘는 것만으로도 인간은 완성을 향한 영적이고 정신적인 경지를 얻게 된다고 가르쳤다. 모든 살아 있는 존재들은 진화의 마지막 단계인 그 목적지를 향해 나아가고 있다는 것이다. 그 목적지로부터 현재의 인간은 너무도 멀리 떨어져 있다. 중요한 것은 인간으로 탄생한 이 소중한 기회를 세상의 무가치한 일들 때문에 낭비하지 말기를. 그리하여 우리가 이 삶으로부터 빈 손으로 떠나지 않게 되기를 ....

질병과 운명

대개의 사람들은 질병을 가지게 마련이다. 하지만 지금 현재, 아프지 않다고 무관심하는 경우가 태반사이다. 무엇이 그렇게 바쁘게 사는 걸까? 만약에 질병을 가지고 있는 것을 알았을 경우에도, 그렇지 않았을때처럼, 바쁘게 살아가는 사람들이 많을까? 하는 생각을 종종한다.

상담을 할 때, 나이 어린 사람일수록, 병을 낫게만 해줘야된다는 다짐을 받을려고 한다. 지금까지 숱한 병원을 다녔으면서도, 의사에게 그렇게 다짐을 하면서 치료를 받았는지 반문하고 싶다. 심정이야 이해하지만, 마음이 아프다. 질병을 다스리는 방법중 여러 가지가 있지만, 대체의학은 병이 발견되기전에 조짐을 미리 알고, 건강전반을 건강한 에너지가 생길 수 있도록, 도와주는 것이, 무엇보다 중요하다. 이러한 것들에 의한 전반적인 교육과 그러한 교육이 자연스럽게 이루어지도록하는 환경조성의 필요성을 알아야만 한다. 선진국이라는 진입, 우리나라는 정말로, 세계경쟁에서도, 선두를 달릴수 있는 대항마가 될수 있는 무궁한 가능성을 가진 나라이다. 어느 특정한 부문만 아니라, 전반적인 삶에 관련한 모든 부분에서도, 골고루 선진대국으로 향하는 마음과 자세가 중요하다고 생각한다. 그중에서도 건강만큼 중요한 것이 없다. 그러한 많은 인구 가운데, 그러한 중요함을 모르고 사는 것 같다. 무엇을 이루기 위해 사는 것인가, 꿈을 향해 도전하는 많은 젊은이들을 본다. 미래를 보고, 삶의 계획을 세우는 젊은이들도, 이름모를 병에 걸려, 아까운 나이에, 현재에서 정지된 삶을 살아가고 있는 것을 접하면, 안타깝기 그지 없다. 아프지 말아야한다. 필자도 어릴 때 많이 아팠다. 실은 지금 살고 있는 것은 하늘의 축복인지도 모르겠다. 왜냐면, 3살 때 연탄가스에 걸려, 눈에 피가 맺힐정도로, 죽을 뻔했다는 어머니의 말씀, 그리고 5살때에 열병이 걸려, 또 한번 생사를 넘나들었다는 경험 때문에, 필자는 초등학교도, 여름이면, 몸이 축늘어지는 병 때문에, 어머니 등에 업혀 학교도 다녔던 경험이 있었다. 그러한 연력들, 때문에 결혼을 하고 나서, 필자가 이 길을 오기전까지는 늘, 허약증이있어서, 계절마다 오는 질병들 앞에 몸을 떨어야만했다. 이러한 것들 때문에, 결국은 아픈 사람들을 치유하는 자연대체의학사가 된거는 아닌지 가끔은 이러한 것들이, 미리 예정된 삶이 아니었을까?하는 생각을 해본다. 콩 씨앗 뿌린데 콩나고, 팥씨 뿌린데 팥나는 말이 있듯이, 우연이란 것도 실은 따지고 보면, 우연이 아닌, 필연, 운명이라는 생각이 든다. 질병은 마음과 정신이 쇠약한 데서 비롯된다. 신체가 건강한데, 정신이 얼빠지면, 정신 병자라고 하지 않던가, 마음이 상할대로 상하면, 위, 비가 다친다고 아유르베다 의학과 한의의황제내경에서도 말하지 않던가, 이러한 말들을 상담할때마면, 사람들은 신기해한다. 당연한 진리지만, 사람들마다 각자 다른 분야에서 일을 하면, 그 진리를 모르는 것이 이상하다 할 것도 없을 것 같다. 필자도

7부. 티벳의 서(죽음과 운명)

운전을 하지 못하였을 때, 신호등색깔이 무엇을 의미하는 지 하나도 몰랐었다. 그것은, 관심 분야가 아닌 전혀 무신경이었기 때문이었다. 그것처럼, 사람들은 관심이 없으면, 모르것이 당연하다. 그래서 병이 나면, 갑자기 생긴것처럼 운이 나빠서 생긴것처럼, 생각하지만, 오래전부터, 서서이 진행되어 온 것이다.

단테 제 1곡
(살아있을 때 미리 죽어서 가는 곳을
가보면 지금 살아있음이 얼마나 감사한지)

내 일생의 고비를 반이나 지나서 나는 삶의 올바른 길을 잃고 어둡고 컴컴한 숲속에 드려셨던 것이다. 그곳은 억센 수풀이 우거진 생각만 해도 몸서리 처질 곳이었다. 내가 어찌하여 그곳에 드려셨는진 말 할수 없으나 아마 내 삶의 참다운 행로를 저버리고 그토록 죄악의 잠에 취해 있었던 탓이리라

아직도 산사람이 한번도 밟아보지 못한 길을 나는 도망치듯 그 무시무시한 길을 걸어드려갔다. 겨우 오르막 길을 내 디디려 할 순간에 울긋불긋한 표범 한 마리가 아련히 버티고 서서 내 앞을 가로막는 까닭에 나는 문득 겁이 나서 되돌아가고 싶은 생각이 났다. 그러나, 나는 그때 이른 새벽 별들과 함께 해가 불끈 솟아 올랐기 때문에 용기를 얻어 그 표범을 부스려 했으나 또 어디선지 사자 한 마리가 으르렁대며 내 앞에 나타났다. 게다가 늑대 한 마리가 먹이를 찾는 듯 나를 노리고 있질 않는가

나는 순간 희망을 잃고 무서움에 정신을 잃고 말았다. 바로 그 순간 난데없이 환영처럼 나타난 사람이 있었다. 이 허허벌판에서 그를 보자 나는 생각할 여유도 없이 그에게 도움을 요청했다. '그대는 꼭두갓시인가, 참 사람인가 누구든 나를 좀 살려주시오"사람은 아니여도, 옛날엔 나도 사람이었소. 나의 고향은 만또바이고 나의 부모는 률반디 사람이요. 늦게나마 내가 태어나기근 율리도 치하인 거줏되고 망령된 제신들의 시인데그때 로마에 살며 트로이 전쟁에 이리온의 성이 타버릴 때 노래를 지은 시인이오. 그런데 그대는 이런 험하고 위험한 숲속을 어찌하여 드러오게 됐오?

그리고 어찌하여 모든 기쁨의 바탕이고 시작인 저 환락의 뫼뿌리에 오르지는 않는 거요.'하고 엄숙히 말하는 것이다. 그러자 나는 기쁘고도 부끄러운 낯으로 그에게 대답했다. '아, 그대는 내가 존경하는 대 선배 비르지어 선생이 아니시오? 오-모든 시인의 자랑이며 빛이시었던 선생이여. 제가 이때까지 시를 공부한 것은 그대의 글을 배우고 찾기에 내 몸을 받치었던 것입니다. 그런데 선생이여. 지금 위험에 빠져 있는 나를 저 짐승으로부터 구해주십시오. 오-현자여 나를 도와주십시오.'나는 애타게 빌었다. 그러자 그는 눈물을 흘리는 나를 보고 말을 이었다. '그대가 만일 이 험하고 짐승들이 우글거리는 숲속을 벗어나려면 그대는 나갈길을 마땅히 바꾸지 않으면 안되오. 그대를 위협하는 저 짐승들은 누구든 제 갈 길을 못가게 할 뿐만 아니라 죽이기까지 하오. 그런데 그 짐승들은 고약하기가 이를데 없어 먹이를 마구 잡아 먹으나, 먹으면 먹을수록 더 배가 고파지는 짐승들이지요.

7부. 티벳의 서(죽음과 운명)

그러니 잘 생각해서, 그대는 나를 따르는 것이 좋을 것이요. 그러며 그대는 지옥계에서 죄인들의 절망의 통곡소리를 들을 것이며 제각기 두 번째 죽음을 목놓아우는 늙어빠진. 망령들의 괴로움을 볼 것이요. 그리고 다음엔 연옥에서, 언제인가는 한번 행복스러운 천국의 시민이 되길 바래서 고행하는 자들을 볼것이요.

그다음 천국에 진정 가보고 싶다면 그일은 나보다 훌륭한 영혼 즉 베아뜨리제 에게 맡길 것이니 그대는 나를 홀연히 떠나갈 것이요. 나로서는 신의 법칙을 배반한 탓으로 그분이 내게 그리로 들어가는 것을 꺼려하기 때문에 못가는 것이요. 그분이 명령하고 다스리는 그곳의 어디든 그곳이 그의 나라이며 그의 보좌이요. 아, 거기에 뽑힌자들은 복되고 즐겁도다. '그러나 나는 바짝 달라붙듯이' 오 신이시여, 선생님이여, 저를 도와 주소서 방금 선생님이 말씀하신 성 뻬에드르의 문을 보여주십시오. 또한 몹시 괴로워하는 그들을 보여 주십시오.' 하고 나는 애타게 호소하였다. 그리하여 마침내 선생의 뒤를 따르게 되었다.

(... 우리는 몸과 정신과 영혼이 하나이다.... 아유르베다)

'입을 다물고, 가슴이 말하게 하라
그런 다음에는 가슴을 닫고 신께서 말씀

1600년전 이집트 사막에 세워진 성 마카리우스 수도원에선 '침묵'이 가장 큰 수행이었다. 기독교위 한파인 이집트 콥트 기독교 수도사 130여명이 신을 만나기 위해 이 수도원에 들어왔다. 이들의 기도는 독백이 아니라, 침묵하면서 신의 응답에 가슴으로 귀 기울이는 것이라고 믿는다.

수도원 근처 암자에도 온종일 침묵 수행하는 은둔자들이 살고 있다.. 도시에 살며 밥벌이 하는 현대인들에게, 침묵은 사치다. TV와 음악 소리부터 자동차, 지하철 소음까지 하루 24시간을 피고 든다. 이 때문에 침묵은 뭔가 불편하고 무가치한 느낌까지 준다. 미국 성 프란시스코 수도회 리처드 로오 신부는 "이나라 사람들은 뭔가 똑똑한 말을 하고, 남을 절묘하게 깔아뭉개고, 무슨 말로든 그 순간순간을 채워야 스스로 의미 있는 사람인 것처럼 여긴다."고 말한다. 이 책은 영국인 저널리스트가 침묵의 가치를 믿는 사람들을 찾아 세계 곳곳을 다닌 기록이다. 음악가와 배우, 수도자, 선지도자와 심리치료사, 퀘이커 ㅅ니자, 인도의 힌두교 성직자, 명상을 커리큐럼에 포함시킨 미국의 대학과 스코틀랜드 교도소에 살인죄로 수감된 죄수까지 등장한다.

러시아의 전설적인 피아니스트 스바이토슬라이브 리히터가 1960년 런던 로열 페스티벌 홀에서 콘서트를 가졌다. 그의 첫 서구 진출 연주회였다. 프로그램은 리스트의 'B플랫 소나타' 무대로 걸어나온 리히터는 건반 앞에 약 3분정도 그대로 앉아 있었다. 자신은 물론 청중까지 완전히 준비된 후에야 시작하겠다는 리히터의 고집이었다. 음악가들은 침묵은 음표에 맞먹는 힘을 지니고 있고, 음표와 똑같이 민감하고 섬세하게 연주되어야 한다고 믿는다. 영국 왕립 음악학교 줄리언 제이슨컵슨 교수는 '음악에서 침묵은 절대적 생명력을 지닌다. 침묵은 반음악이 아니라 음악적 담론의 핵심"이라고 말한다. 미국 켄터키의 트라피스트 수도언 겟세마네는 '칠층산' 작가인 수도가 토머스 머튼이 오랜 세월을 보낸 곳이다. 이곳의 제 1규율은 침묵이다."이 길에서는 침묵하세요. ""이 정원에서는 대화금지입니다. "라는 문구가 곳곳에 걸려 있다. 토머스키팅 신부는"침묵은 신을 온전히 경험할수 있는 최선의 방법이다. 침묵은 다름아닌 신의 모국어이기 때문"이라고까지 말한다. 심리치료사들도 수도사 못지 않게 침묵을 중요하게 생각한다. 침묵은 자신에게 귀를 귀울일 대댄히 좋은 기회가 되기 때문이다. 침묵의 힘이 극적으로 발휘된곳은 기독교와 이슬람 세력이 내전을 겪는 레바논이다. 기독교 진영에 속했던 변호사 라메즈 살라메는 1975년 레바논 내전때 총을 들었지만, 이내 내려 놓았다. 대신 전쟁 전에 함께 일했던 무슬림 동료 변호사들과 모임을 시작했다. 2주에 한번씩 열리는 이 모임의 주요 순서는 신의 음성을 듣기 위한 시간 "이라고 믿는 15분-20분간 침묵이다. 정직, 결백, 이타, 사랑이라는 가치들에 비춰 스스로의 삶을 돌아보는 시간이다. 다음엔 솔직하게 다양한 생각을 나눈다. 이 모임엔 목사, 무슬림 종교 지도자, 주교, 의회 의원들이 대거 참석했다. 내전 당시 기독교 진영의 정보국 고위간부였던 샤프타리오아 수니파 무슬림 시장인 모히에딘 시합도 일원이다. 침묵의 사간을 통해 쌓아올린 신뢰도는 서로 총을 겨눴던 두 사람을, 함께 미국 여행을 다녀올 만큼 친구로 만들었다.

개인의 삶을 바꾸고, 적대하는 진영을 화해시킨 침묵의 힘이 놀라울뿐이다. 침묵은 신의 음성이나 양심의 소리를 들을 수 있는 통롤다. 종교와는 거리가 먼 사람도 묵상을 통해 개인의 삶은 물론이고 사회를 바꾸기도 한다.

소중히 생각하는 것들

조용하기만 하는 일상의 나날들이 이어져 갔다. 4월은 잔인한 달이라고 했던가. 그렇듯이, 하루가 너무도 아무일 없이 지나간다. 혼자있는 시간들이 많다보니, 여러 가지 번민들이 겹겹이 머릿속에 쌓여져가는 것을 느낀다. 머리가 무겁다. 이제는 걷어낼 때가 되었는데, 하지만 그것은 나의 생각일 뿐, 누가 지시하는 것도 아닌데, 나의 뇌는 그것을 방해 하여 걷어낼 줄 조차 엄두를 내질 않는다. 뇌의 역량은 무궁무진하다. 어떻게 신비스런 뇌의 비밀을 풀어 잘 사용할 수 있을지, 늘 평소에 궁금했다. 그런지라 이번 4월은 모든 매듭들이 잘 풀어질려면, 하나의 실타래의 확실한 출발점을 찾아야 한다. 그런데 그것이 보이지 않는다. 오늘은 비가 자작자작 소리없이 내린다. 창문에 보이는 나뭇잎들은 이제 싱그러운 초록색의 빛으로, 향연의 축제를 벌이는 것 같다. 또한 반가운 봄비로 그동안 목말랐던 모든 생명들이 살아나온다. 눈에 보이는 모든 것들의 순간들이 이렇게 봄비처럼 소중하게 다가올수가 없다.

거실 한켠에 쌓여 있는 4월 초에 출간된 30박스의 책들이 남의 손길을 기다리고 있다. 겨울내내부터 올 봄 까지 작업한 결실들이 빛을 보기까지 정말로 많이 아파하고, 고통스러운 날들이 이어진 결실이었다. 근 10여년간에 이루어진 아유르베다의 수 많은 흔적들이 이제는 많은 사람들에게 알려지는 시간이 이제 멀지 않았다. 소리없이 서서이 다가옴을 느낀다. 봄의 소식을 알리는 나뭇잎의 새싹처럼, 그렇게 조금씩 조금씩 세상에 드러날 순간이 이제 멀지 않았다.

하지만, 겉으로는 고요한 모습이지만, 마음속으로는 여러 가지 생각들이 많다. 출판사에 다시 개정판을 내면 어떨까 해서 10여곳에 책을 보냈다. 2주에서 많게는 4주 걸린다고 했다. 어떤 사람은 '지금 책이 나왔는데, 무슨 말이냐?'한다. 책을 보내고 난뒤, 기다리는 그 시간동안 하루에도 수없이 많은 질문들을 나에게 쏟아 놓아본다.

'그래 지금까지 잘 왔으니까, 순리에 맡겨보자, 그동안의 생각과 나의 계획을 다 아니까, 하늘이 인도 해주겠지'하는 생각이 드는 순간, 요동치는 마음이 순간 잠잠해 지며, 평화가 찾아온다. 세상의 모든 것이 녹록치 않다는 말도, 피부로 절실히 느낀다. 사람마다 종사하는 일들과 개개인의 환경, 나이와 성격과 취향, 사고들이 찬차만별이지만, 삶에 있어서의 일어나는 과정, 고통, 좌절, 스트레스, 우울, 고독, 기쁨, 환희 등등의 희노애락도 마찬가지인 것 같다. 사람이기에 마땅히 그 모든 것들을 감사하게 생각하며 이겨내야 한다. 그것은 피해 나갈 수 없는 것이기에 운명처럼 받아들이며, 하루에 일어나는 범사에 행복한 마음과 감사함으로 일관할수 있도록 모든 사람들이 노력하는 것이 이제 눈에 보인다.

월요일인데도 집에서 글작업을 하고 있다. 외진 곳이라 주위에서 일어나는 소음이 전혀 없어서, 좋다. 가끔씩, 새들이 베란다에 있는 빨간 열매를 가진 화분에 입맞춤하고 가는 것이 보기좋다. 봄비에 더욱 새롭게 단장하는 초록색잎들로 으젓한 자세를 뽐내는 나무들 보이는 것마다 감사하다. 책이 출간되고부터 생각하는 것도, 그리고 평사시에 일어나는 일들도 전보다 다르게, 내 삶이 흘러가는 것 같다. 다른 웨이브에 올라탄 것 같은 느낌이 들때가 한두번이 아니다. 직감은 맞을 것이다. 젊은 사람들은 '촉'이라고 했다. 그러면, 새로운 맞음에 대하여 두려워하지 말고, 나아가야 한다. 숨을 잠시 크게 고르고, 다시 에너지를 얻어 새로운 곳으로 주저하지 말고, 가야한다. 지금이 그 시기인 것 같다. 새로운 곳을 향하여, 나아갈 때, 정신을 재정비하여야 한다. 고요한 가운데, 불안할 것이 아니라, 순응해야 할 것이다.

오후 늦게 거의 남들이 퇴근할 시간에 전화한통이 걸려왔다. 모르는 사무실 전화번호였다. '다른 출판사?'라는 생각을 가지고 전화를 받았다. '안녕하세요? 선생님.' 신세계 아카데미 실장이었다. 반가왔다. 내일 만나는 약속이 있는데, 순간 무슨 일이지?라는 생각이 들었다. 7월달에 있는 힐링강좌에 아유르베다를 넣어도 괜찮겠느냐는 말이었다. 당연하지, '얼마나 많이 기다리고 기다려 왔던 말인데' 너무도 감사했다. 내일 만나서 의논해도 되는데, 만남전에 나에게 큰 선물을 먼저 안기는 것이다. 강사는 강의할수 있는 곳이면 환영이다. 더구나 신세계 아카데미는 대환영이라 하지 않을 수 없다.

갑자기 걸려온 전화에 '아유르베다 강의 확정'스케줄을 정해놓고 전화기를 내려놓았다. 마음에 잔잔이 요동치는 행복감은 지금까지도 잔잔이 파도를 타고 있다.. 그렇게 4월의 잔인한 고요함 속에 하나의 감동이 내 가슴속을 파고 들어 왔다. 사람들에게는 욕망이 있다. 그것이 일이든 사랑이든, 무엇이든 간에 그러한 것들을 위하여 끊임없이 노력한다면, 기회가 찾아온다. 아카데미 실장과의 대화에서 '이제 책을 내었으니'라는 말을 전화가 끊어지고 나니, 좀전의 말이 새록새록

7부. 티벳의 서(죽음과 운명) 191

기억에서 떠오른다. 책을 내는 것을 인정해준다는 말은 기분 좋은 말이다. 신선한 공기가 내 숨구멍으로 들어가 가슴을 펴주는 그런 느낌이 든다. 강사에 대한 많은 지식과 경험의 녹녹함이 묻어있는 실장의 말속에서 행복감이 전해져온다. 인천점에서 의정부점, 그리고 강남점에 올때까지 이루어진 5 여년간의 소중한 인연. 밖에는 아직도 봄비가 소리없이 대지를 축이고 있다. 모든 것들이 싱그로워 보인다. 이제 4월의 침묵은 결코 잔인한 달이 아니라, 희망의 파도로 서서이 나에게 다가오고 있다.

아유르베다에 대한 집념, 열정, 몰입 그리고 사랑 ('내가 왜 여기에.... ?')

이번 인도에서는 유난히 일정이 힘들었다. 인도는 워낙이 대지가 넓어서 기후가 도시마다 모두 제각각이었다. 뉴델리는 낮에는 25도 정도라 반팔을 입어도 괜찮았다. 낮의 태양이 가끔은 강렬해서 여름날씨처럼 땀을 흘리기도 했다. 그리고 아침저녁은 우리나라 초겨울 날씨처럼 온도가 낮아 인도 사람들은 털자켓이나 가죽자켓을 걸쳐입은 사람들 모습이 눈에 적잖이 띄었다. 그래서 많은 사람들이 기침하는 모습들이 많았다. 옷 입는 것이 어려웠다. 따스한 옷을 입으면 낮에는 벗어야 할 정도로 더워서 어떻게 입을지 상당히 힘들었었다. 그리고 결국은 감기에 걸리고 말았다. 그리고 7일후 코친으로도 비행기를 타고 이동했다. 뉴델리 공항에서 코친공항까지는 2시간 30분정도 걸린다. 깨랄라 코친의 날씨는 시즌때라 그런지 (11월에서-2월까지) 거의 환상적인 날씨라 한다. 하지만 델리에서 적응 못한 몸상태가 다시 코친의 낮 온도

30도를 맞출려고 하니 몸에 무리가 가지 않는 것이 이상할 정도였다. 이른 아침 날씨는 의외로 선선한 초가을 날씨였다. 하지만 오전 8시쯤 부터는 온도가 확 바뀐다. 여름날씨의 아주 뜨거운 기운이 땅에서 햇볕에서 모두 밖으로 뻗어내는 것 같다. 이번에 시간을 내어 찾아간 바라까 해변에는 수많은 사람들이 수영하고 있었다. 우리나라는 겨울인데 여기는 한여름이었다. 선글라스를 쓰지 않으면 이글거리는 햇살에 도저히 눈을 뜰수 없었다. 그리고 이번에는 한국에서 많은 음식들 재료를 가져가서 식사하는 것이 그다지 힘들지 않았다. 하지만 10일정도가 있다가 동이 났다. 인도 음식도 몇 번 인도를 다니러온 사람들은 좋아하건만 나는 그렇지 않았다. 유독 향신료가 많이 들어간 콩류의 음식을 매일 같이 먹는다고 생각하면 그 또한 힘들 것이다. 한 두끼 정도는 괜찮은 데.....

그러면서 머리에 열은 가시지 않고 몸은 지쳐가기만 했다. 이젠 학회일정도 끝나서 빨리 한국으로 돌아가고 싶은데 주문한 약초가 일주일이나 더 기다려야 한다니, 매일의 일상들이 너무 힘들었다. 그러면서 '내가 왜 여기에.... ?'는 약한 생각이 밤낮으로 끊임없이 나를 괴롭혔다. 여지껏 한번도 이런 생각을 하지 않았는데 아니 못했는데 이번 인도학회 참석차 와서 나 자신을 다시 생각해보게 되었다. '한쪽 길로만 가라고 한쪽 길로만 가라고 옆도 돌아보지 말고, 어떤 다른 말에도 흔들리지 말고, 오직 너 혼자가 결정한 것이든 끝까지 흔들리지 말고 가야만 하자'고만 자신을 도닥거리며 얼마나 수많은 날들을 가리키며 앞으로만 전진하라고 하지 않았던가

7부. 티벳의 서(죽음과 운명) 193

그런데 여기서 마지막 한국으로 돌아가기 며칠전 이런 저런 생각으로 뒤척이다보니 잠이 잘 오질 않았다. 인도라는 남의 나라에 와서 '무엇을 위하여?' '나 자신을 위하여?' '나는 왜 여기에.... ?' 자꾸 의미없이 중얼거리게 되었다.

이렇게 자신의 본질에 대해서 힘들어 하던 때에 하나의 사건이 일어났다. 출국 5일 전에 우체국에서 한국으로 부치던 책이 담긴 1개의 소포자루 물표확인을 해보니 North Korea로 적혀있었다. 14년동안 인도를 다녔건만 처음 당해 보아서 너무 놀랬다. 소포상자 각면마다 south korea라고 적혀있건만 창고직원은 멋대로 표기했다. 그것을 south로 바꾸는 데도 절차상 30분이 걸렸다. 그리고는 다시 South Korea로 가는 운송방법 때문에 어처구니 없는 일이 일어나고 말았다. CL을 EL로 바꾸는데 직원들이 협조를 해주지 않고 오히려 힘을 모아 사우스 코리아에는 EL이 없다고 하면서 거부하는데 정말 다시 오기가 발동하고 전의 나약한 생각이 싸악 없어져 버렸다.

그들 말대로 CL(일반 택배)물표를 받고 한국에 왔다면 평생 그러한 행동을 한 나 스스로가 어리석은 선택을 한.. 엄청난 트라우마에서 벗어나기 쉽지 않았을 것 같았다.. C의 뜻은 일반이라는 뜻이다. 차라리 물건을 받지 못하는 일이 있더라도 그들을 다시 설득해 EL(EMS:급행)을 받는 것이 나 자신에게 최선을 다했다면 결코 후회는 없을 것 같았다. 인도에서 몸이 지칠 때 정신이, 약해지려할 때 우체국에서의 일이 나를 다시 세우려는 힘이 될수 있었던 건 하늘의 울림같은 강한 메시지 덕분이라 생각해 보았다.. '내가 왜 여기에...

?' 이라는 약한 생각을 한방에 날려버렸다.

이번 우체국에서 일어난 일은 정말로 잊지 못할 경험이었다.. (몇년전에 CL을 선택해서 5개 소포를 보냈는데, 지금껏 하나도 찾지 못했다. L이라는 뜻은 보내는 지역을 일컫는다. 여기 깨랄라 코친을 나타낸다. 그래서 남들은 모두 비행기로 가는데 문제없다고 하지만 난 경기를 일으킬 정도로 화들짝 놀라며 오로지 돈이 비싸더라도 EMS를 선택한다. 뼈아픈 경험이 있기 때문이다. 일반 택배는 비행기로 가지만 15일에서 한달까지 걸릴수도 있다. 인도 전역을 돌면서 소포는 없어지게 되는 게 다반수다. 하지만 EMS는 거의 5일쯔음이면 무리없이 도착한다.)

지금까지 끊임없는 아유르베다에 대한 집념, 열정, 몰입이 없었다면 지금의 '나'라는 존재가 있을리는 만무하다. 인도에서 서민들 대부분은 노우스코리아로 표기하든 사우스코리아로 표기하든 그 주소대로 들어간다고 생각한다. 정말 우리나라는 우리나라에서 볼때만 우리나라다. 다른나라에서 우리나라를 보는 시각은 정말 아무것도 모른다고 생각하면 맞을 것 같다. 만가지 중의 하나? 정말 괴로운 일이다. 노우스? 사우스? 그자체가 남들에게 자랑할만 것이 결코 아니라는 것도 가슴 아플 정도로 절절이 느끼게 되었다. 그리고 또한 South Korea-Republic government의 표시가 정말 얼마나 자랑스럽고 뿌듯한 존재인지도 알게 되었다. 나에게 한국이라는 조국이 얼마나 대단한지 그리고 얼마나 소중한 조국인지를 다시 한번 더 깊게 깨닫게 되었다. '내가 왜 여기에.. ?'라는 해답도 찾았다. 아유르베다에 대한 집념, 열정

7부. 티벳의 서(죽음과 운명) 195

그리고 몰입은 결국 우리나라 한국에 대한 집념, 열정, 몰입, 사랑이라는 것이었다는 것을 깨닫게 되었다. 가슴 깊이 절절이 메아리 칠 정도로 강한 울림 때문에 나는 지금 인도에 있는 것이었다.

과거와 현재가 공존하는 인도

작년 2016년 10월 4일 인천공항에서 1시 50분 비행기로 인도로 출국하였다. 인도항공을 이용하였다. 홍콩을 경유해서 홍콩에서는 50분간 머무르다 다시 인도 뉴델리로 떠난다. 뉴델리 도착은 저녁 9시 30분이다. 인도는 우리나라보다 3시간전 빠르다.

인도에 도착해서 공항에서 일부는 환전을 해야 한다. 뉴델리로 들어가려면 인도 루피를 사용해야 하기 때문이다. 한국돈으로 1127원이 1달러였다. 1달러를 다시 인도돈으로 환전하면 67루피였다. 해마다 인도를 왔지만 이렇게 많은 루피를 받은 적이 없었다. 2015년에 온 이후로 2년만에 인도에 온 것이다. 그전 기억으로는 거의 48루피 이상을 넘은 적이 없었다. 이번에는 훨씬 많은 루피라서 꽤나 쏠쏠이가 좋겠다 싶었다. 하지만 그 다음날 뉴델리 파하르간즈 시장에 나가서 보니, 그것은 기우에 불과했다.

예전의 시장 가격이 곱절이나 오른 것이 많았다. 먹는 것은 크게 차이가 없어 실감나지 않았지만 그 외의 가격들은 놀라울 정도였다. 67루피로서의 가치가 없었다. 차라리 예전 47루피시기였을때가 더 쏠쏠이가 있었다. 이제는 세계경제뿐만 아니라 인도 경제사정도 불안하기는 마찬가지였다. 하지만 인도 사람들의 모습은 10년전이나 지금이나 달라진 게 없어 보였다. 파하르간즈에 가면 묵는 비벳호텔 식구들이나 여행사 랴주형제들이나 예전이나 다름없는 그들의 모습들이 존재하고 있었다. 그곳을 찾는 여행객들은 거의 라쥬형제들을 보면 포옹하며 볼에 입맞춤을 하는 고즈늑한 나이들은 사람들을 볼수 있었다. 거의 60대 인 것 같았다. 너무나 격렬한 모습에 조금은 놀라워하는 나에게 랴쥬는 그 사람들과의 인연이 거의 30년이상 된 가족과 같은 사람들이라 조금도 부담스럽지 않다고 전해줬다. 2-30대부터 인도를 드나드는 사람들이라 한다. 인도에 처음 발을 들이대는 순간, 매년 인도에 오지 않으면 안되는 인도에 중독된 사람들이 참으로 많단다. 인도 파하르간즈에는 독일, 이스라엘, 프랑스, 미국등 유럽사람들이 많이 오는 편이다. 여행사 랴쥬 대표는 여행사 일이 비즈니스지만 찾아오는 사람들을 정말 친구처럼 배려하는 것이 몸에 배였다. 시간에 넉넉하고 사람에게 최선의 배려를 아끼지 않는 순수하고 넉넉함 그들에게 바쁜 것은 없다. 그러기에 이곳을 찾는 사람들은 자석처럼 라쥬 여행사를 떠날 줄 모른다. 그래서 그곳은 늘 웃음과 사람들의 만남이 끊임없이 이어지는 장소이기도 하다.

인도 뉴델리 파하르간즈는 10년전의 좁은 도로가 조금 넓어진 것 말고는 그때와 지금과 변한 것은 별로 없는 것 같다. 앞으로 인도가 중국 다음으로 부상된다고 다들 예측하지만, 아직도 과거안에서 벗어나질 않는 나라인 것 같다. 왜냐면 시장 상점 위치도 종류도 거의 똑같은 장소에 있다. 10년전 모습도 그랬다. 지나가는 인도 사람들도 거의 같은 사람들처럼 보인다. 우리나라 사람들이 외국사람들 눈에 거의 분간하

7부. 티벳의 서(죽음과 운명) 197

지 못할 정도로 헷갈리게 같은 얼굴 모습으로 처음에는 보이
는 것처럼 말이다. 인도인들은 아침에 문을 여는 시간도 거
의 오전 10시가 되어야 한다. 때로는 오전 11시에 상점문을
여는 곳도 있다. 시간 관념이 별로 없다. 그리고 바쁜 것도
없는 인도 사람들이다. 그러다보니 걸음걸이도 느릿느릿한
것이 특징이다. 시간이 지나면서 때로는 뉴델리 파하르간즈
의 큰 시장은 인산인해의 무질서한 인파들로 넘쳐난다.. 그것
이 인도 사람들의 무질서속의 질서를 탄생하는 역설적인 인
도인들의 정체성을 찾아볼 수 있었다. 그리고 아직도 파하르
간즈에는 구걸하는 사람등 거리의 걸인들도 쉽게 볼수 있었
다. 10년전에도 똑 같은 모습을 보면서 시간이 멈춰져서 현
재의 내가 아닌 10년전의 내 모습이 지금 이 나라에서 그대
로 있는 것이라 생각하니, 순간 행복했다. 사람은 옛날로 돌
아갈수 없기 때문에 더 소중한 것이다. 시간이 멈춰서 정지
하는 것 같은 착각이 든다. 지금 이순간 10년전 과거의 그
광경들이 함께 공존하는 인도라는 생각이 들었다. 그래서 사
람들은 인도를 사랑하는가 보다.

아주 오래전 강산도 변한다는 13년전에 인도와 인연을 맺은
내가 시간이 흘러 이젠 흰머리가 나는 고즈넉한 나이에 접어
들었지만, 주위의 변하지 않은 것들을 다시 보면서 그때의
그 모습으로 지금 이순간을 함께 공유하고 있다는 착각을 잠
시나마하게 되었다. 행복은 멀리 있는 것이 아니라 언제나
지금 내안에 있음도 발견하게 되었다.

건강할 때 내 몸에게 감사해라

나이가 이젠 제법 많이 들어 무슨 일을 하다 허리가 아파 움

직이기가 쉽지 않을 때, 몸의 건강이 얼마나 중요한지 새삼 느끼게 된다. 지금 허리를 움직이기 힘들다. 조금씩 허리를 비틀어본다. 오른쪽은 괜찮고 그럼 한번 왼편은 하고 천천히 움직여보니, 그곳이 좀 걸리는 가 싶다. 순간 이건만으로도 얼마나 다행인지 모른다는 감사의 마음이 올라왔다. 예전 같았으면 오히려 우울한 생각이 들었을 텐데 말이다. 아직은 조금 더 사용해야 하니, 허리에게 말을 걸어본다. "너무나 수고했어, 내가 너를 너무 무리하게 사용하여 힘들게 했나보네 미안해 조금 쉬어줄께"하고 다시 바라보니, 내몸이 이렇게 감사하다는 마음이 들었다. 그리고 침대 모서리에 누워있다가 한쪽발로 바닥에 대고 내린다는게 잘못 헛짚어 몸뗭어리가 쿵 하고 떨어져버렸다. 순간 손을 똥에 짚었더니, 손목 관절이 욱신거린다. '아뿔사 귀중한 내몸뚱우리를 간 방심에..' 누가 내몸을 보호해줄 것인가.

자신밖에는 없는 것이다. 그리고 하잘 때 없는 몽둥아리가 아니다. 이 세상에 한번 태어난 몸 얼마나 소중한 나의 인연이란 말인가. 새삼 기특하기도 하다. 지금까지 나는 나의 몸을 가지고 이 세상을 살아가고 있다. 너무나 감사한 일이다. 나는 내 손에게 그리고 나의 몸에게 말한다. 너무나 함부로 막 부려 먹어서 미안하다. 이제는 내가 움직이는 모든 것들은 너희들이 있어서 이기에, 감사하는 마음이라도 잊지 않도록 노력하마. 나의 몸을 이루는 피부와 근육, 그리고 뼈, 머리, 얼굴, 눈, 콘, 입, 턱, 가슴, 배, 다리 손, 콩팥, 위 간, 십이지장, 대장 소장 방광 자궁등등의 내 몸을 이루고 있는 구성원들에게도 다시 한번 감사의 마음을 전한다. 그리고 이제는 말할게, 너무 허세부리지 않고 너희들을 먼저 사랑하고

7부. 티벳의 서(죽음과 운명) 199

감사할수 있도록 애쓸께, 그리고 나서 그다음의 일들을 생각할 께. 이제서야 너희들의 존재가 얼마나 중요하고, 내삶의 모든 것임을 알게 해주었서 너무 감사하기만 하단다.

더 열심히 하여 다른 사람들에게도 우리 몸을 이루고 있는 모든 것들이 얼마나 중요한지 하나하나 가르쳐주면서 살거야. 오늘도 너희들이 나를 위해 희생해주지 않았더라면, 나는 이 세상에 존재하지도 않았을거야, 맛있는 음식들을 즐기는 것도, 아이를 생산하게 한 것도, 삶의 행복을 느끼게 한것도 알고보면 모두 너희들이 한 것을 이제까지 너무 무시하며 살아왔어 이제는 감사하며, 나에게 준만큼 너희들에게도 기쁨을 줄거야, 나는 아유르베다로 사람들에게 희망을 줄거야 암을 앓는 사람들에게도, 희귀병을 앓는 사람들에게도 나을 수 있다는 치유를 알게 해 줄거야. 그런데 말이야 왜 사람들은 치유를 하는 방법이 있는데도 말이야. 돈만 많이 들어가는 항암요법만을 선택하는지 이해가 안가. 병이 걸리기전에도 예방법이 중요하다고 그렇게 시부려도 도대체 듣질 않아

왜 방송국 사람들은 아유르베다만 빼고 명의들만 초대하는지 모르겠어, 그리고 비타민이라는 프로그램도 그렇고, 천기누설도 그렇고 뭐더라 그래 황금알 그것도 그래, 왜 아유르베다는 부르지 않는 거야. 세상은 온통 거꾸로 가는 것 같아, 그래도 사람들은 환호하고 있어, 세상이 흔들리고 있어, 그래도 오늘은 가고 내일은 돌아오거든 절망하지 않을 거야 나에게는 든든한 너희들이 있거든, 절대로 면역떨어지지 않게 하고 나를 지켜줘

사람들에게 아유르베다를 보여주자, 그래서 사람들에게 있는 너희들의 존재가 얼마나 위대한지, 인간에게는 없어서는 안될 하나하나의 소중한 구성원으로 만들어진 세포들의 완성. 이 모든 것들이 너희들이 이루어냈잖아. 그것을 깨닫게 해주어 하루하루 살아가는 기쁨이 얼마나 행복한 삶인지 알게 해주자.

고마워, 그리고 감사해 내몸을 이루고 있는 모든 생명체에게. 오늘도 움직여줄거지 나는 부탁할거야 그렇게 해달라고 내 손, 생각을 움직이는 뇌, 어디라도 데려다주는 다리에게 말이야, 소중하게 사용할게 이제 남은 시간까지 굳이 필요없는 데는 사용하지 않을 거야. 믿어줘 꼭 그렇게 약속할게, 그리고 사랑할께. 감사할게

인도 문화유산이 돈이다.

인도는 유네스코에 지정한 세계문화유산이 26개에 달한다. 세계적으로 5위에 속한다. 인도는 세계의 주목을 받으면서 인도에 많은 관광객이 몰려들고 있다. 관광 산업의 파급효과는 호텔, 쇼핑, 음식, 운송업에 까지 영향을 끼칠것으로 보인다.

그리고 인도의 세계적인 문화유산이 많은 고로 그로 인해 밀려드는 관광객의 증가는 경제성장에 힘을 일어줄 것이다. 인도 문화유산 중에 타지마할은 인도에서도 가장 대표적인 유산이다. 세계 7대 불가사의의 하나로 꼽히는 타지마할은 무굴 제국의 황제 샤 자한이 죽은 아내를 추모해 만든 일종의

묘지다. 타지마할의 아름다움은 그곳을 가지 않고서는 절대 알수 없을 것이다. 타지마할을 들어서기 전에 입장권을 끊어야 한다. 그리고 카메라가 눈에 보이면 맡겨놓아야 한다. 그러나 타지마할 촬영을 하지 않고서는 천추의 한이 될 것이다. 그래서 없는 것처럼 하고 들어갔다. 그때는 스마트폰에 카메라 기능이 있는 것을 감시원들이 몰랐을 때라 쉽게 스마트폰을 갖고 들어가 촬영할 수 있었다. 그러나 스마트폰을 잃어버려 그 때의 사진들이 없어서 지금까지 가장 애석하게 마음한 구석에 자리잡고 있다. 입구를 들어서는 순간 타지마할이 압도적으로 눈에 들어온다. 영화를 보면 웅장한 것이 클로즈업되어 다가오듯이 정말로 웅장하면서 몽롱하고 신비스럽기만 하다. 하얗게 빛나는 대리석은 다이아몬드가 빛을 발하는 것처럼 눈이 부셔 바로 쳐다볼수가 없을 정도이다.

타지마할까지 갈데는 도로여건과 기후가 너무 더워 힘들었지만 막상 타지마할을 보는 순간 모든 기억들을 다 잊어버린다. 타지마할은 일생에 꼭 가보아야 할 인도의 귀중한 문화유산이다. 그리고 놀라운게 하나 더 있다. 인도는 문화유산의 가치를 외국인들에게 자국인들보다 엄청나게 비싼 입장료를 내게 한다. 그것은 자국민의 거의 350배에 가깝다. 내국인인 인도 사람들에게는 20루피(우리나라 돈으로는 500원정도)지만, 외국인들에게는 750루피를 받는다. 한해에 인도를 찾는 관광객이 500만명에 이르고 있다하니 그중 절반은 타지마할을 방문하고 갔다고 가정해 보아도 대략 400억원의 수입이 예상된다. 단순히 입장료인 것을 감안해 볼 때 향후 발생할 인도의 관광수입은 엄청날 것으로 예상된다. 훌륭한 조상들이 만들어낸 문화유산으로도 인도에 막강한 부를 창출하고 있다.

아유르베다 의학과 하타요가로 마음과 정신력을 강화하자

하타요가는 (주로 신체동작으로 이루어진 요가)에서는 육체 속에 있는 현재의 생을 연장하는 요가방법을 다루고 있는데, 그것 역시 궁극적으로는 죽음을 피하고 있는 것이 목적이다. 물론 그것은 현대인들이 생각하는 것처럼 인생에 매달리는 것과는 다르며, 생명의 특수한 형태를 수행의 도구로 삼기 위한 것이라 하겠다.

힌두 믿음에 따르면 인간의 신체에는 아홉 개의 구멍이 있으며, 이곳들을 통해서 신체는 외부 세계를 체험한다. 그 구멍들 중에서 가장 좋은 출구는 배꼽 바로 위에 위치해 있다.

그러나 가장 좋은 출구는 '브라마란드라'라고 하는 두개골 위의 갈라진 틈이다. 요가에소는 이곳을 '천 개의 꽃잎을 가진 연꽃'(사하스라라 파드마, 백회)이라고 부른다. 그들은 이곳을 의식의 자리라고 여긴다. 그래서 종통 힌두교인들은 이 지점에 쉬카라고 하는 머리 장식을 하는데, 그것은 어리석은 사람들이 말하듯이 그곳이 붙들린 채로 천국이나 지옥으로 끌려가기 위해서가 아니라 순수 의식이 머무는 자리에 대한 존경심의 표시이다. 원시 부족들의 믿음의 근거가 무엇이든 간에 요가 사상에 보면 머리는 의식의 중심 센터이며, 척추에 있는 다른 작은 센터들을 통제한다.

7부. 티벳의 서(죽음과 운명)

생명력이 이 척추 공동 속에 있는 생명 에너지의 중앙 통로인 수슘나디를 통해 바깥으로 빠져나감으로써 신체의 나머지 부분들은 생명력이 사라지고, 머리에 있는 생명 에너지 센터의 기능이 가장 활발해진다고' 티벳의 서에서는 인간의 순수 의식체인 생명력의 귀중한 것들의 가치를 안내한다.

요즈음 우리 주변에 일어나는 황당한 살인사건들이 일어나고 있다. 준비할 수 없는 갑작스런 위기앞에 모두들 당할 수 밖에 없는 현실 그것은 정신의 의식세계가 혼미스러운 흔히 정진병자라 부르는 내적인 정신 질환을 가진 사람들이 저지르는 범죄라 하는 수위 '살인사건'을 쉽게 일으켜 남의 귀중한 생명을 앗아가버리는 현실앞에서 우리는 우리 스스로에게 'How to do?'라는 질문을 던질 수밖에 없다. 드러내 있지 않은 언제 시한 폭탄처럼 터질지 모르는 정신적 결함의 질병을 앓고 있는 수 많은 사람들, 단지 의식이 무의식의 방종함의 짓거리들을 애써 잡고 있을 뿐 언제 그 고비가 풀어질지는 아무도 장담할 수 없는 현실....

한사람마다의 건강한 자아의식이 절실히 요구되고 있다. 이번에 인도의 요가 사상 교육을 실시하여 몸과 마음, 정신이 건강해 질수 있도록 우리 사회가 힘모아 참여해야 하는 피나는 노력들을 해야 할 것이다. 이것이 지금 우리들에게 무엇보다 더 중요하지 않을까 싶다.

사람의 모순
(자신을 결코 드러내지 않는다.)

지금 현대사회는 급속도로 변해가고 있다. AI인공시대가 다가오는 미래예측에 대비한 생활환경들이 무섭게 변화하고 있다. 이러한 속도는 감히 따라갈 수 있을지 두렵기만 하는 세상이다. 오늘날 모든 것이 경쟁사회이면서 사람들 스스로를 경계하는 게 눈에 유별나게 많이 보인다. 그러다보니 각자 사람들은 자신의 생각을 잘 나타내지 않는다.

이제는 사람을 더 믿을 수 없는 시대가 되어 버렸다. 프랑스의 뛰어난 소설가 로랑 가리의 '벽'이라는 작품은 현대인이 더 이상 다가갈 수 없는 관계의 벽을 아주 비극적으로 그려내고 있다. 어느 크리스마스에 한 청년이 시체로 발견된다. 고독을 이기지 못해 스스로 목을 매고 자살한 사건이다. 왜 이 청년이 자살을 선택할 수 밖에 없었는가. 그 즐거운 크리스마스에. 그것은 그의 옆방에 살고 있던 한 여자와 관련해서 더욱 비극적으로 묘사된다.

자살한 청년은 종종 계단에서 마주친 옆방 여자에게 연정을 품고 있었다. 하지만 소심한 성격으로 인해 감히 말도 못 건넨 채 혼자서 그녀를 신비화시키고 있었다. 바로 그날 밤 사건이 일어난다. 옆방에서 이상한 소리가 들리기 시작한 것이다. 순수한 처녀라는 그녀의 이미지는 그대로 깨져버린다. 결국 삶에 대한 지독한 고독과 염증을 이겨내지 못하고 그는 자살을 선택한다. 하지만 그날 밤 그가 들은 신음소리는 다름 아닌 그 여자의 비명소리였다. 그 순간 여자는 음독자살을 시도하고 있었고, 그 비명 소리가 그에게 관능적 신음소리로 들렸던 것이다. 오해가 빚은 비극적 상황은 바로 지금 현대인의 더 이상 다가갈 수 없는 관계의 벽을 극명하게 보여준다.

지금 우리나라 젊은이들은 결혼하기 쉽지 않다. 여러 가지 이유 가운데 상대방에 대한 불불명한 미래에 대한 확신이 없다. '잘 살 수 있을까?' 그리고 지금 현재 자신의 상황에도 자신이 없기에 결혼이라는 말 자체가 두렵게 느껴지는 것이 사실이다. 자신이 먼저 그럴만한 자격이 있는지 고민한다. 그러기에 남에 대한 어떤 막연한 불신이 가슴속에 자리잡고 있음을 더더욱 부인할 수 없는 것이 현실이다. 위의 이야기에도 보듯이 생각에 머무르지 말고 밖으로 자신의 고민을 드러내야 한다. 어떤 이야기든 서로 공유하면서 당면한 문제를 풀어나가는 적극적인 자세와 마음가짐이 지금 더욱더 필요하지 않을까 하고 생각해본다.

당뇨병

이병은 글자 그대로 오줌 속에 당이 나오는 것이다. 혈액중의 당분(포도당)이 증가해서 일어난다. 호르몬의 일종으로 인슐린이라는 것이 있다. 이것은 체내의 각 영양소의 대사를 활발하기 위한 호르몬인데 이것이 없으면 우리들은 살아갈 수 없다. 이 인슐린의 작용이 약하면 당뇨병이 발생한다.

이병은 유전적 요소가 많다고 한다. 부모가 당뇨병 환자인 경우는 조심해야 한다. 일명 부자병이라는 병명도 있는데 당뇨병은 미식가에게 많이 나타난다. 당질, 단백질, 지방 등 열량이 많은 영양소를 많이 계속해서 섭취하면 그 분량만큼 인슐린이 소비되어 드디어 작용이 약해진다.

무엇을 먹으면 안된다는 것은 없지만 적절한 영양을 균형이 잡히도록 섭취하는 것이 가장 중요하다. 또한 살이 찐 사람은 체내에서 인슐린이 많이 사용되기 때문에 주의할 필요가 있다. 결국 부모가 당뇨병 환자가 아니더라도 영양과다와 비만이 원인이 되어 발병하는 가능성은 많다. 때로는 심신의 스트레스와 어떤 종류의 약물의 섭취로서도 당뇨병이 생긴다.

그러므로 부모가 발병자가 아니더라도 안심할 수 없다. 오줌에 증가하는 포도당은 우리들의 주식의 주요 성분인 전분이 체내에서 탈바꿈한 것으로 인간의 활동을 위한 에너지의 근본이다. 에너지의 근본이라면 많으면 많을수록 좋다고 생각하지만 혈중 속에 함유되는 양은 보통 0.1%정도이며 그보다 많은 것이 당뇨병이다. 혈액중에 많으니까 오줌과 함께 배설되는 것이다. 부자병이라고 부르는 사연도 여기에 있는 듯 하며 미식 경향을 시정하지 않는 한 당뇨병은 없어지지 않는다. 당뇨병의 치료점은 발바닥 홈이 파인 곳과 무릎 아래 10cm의 종아리다. 미식가의 발바닥의 홈이 꾸덕꾸덕해서 곧 알 수 있다. 두 곳의 치료점이 모두 압통이 있을 것이다. 압통이 있는 자리가 바로 치료의 포인트다. 그것을 잘 지압하는 것이 치유법이다. 당뇨병의 증상과 체력 등으로 압박하는 횟수나 강도가 달라서 일정한 수치를 열거하는 것은 불가능하지만 보통 하루에 여러 번 매일 계속하는 것이 좋다.

7부. 티벳의 서(죽음과 운명)

그렇게 반복하면 혈액중의 포도당은 조금씩 적어져 바람직한 상태로 돌아간다. 또한 당뇨병의 치유는 식이요법이 큰 몫을 차지한다. 현미, 야채, 해초를 중심으로 식사 해야한다.

식이요법 자체는 생각보다 어려우며 이것은 전문가의 도움을 받는 것이 좋다. 당뇨병은 동맥경화협심증과 심근 경색증, 심장병, 실명등을 유발하기도 하고 생명을 위태롭게 하는 수도 있다. 언제 발병했는지조차도 알 수 없는 병이니 조심해야 한다

8부. 암 치유

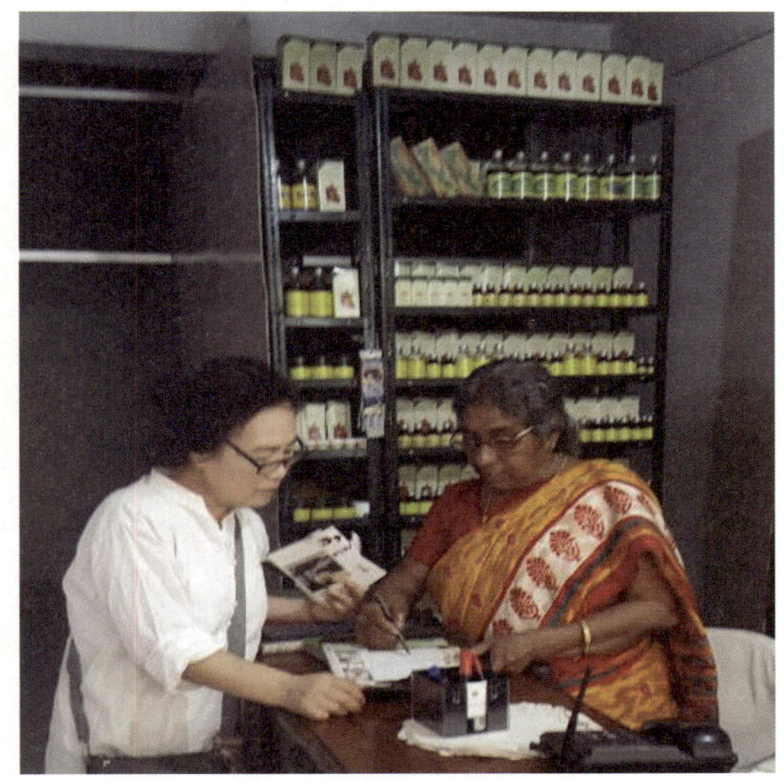

암환자의 깊은 고뇌

 정례화된 마음은 절대 움직일 수 없다는 거. 그것은 항암을 맞는 환자가 자연치유를 간절히 원하지만, 결코 방법을 바꾸지 못한다는 고집된 마음을 알게 되었다. 신장암 2기인 암환자와 상담하게 되었다. 30분동안 본인의 얘기만 먼저 하였다. 자세히 알아야 어떻게 할것인가를 알것이 아니겠느냐면서... 현대의학과 자연치유는 반대적이다. 현대의학은 암을 죽이기 위해서 항암요법을 절대적으로 사용한다.

 약복용도 이와 무관하지 않다. 몸속에 독소를 집어 넣는다. 암이라는 덩어리 독소를 죽이기 위해 다른 독소를 몸안에 투여한다. 이것이 현대의학에서 암을 죽이는 방법이다. 자연치유는 암이라는 독소를 몸바깥으로 빠져나오게 하는 그야말로 약하나 먹지 않고 한다. 부작용이 심각한 항암만 의지하는 환자에게 이보다 더 환상적인 방법이 없을 것이다. 하지만, 환자는 고뇌하였다. 암을 없애기 위해 투여한 항암도 자연치유로 제거해 낸다면, 자연치유를 거부할 수밖에.. 라고 판단하는 환자에게 무슨 말을 해야 할까... 할말이 없다.

 가족들도 환자에게 그 어떠한 말로 선택의 순간을 흐리게 할 수는 없을 것이다. 그것은 환자의 삶이기 때문에, 혼자만이 선택해야 할 가장 귀중한 가치라 보기 때문이다. 항암도 맞아 치유되고 싶고, 자연치유로도 치유되고 싶고, .. 어느 한 쪽만 선택하라면, .. 그것은 결코 쉬운 결정을 내리기 어려울 것이다. 하지만, 암환자와 상담하다보면, 일괄적으로 느끼는 것이 있다. 한마디로 대화가 너무 어렵다. 너무 자신만의 생각만 한다. 아니 암을 앓으면서도 독선적인 자아가 아직도 남아있단 말인가.. 암 환자는 암이라는 질병을 앓을 수 밖에 없다는 것인가 하는 슬픈 생각이 든다. 어떠한 말도 할수 가 없게 만든다. 누가, 도대체, 왜, 라는 질문을 수도 없이 해본다. 암환자에게 '자연치유'가 얼마나 소중한지 알텐데도 지금까지 현대의학으로 11년간 신장암이 2기로 전이되면서도 의사를 신뢰하지도 않으면서 항암치유를 결코 거부하지 못하는 마음을 보았다.

왜, 나는 그것을 바꿀려고 하였던가, 그것은 큰 잘못이라는 것을 깨달았다. 암환자들은 살려고 항암 그것에서 절대 벗어나지 못한다는 것을 깨달았다. 너무 가슴 아픈 이야기다. 자연치유를 하면서.. 항암보다 더 못한 삶을 살까봐 겁이 나는 거다. 무어라 할말을 잃었다. 아니 자연치유의 항변도 잃어버렸다. 무엇이 문제일까.... 그것은 환자의 마음이라 생각해 보았다. 절대로 양보할수 없는 마음, 타협할수 없는 마음, 암과 싸우면서 그는 이미 그 이전의 마음을 모조리 다 잃어버린 사람같았다. 아주 질기고 질긴 강한 정신력만이 남아 있었다. 그런 정신력으로 지금이라도 한번 자연치유해보면 좋을텐데, 병행하면서 도와주겠다고 해도, 이미 그는 항암치유에서 벗어날 수 없는 절대로 항암에만 의지하고 있었다.

한번쯔음은 항암을 그만두고, 자연치유에 의지하고 싶을 뿐... 뿐... 뿐 인 것이었다. 상담이 아니라, 그 사람의 고정된 마음에 대화가 일괄되게 흘러갔다. 그 사람이 돌아가고 난 뒤 외히려 내가 분심에 쌓였다. 치유비가 부담스러워서라면, 한번 모든 건 다 내려놓고, 환자만 생각하고 한번 '아유르베다'로 결판내어봐?그 다음날, 치유비가 문제라면, 그냥 조건없이 치유해 주겠다는 예약시간을 주었다. 그러나 답변은 그사람의 부인의 전화만 문자로 찍혀서 날아왔다. 답이 돌아올때까지 얼마나 많은 고뇌를 하면서 울기도 했다. 사명이라는 의식을 가지고 나의 본마음과 많이 싸워봤다. 그리고 내려놓기로 마음먹고 문자를 보냈다. 하지만 돌아온 답을 보고, 그동안 무거웠던 마음을 내려놓았다.

속이 다 시원해진 느낌이었다. 그래 세상은 내마음과 같지 않아... 그리고 내가 생각한다고 모든 사람들이 다 그렇게 생각하는 건 아니야.. 그래 환자에게 충실한 답을 주었으니, 이제는 더 이상 하지 않아도 돼, 그 부인에게 굳이 전화까지 할 필요는 없거든 자연치유를 원한다면, 가족끼리 의논해야지 그것까지 설득해서 할 필요가 없다는 거야, 규정된 치유비원하지 않았으니까.... 마음이 이젠 편하다. 고칠만큼 받고, 하는 것이 정답이라는 게 확실한 것을 알게되어 이젠 어젯처럼 고민하지 않아도 되니, 세상이 달리 보인다. 그래 나 자신과 타협하지 말자. 좋든 싫든간에, 남을 위한다는 명목도 때론 좋지 않다는 것을 이번 기회로 알게 되었다.

그리고 또하나, 암환자라고 해서 무조건 '자연치유'를 반기지 않는 다는 것을 알았다. 그것은 바로 항암을 거부하면서도 항암을 절대 포기하지 못하는 암환자. 그리고 다시 점점 더 센 항암을 찾는 다는 것도 알았다. 전이가 되었기 때문에, 지금보다 더 강한 항암이 올때까지 그는 지금도 자기 몸과 투쟁하고 있는 것이다. 얼굴은 몸서리칠 정도로 차가웠다. 창백했다. 그러나 상담시간이 지나면서 얼굴이 붉기 시작했다. 항상 차갑다던 손을 만져보니, 땀 같은 것이 왈라와서 약간 축축해져 있었다. 그는 혈액순환이 절대로 필요한 사람이었다. 항암도 좋지만, 지금 그 사람의 몸을 따뜻하게 데워주는 것이 무엇보다 필요했다. 하지만, 그는 그냥 일어나 돌아갔다..... 마음이 아프다... 왜... 왜... 왜.....
앞으로 양갈래서 방황하는 사람보다는 정말로 간절히 '자연치유'를 원하는 사람도 분명 있을 거라는 확신을 갖고 지금 내가 가고 있는 길을 절대 되돌아가지는 않을 것이다.

암치유, 부작용 없는 면역세포 몸안에서 만들어진다.

우리 몸의 면역세포를 이용해서 암 면역치료한다고 국제 학술지 사이언스 학회가 발표했다. 지금 현대는 암과의 전쟁이라 해도 과언이 아닐만큼, 암이 만연해 있다.

암은 난공불락(難攻不落)의 요새와 같다. 치료제가 효과있어도 부작용이 심해 고생하는 환자가 많다. 같은 암이라도 사람마다 달라 어떤 환자에게는 잘 듣는 치료제가 다른 환자에게는 무용지물(無用之物)인 경우도 있다. 일반 항암제는 암세포 외에 정상 세포도 무차별 공격하기 때문에 머리카락이 빠지거나 구토를 일으키는 등 부작용이 심하다. 최근에 나온 표적 항암제는 정밀 폭격을 한다. 노바티스의 백혈병 치료제 '글리벡'이 대표적이다. 이들은 암세포생장에 핵심적인 효소에만 달라붙어 작동하지 못하게 함으로써 암세포를 죽인다. 하지만 표적 항암제 역시 암마다 다 개발된 것도 아니고, 모든 환자에게 다 듣는 것도 아니다. 과학자들은 암세포와 직접 맞붙어 싸울 군대를 찾았다. 바로 면역세포를 이요한 백신이다. 백신은 병원균을 약하게 하거나 죽여서 인체에 주사하는 것이다. 이를 통해 면역세포는 적군이 누구인지 알게 된다. 이후 진짜 적군, 즉 암세포가 발생하면 바로 공격할 수 있다. 영국 GSK와 미국 머크가 개발한 자궁 경부 암 백신은 암을 일으키는 바이러스 표면에 있는 단백질만 합성해 주사하는 방식이다. 워싱턴대가 개발한 맞춤형 암 백신은 백혈구의 한 종류인 '수지상 세포'를 이용했다. 나뭇가지 모양이라고 해서 이런 이름을 붙였다. 수지상 세포는 병원체를 죽이는 주력군이라고 할 T세포의 활동을 촉진한다. 수지상 세포가 병원체를 만나면 그 일부를 흡수한 뒤. 그 병원체의 일부를 매개로 면역세포인 T세포에 결합한다. 이를 통해 T 세포는 해당 병원체를 적으로 인식하고, 이후 그 병원체를 만나면 무조건 공격해 죽이는 것이다. 즉 수지상 세포는 일종의 정찰병이고, T세포는 전투병인 셈이다.

암 백신도 같은 방식으로 만든다. 먼저 암 세포에만 있는 단백질을 찾아내 수지상 세포에 붙인다. 이후 수지상 세포와 T세포가 결합한다. 이를 통해 T세포는 공격할 암 세포를 확인한다. 이후 T세포는 암세포와 마주치면 바로 공격해 분해해버린다. 특히 워싱턴대 연구팀이 개발한 이번 백신은 환자 맞춤형이다. 연구진은 흑색종 환자 3명에게서 암세포를 채취해 DNA를 분석했다. 과거에는 DNA 해독에 시간과 돈이 워낙 많이 들어가 개인별 해독은 엄두도 내지 못했다. 하지만 최근 DNA 해독 경비가 획기적으로 줄어들면서 상황이 바뀌었다. 연구진은 환자마다 각기 다른 암세포 표면 단백질을 7개씩 찾아냈다. 정상세포에는 없는 단백질이었다. 다음에는 환자의 피에서 수지상 세포를 골라내고 여기에 환자마다 다른 적군의 신상정보를 알려 준 것이다. 4개월간 세 번 수지상 세포를 주사했더니 암세포를 공격할 전투병인 T세포가 늘어났다. 그리고 두 환자는 암 세포가 더 이상 자라지 않았고, 한 명은 암세포가 사라졌다. 물론 이번에는 면역반응이 일어나는지만 알아보는 시험이라 다른 치료제도 병행했다. 즉 치료효과가 꼭 백신 덕분이라고는 말하기 어려운 것이다. 하지만 연구진은 '맞춤형 백신의 가능성은 충분히 입증했다.'며 폐암이나 방광암, 대장암등 다른 암에도 적용할 수 있을 것'이라고 밝혔다.

수지상 세포는 1973년 미국 록펠러대 랠프 스타인먼 교수가 처음 발표했다. 그는 이 공로로 2011년 노벨 생리의학상을 받았다. 하지만 안타깝게도 그는 수상 소식을 듣기 사흘 전 췌장암으로 사망했다. 스타인먼 교수는 죽기 직전까지도 암 백신 개발에 기여했다. 개발 중인 암 백신 세가지를 자기 몸에 시험하도록 한 것이다. 한 제약사는 스타인먼 교수를 치료한 경험을 토대로 신장암 치료용 암 백신을 개발했다. 대한 면역학회장인 임종석 숙명여대 교수는 '맞춤형 암 백신은 환자 자신의 세포를 쓰기 때문에 부작용이 전혀 없는 것이 가장 큰 장점'이라고 말했다. 임 교수는 '수술로 암을 제거해도 암세포가 미량 남아 재발한다.'며 '면역세포는 암세포 한두개까지도 찾아내 완전히 제거할 수 있는 장점이 있다.'고 말했다.

암에 걸렸다고 수술부터 먼저해서는 안됨

너무 많이 알아도 좋지가 않다는 말은 할리우드 스타 안젤리나 졸리를 두고 하는 말인 것 같다. 어머니가 10년간 암과

투병하다가 50대에 세상을 떠났다고 해서 본인도 어머니와 같이 길을 가서는 안되겠다고 생각하고 유방암의 조짐이 전혀없는데도, 유방암 절제술을 받은 기사를 접하고는, 잠깐 생각에 빠졌다.

유전적인 가족력이 있다고 해서 무조건 그러한 전처를 밟아 간다는 것은 한계가 있다고 생각한다. 유전적인 질병은 좀더, 관심을 기울이며, 모든 것들에 대한 예방을 하는 것이 더 안전할지 모른다는 생각이 든다. 다른 방법들이 얼마든지, 있다. 모든 사람들이 현대의학을 너무 맹신하는 것도 어리석은 사고에 집착되어 있는 것 같다. 병이 나면, 무조건 수술하면, 만사형통되는 줄 안다. 죽음을 두려워해서는 안된다. 강하지 못한 정신력과 잘못된 사고와 잘못된 삶의 습관들을 바꿔나 가는 것이 바람직한 것이지, 가족력인 유전력이 강하다고 해서, 미리, 수술을 하는 것은 어리석기 짝이 없다.

삶이라는 것은 여러각도로 얼마나 소중하고 행복해야 하는지를 우리는 그것을 깊이 깨달아야 한다. 깊은 배려와 사랑, 깊은 사고와 올바른 선택, 나와 결부된 많은 사람들과의 인간관계도 중요하지만, 본인의 몸은 물론 부모로부터 물려 받은 것이지만, 엄격하게 보면, 우주의 별, 우주 천체중에 어울어지고 있는 어느 한 인자가 바로 '나'인것이라고 깨닫는다면, 내몸에 칼을 대는 것을 너무나 쉽게 생각한다면, 그것은 오산이다. 안젤리나 졸리도 심사숙고해서 내린 결정이지만, 우리나라 사람들처럼, 너무 성급한 성격의 소유자 인 것 같다. 그러나 사람의 운명은 결코, 사람 스스로 선택하는 것이 아니다. 죽음도 어차피, 우주의 흐름대로 자연히 맞이해야 한다. 그렇다고, 암에 대한 유전적인 두려움을 무시하지는 말아야 할 것이다. 하지만, 암이 생길것이라는 생각을 계속 가지면, 정말로 암에 걸리게 된다. 이것은 심리적인 부분인데, 요즈음 들어 '스트레스'를 극복하는 힘이 오히려 암을 예방하는 가장 큰 무기이다. 암에 걸린 사람들이 이세상에 너무나 많단다. 가족중에, 아니면, 친척중에 암에 걸리지 않은 사람들이 드물다고 한다. 무엇이 문제일까, 암을 극복하는 방법에 대해서 잠깐, 생각을 하고 넘어가자.

옛날에는 암이 없었단다. 설사 암이라 할지라도 그 병명을 몰랐으니, 그때는 암이라는 병이 없었다고는 말하지 않겠지만, 여하튼, 문명이 발달할수록, 암은 더 극성을 부리는 것 같다. 초기에 암이 발견되면, 완치가 가능하다 한다. 하지만, 암이라는 말을 듣는 순간부터, 자신은 물론 가족조차도 큰 슬픔에 빠진다. 암은 소리소문도 없이 찾아온다. 어느날 아유르베다 센터에 방문한 어느 직장인 A씨는 지난해 10월 건강검진을 받고, 혈압과 혈당, 콜레스테롤이 높다는 진단과 함께 '정상'이라는 진단을 받았다고 한다. 그러나 그는 최근 입맛이 없어지면서, 체중이 줄고 상복부 통증과 함께 팽만감이 심해서 병원을 찾았다가 위암 진단을 받았다고 한다. 그는 믿을 수 없는 반응이었다. 1년 전 건강검진에서 '정상'판정을 받았는데, 갑자기 암이 발견될수 있느냐는 것이다. 암직경 크기가 0.5cm보다 작으면 CT나 MRI가 못찾고 정상상태로 진단한다고 한다. 암세포는 정상세포가 돌연변이에 의해 변형된 세포로 정상세포와 달리 계속 자라게 된다. 암세포는 7-8년이 지나야 임상적으로 진단할수 있는 0.5cm정도의 덩어리로 나타난다고 한다. A씨처럼, 병원에서 정상이라고 했다가,

나중에 암이 된 판정을 받은 사람들을 심심찮게 주위로부터 그런 사람들을 종종 목격하게 된다. 본인들 입장에서는 너무 황당하겠지만, 병원은 병이 발견되면, 수술을 하는 것에는 도움을 주지만, 예방의학에는 한계가 있음을 알수 있는 대목이다. 또한, 안젤리나 졸리처럼, 가족력이 있는 사람들은 현대의학에서는 정기적으로 암검진을 받는 것이 좋다고 하지만, 사람들은 현대의학만 믿는 어리석은 생각을 가지는 것을 필자 입장에서는 너무나 어리석은 사고를 탓하고 싶다. 인도의 전통의학 아유르베다에서는 미리 병을 예방하는 것이 장점이다. 병이 나타나기도 전에, 건강검진과 암검진을 매년마다 하는 사람들을 보면, 너무나 안타깝다. 진실을 외면하는 현대의학의 진실을 들여다보면, 너무나 가슴이 아프다. 병이 나기전에, 아유르베다의 3도샤와 사람이 태어날때부터, 부모로부터 물려받은 몸과 마음과 정신은 우주와 연결되어, 태양과 달과 바람과 움직임, 물과 불, 흙의 원소로 이루어져 모든 것이 우주계와 맞물려, 계절과 시간에 따라, 시시때때로 변화하며, 몸의 순환이 이루어지는 동양의학의 음양오행을 진단법을 빌어보면, 유전학적으로 암진단의 발견과 예방에 도움을 준다. 그리고 본인들의 잘못된 음식, 식사, 가족간의 유대관계, 사회생활과 연관성, 그리고, 유전력등을, 올바른 지식을 알려주는 심리상담에도 큰 도움이 되어, 암을 예방하는데에, 일조를 할 것이다. 굳이 CT나 MRI로 사용하여, 암을 진단하는 것을 선택하지 않을 것이다. 이러한 첨단 장비가 뿜어내는 나쁜 빛은 몸을 한번 지나갈때마다, 많은 정상적인 세포가 실신한다는 사실을 안다면, 굳이 현대의학을 맹신할수 있을까... 사람들의 입은 무거울수로 좋다고 한다. 하지만 진실을 외면하는 자는 그것은 '죄'일수 있다고 생각이 든다. 말한마디로 사람들에게 용기와 사랑을 주고, 건강을 찾아줄수 있는 지식과 정보를 준다는 것은 극히 바람직하다고 할수 있다.

사람들은 병이 나기전에 자신의 잠재된 모든 사고와 정상적인 세포들이 많이 작용하고 있을때데, 근본적으로 몸에 대한 지식들을 많이 알아야할 필요가 있다. 병이 나면, 의사에게, 약은 약사에게라는 구호도 있겠지만, 거꾸로 자연으로 돌아가는 삶이 건강한 삶을 찾듯이, 현대의학보다는 '자연의학'을 되돌아 보며, 귀를 기울어, 이 세상에 오직 하나뿐인. 자신의 '몸'을 소중히 가꾸고 사랑하는데에, 부족함이 없어야 하겠다. 암을 극복하는 데는, 첫 번째도, '긍정적인 마음과 사랑하는 마음'을 가지는 것이다. 그리고 두 번째도, 세 번째도 똑 같은 마음을 가지고 암에 대한 두려움, 공포, 이러한 '스트레스'에서 벗어나기를 바란다.

암을 예방하는 식사법

1, 건강에 좋은 것이어야하고, 올바른 음식이어야한다.
 : 음식은 몸에 도움(이익)이 되어야하고, 어느 누구에게나 좋아야한다. 건강에 좋은 음식은 우리의 몸과 상응할수 있도록 계절과 시간에 따라, 그 시기에 일치되는 것을 먹어야 좋을 것이다. 건강에 나쁜 조합은 우리 몸에서 나쁜 영향을 끼치므로, 이러한 해로운 음식을 피해야만 한다.
2, 음식은 제 시간에 맞춰 먹어야 한다.
 : 제시간에 식사하는 것을 습관화하면, 소화력이 향상되는 데에 도움을 준다. 미리 식사가 끝나고 적절한 소화후에 간식은 바타, 피타 카파의 세가지 도샤에 균형을 유지한

다.
3. 제한된 음식을 섭취 또는 음식을 측정할수 있는 량을 섭취하는 것은 중요하다, 만약에 아주 작게 또는 아주 많이 섭취하는 것은 면역에 생기는 힘이 현저히 떨어진다거나 피부가 탄력을 잃어 주름이 생겨 약하게 된다. 음식을 지나치게 많이 소비하게 되면, 세 가지 도샤의 균형이 깨어져지게 된다. 그것에 의하여, 심각한 병폐가 생기게 된다. 그러나 올바른 음식을 제대로 섭취하게 되면, 위에도 혼란을 주지 않게 된다.
4. 따뜻한 음식을 섭취하라.
 : 따뜻한 음식을 섭취하게 되면, 위장관과 위장으로 흐르는 관으로 흐르는 음식물의 유동성이 편안하게 흘러내려 소화력이 향상된다. 따뜻한 음식물의 유동성 때문에, 바타, 카파가 균형을 맞춰 몸이 좋은 상태가 된다. 카파 스스로 많은 량을 스스로 생산해내지 못하고, 그 시간에 장내에 있는 점액질 를 생산하는 것이 원활하게 생산하지 못할뿐더러, 장내에 있는 분비물 또한 해체된다.
5. 기름기 있는 음식은 절제.
 : 기름기가 들어 있는 식사는 원래의 맛을 떨어뜨리게하고 소화시키기에도 많은 열량소모가 있다. 기름진 식사는 장내에서 활동적이지 못할뿐더러 일반적인 식사와는 균형을 맞추기가 쉽지 않다. 몸속에서 영양분을 공급, 육성하는 것이 원활하지 않고, 기름기 때문에 빨리 소화되지 않는다.
6. 같은 환경에서 나는 같은 성질의 음식을 섭취
 : 좋은 환경에서 제공받은 식사, 즉, 깨끗한 도기에 담은 음식, 그리고 좋은 사람들 이러한 조건들은 마음을 긴

장, 갈등, 불안, 이러한 장애요소들을 없애주고 마음이 편안한 좋은 느낌을 갖게 하여 행복을 가지게 도와준다.
7. 음식을 섭취할 때 너무 천천히 먹거나 빨리 먹지 말아야 한다. : 식사시간을 너무 길게 하지 않아야한다. 그 이유는 너무 많이 먹거나, 적게 먹으면, 적정한 량을 체크할 때보다, 훨씬 더 진정성이 떨어지기 때문이다. 또한 이러한 조건들이 적절하게 소화가 되었는지 받아들일수 없다. 그 이유는 식사의 량이 시간 때문에, 음식이 차가워질수 있기 때문이다. 이러한 것들 때문에, 이것이 가끔은 온전하지 못하게 병을 불러 일으키고 있다. 건강한 몸을 유지할 수가 없게 된다.
8. 음식은 마음을 담는다.
: 음식을 먹을 때, 말없이, 웃음없이, 마음을 열지 않고. 다른 일에 집중되어 있으면, 많은 문제들이 발생한다. 예를 들자면, 잘못하면, 음식이 기도로 넘어가 곤란을 불러 일으킬수 있다.
9. 음식은 당신의 체격과 맞는 것을 택해야 한다.
: 다섯가지 맛에 비례하여 존재하는 식사를 택하여야 한다. 바타, 피타, 카파 바란스에 맞춰어야 한다. 달고, 신맛, 짠맛, 매운맛, 쓴맛등을 수렴하여야 한다. 균형잡힌 식사를 하여야한다. 특히 달콤한 맛은 바타와 피타의 강한 성분을 완화하여 준다. 그리고 소화증진에도 기여한다. 그리고 신맛과 짠맛은 식사를 평준하게 할수 있도록 도와준다. 그 까닭은 그런 맛으로부터 흥분할수 있는 요건들이 생기지 않도록 하기 위해서이다. 쓴맛과 매운맛은 강한 성격의 카파도샤에 해당한다. 이러한 강한 특별한 맛을 내는 음식의 재료들은 각각 그 계절에 나는 것

을 선택하여야 한다. 그러할때에 선명하고 증강시키는, 감소시키는 특정한 맛이 우리몸을 건강하게 하는 주는 좋은 조건들이라 할수 있다. 이러한 맛들이 우리몸속에 들어가 바타, 피타, 카파 3 도샤에 따르는 적당한 균형들을 이루어, 몸의 상태가 좋은 환경이 된다.

암환자는 망설인다.?

갑상선 초기암이라 하면서 전화가 걸려왔다. 목에 난 갑상선 초기 암 크기는 7cm라고 한다. 꽤나 크다. 하지만 무조건 수술하지 않아도 된다는 미국의 의학계에서 얼마전 발표가 있었다. 무조건 병원에서는 수술하라 하지만, 그것이 오히려 위험할 수가 있다고 발표했다. 갑상선 암은 특정암은 예외가 있겠지만, 대부분 몇 년을 가도 큰 위험이 없는 것이 암중에 갑상선 암이 그렇다고 한다.

이분은 상담을 통해서 많이 위로가 되는 모양이다. 처음에는 무조건 빨리 받고 싶다고 했다. 하지만 그 시간에 다른 스케줄이 잡혀 있어서 1시간 이후로 예약을 잡았으나, 그녀는 불과 40분이 지나 다른 스케줄이 생겼다고 취소문자를 날려왔다. 그전에 그녀는 요금이 얼마냐고 물었다. 일반적인 요법은 2시간에 20만원 아유르베다는 30만원이라는 말이 그녀에게는선택하는데 결정적인 역할을 준 것 같다는 느낌이 들었다. 취소전화를 받고나면, 다른 사람을 취소해서라도 먼저 만났어야 하는데 등등.. 여전히 반복되는 고질병이 또 도지기 시작했다. 그래 온다고 했더라도 또 핑계를 대고 역시 오지 않았을 것이다. 백발백중 그럴 것이다. 지금까지의 많은 경험들을 생각해보자면 그랬다. 하지만, 만나지 못한게 아쉬움이 컸다. 절이 있어야 스님이 있듯이, 환자가 있어야 치유자가 있는 법이다. 사람을 살릴수도 있는데, 환자들은 오지 않고, 참으로 일어나는 모든 일이 안타깝기만 하다. 그래 언젠가 나를 아는 시기가 도래할 것이다. 어려울수록 맘을 굳게 또 다짐해 본다. 또 아들이 말해주는 '만만디 정신'을 떠올려본다. 병을 고칠려면 당연히 치유비를 받아야 한다.

병원에 가서 항암요법을 받으면 부작용도 심하고 지금까지 가져온 가족관계 뿐만 아니라, 직장생활도 제대로 하지 못하고 결국에는 사표를 내서 병에 대한 치료를 한다. 암환자에게 아마 집한채 비용정도는 들어간다고 한다. 병원에 내는 돈은 아깝지가 않은 모양이다. 그렇다고 해서 무조건 낫는 것도 아닌데 말이다. 그러나 아유르베다로 고칠수 있다고 하는데도 믿질 않는다. 돈도 실은 극히 일부밖에 들지 않는다. 돌아가신 정주영회장님 말대로 '너이 들이 해봤어?'하듯이, 한번도 경험해보지 않은 사람들이 좋은 획기적인 부작용이 전혀 없는 인도의 아유르베다 치유가 있다는 데도 그들은 신기할 정도로, "아, 그래요?"하고 만다. 심리적으로 무슨 이유가 있는지 정말로 궁금하다. 사람마다 성격문제 이기도 하고, 자연치유 하는 사람에게 정말로 많이 속임을 당한 것일까 하는 생각도 든다. 암환자 만만치 않다는 것을 실감한다. 그렇게 힘든 사람을 일반 사람보다 비용을 결코 적게 받으면 안 되다는 것도 다시한번 절실히 깨닫게 되었다. 암환자들은 고치고 나면 돈을 달라고 할까? 강물에 빠진 사람 살려놓고 보니, 오히려 자신이 잘했다고 난리라고 하듯이, 암환자를 고칠 수 있는 치유력이 있다고 아무리 떠들어봐도 안아무인격이다. 도대체 어떻게 해야 써가 먹힐까? 그것은 방법이 없다.

다른 많은 사람들이 난리를 피우면 덩달아 비명을 지르는 날이 올것이 불보듯 뻔한 속 마음이다. 참으로 아이러니 하다. '나를 찾으시오, 나-를 찾으시오'하지만 지금은 이말이 들릴리 없을 것이다. 손으로 하는 차크라 에너지 치유도 그렇다. 암의 독소를 뽑아내어 내 몸으로 들어오게 한 다음 몸바깥으로 내몰아야 하는 기술을 엄청 힘들다. 나의 에너지가 많이 소모되기에 때로는 나의 목숨이 위태로울 수도 있다. 그러한 것들을 함부로 쉬이 할수 없다. 인정을 하지 못하는데, 믿지 않는데 어찌 무료로 할수 있단 말인가. 그래 살려는 사람은 찾아올것이고 아니면 인연이 없는 것이고.. 이렇게 생각하니 이젠 마음이 살 것 같다. 무엇 때문에 그렇게 힘들어 하는지?그건 지금 배가 고프기 때문일 것이다. 우주에 대고 약속하지 않았던가, 나의 생활을 아낌없이 풍족하게 누리게 해달라고, 그런 다음에 나의 소명을 다하여 사람을 살리는데 사용하겠다고 말이다. 굶어가면서 그렇게는 하지 못하는 것이다. 하늘의 나의 마음을 알고 있을 것이다. 그래 진인사 대천명 최선을 다하고 결과는 하늘에 맡겨라.

옳은 말이다. 초연해 지려고 노력해본다. 그래 열심히 기술연마를 했으니, 마음을 조급해하지 말고 신이 오는데로 받아들일려고 한다. 오늘도 나의 손은 놀고 있다. 정신은 점점 조급해지고 어쩔수가 없다. 그래 다시 정신을 정비하자 가다듬자 그날이 올때까지 다시 시작하자. 갑상선 초기암 환자는 전화만 하고 취소도 마음대로 하고 그렇게 그녀는 사라졌다. 또 환자 한명을 놓쳤다. 또 나는 두고두고 후회할 것이다. 왜 나는 그녀를 놓쳤을까하며...... 잡힐 듯 말 듯 암환자 상대하는 것이 결코 쉽지 않다.

말기암환자 가족들이 때때로 찾아온다.

어느날 갑자기 낯선 한통의 전화가 걸려왔다. '우리 누나가 혈액암인데 고쳐줄수 있느냐'는 전화다. 갑자기 말문이 막힌다. 의사도 아닌 사람을 보고 뜬 구름없는 말을 한다. 처음에는 잘못 전화걸었지 않느냐고 물어본다. 그리고 의사가 아닌 사람이 어떻게 사람을 살릴 수 있는냐고 말한다. 그러나 상대편은 다른 사람의 소개로 전화 걸었다고 말한다. 그러면 그 사람은 누구냐고 물으면 그 또한 확실하게 말하지 못한다. 정말로 대책없이 밀어붙인다. 순간 속으로 중얼거려 본다. 그렇게 힘들때까지 있다가 나를 마지막 순간까지에 불러들이는 건 아니지 하는 생각에 미친다. 모든 사람들에게 말하고 싶다. 암에 걸렸다고 실망하지 말아야 한다. 병은 하루 아침에 갑자기 생기는 것은 아니다. 어깨아픈거, 머리 아픈거, 목이 아픈 거, 가끔 머리 두통등 여러 가지 자각증상들을 평소에 무시하여 병을 키워서 치유가 쉽지 않을때에 그제야 이리저리 알아본다.

그때는 이제 현대의학이 할수 없을 때이다. 그런데 그때 대체요법을 하는 사람들에게 매달린다. 어떤 환경에 있는 사람인지 직업은 무엇인지 나이는 몇인지 남자인지 여자인지 과거에 어떠한 어려움과 환경에 노출되면 살았는지, 어떠한 질병에 시달렸는지, 언제부터 발병했는지 등등 알아야 할 것들이 너무 많다. 하지만, 모든건 무시하고 전화한통화에 무조건 도와달라고 한다. 어떻게... ? 혼란스럽고 가슴이 막막해지면서 난감하기 짝이 없다. 평소에 어떻게 해야 건강하는지 너무나 잘안다. 그러나 그렇게 하지 않았기에 질병에 노출된다. 사람에게는 타이밍이라는게 있다. 예방도 그렇고 치유도 그렇다. 어깨나 허리가 아플 때 아유르베다 판차까르마요법으로 원인 치유를 했더라면 암으로 까지 발생하지 않았을 것이다. 생명이라는 절대절명 순간에서 와서야 아유르베다 치유사를 찾는 건 위험하다. 그 때는 병원의사를 찾아야지 하는 안타까운 생각을 지울 수 없다.

암을 일으키는 유전자 원인
(삶의 원초적인 에너지에서 제거)

지금 우리들은 만연한 암에 노출되어 있다. 암 발병에 영향을 미치는 것에는 타고난 유전적 요인과 후천적 생활 습관이 있다. 후천적인 사람 즉 건강한 사람이 암 관련 유전자 검사를 받았다면, 그 결과에 연연하기보다는 생활 습관(운동, 균형된 식사, 금연, 절주)을 바꿔라는 조언을 하고 싶다.

하지만 전자에 해당한다면 우리는 먼저 마음과 몸, 정신의 3가지 조화의 균형을 아우러는 인도의 아유르베다 대체의학을 조명해 봄으로 그 원인의 해답을 찾고자 한다. 아유르베다 의학은 베다사상에서 유래되었다. 아유르베다는 과학, 종교뿐만 아니라 철학까지 망라한다. 우리는 신념과 학문 즉 삶의 측면에서 통찰력의 문을 열기 위해서는 학자들이 연구활동을 한 결과를 축적해 놓은 지식체계 즉 학문을 전도하고 있는 것을 사용하고 있는 것이다. 그것을 전달함에 있어서 종교를 이용한다. 그것은 삶에 있어서 우주의 문을 여는 개념과 같다. 아유르베다의 측면에서 생각해보면 그것은 삶의 여정으로 가는 신성한 것으로 간주하기 때문이다.. 철학이라는 단어는 아유르베다에 있어서 진실이 현재 존재하고 있음 곧 진실된 사랑을 의미한다.. 그것은 순수한 존재를 나타키며 모든 삶에 있어서 아유르베다는 인생의 삶을 총망라하게 표현하는 진실의 과학이기도 하다.

아유르베다 문학에 있어서. 샴루아 철학(Samrhua philosophy)에 근거을 둔다. Samrhua는 두가지 뜻을 가지고 있다. sat- meaning is 'truth(진실)'의 뜻을 가지고 있으며 rhya- meaning is to 'know(앎)'이다. 고대에서 깨닫게 된 두가지 사실이 있다. 그중 하나는 리쉬(rish-영감을 받은 현자나 또는 시인을 일컫는다. -베다의 계시를 받은 7인의 신성한 인물의 한사람)와 또 다른 하나는 시어 (seer-과거 또는 미래를 바라보는 사람)이다. 그들은 친밀적인 명상을 통하여 종교의 관례와 규율에 의하여 진실이 발견된다고 강조한다.

일상적인 삶에 있어서 특히 감정, 태도 특질이 분명히 나타난다. 그러므로 아유르베다는 매일 삶의 과학이고 리쉬스 (rishis)로부터 유래된 지식이며, 철학이다. 우주 창조를 이해하는데에 근거를 둔 뿌리와 같은 것이다. 사람과 우주와의 연관성에 있어서 삶이든 그렇치 않던간에 모든 생활이 태고 원시시대부터 인간과 우주의 에너지가 함께 연결고리가 되어 온 것이 감지되어 왔다고 전한다. 모든 것들이 존재하는 에너지을 인식하고 있는 것은 곧 우주(cosmos)이다. 그것에는 남자와 여자의 에너지는 의식과 무의식 즉 시바

(shiva)와 샤르띠(Sharti)이다. 리시카피라(rishikapila)는 우주는 곧 창조적인 Samrkya 철학으로도 표현한다. 그것을 prakruti라고 부르는데 그것은 모든 만물의 가장 기본이다. 그 속에는 24가지의 우주의 원소가 있다. prusha는 남자를 일컫는다. 반면 prakruti는 여자의 에너지이다. 퓨루샤에는 형태도, 색깔도 가지고 있지 않다. 우주를 나타내는 활동력도 그 속에 포함하지 않고 있다. 하지만 프라크루티는 형태(form)도 가지고 있으며 색깔(color)도 가지고 있다. 그것의 의미는 선택과 더불어 의식이 있음을 뜻한다. 그것은 신성한 것이 존재한다, 우주는 프라크루티의 자궁으로부터 태어난다. 곧 어머니의 신성함과 같은 것이다.

우주의 모든 형태를 가진 프루크루티인 반면 퓨루샤는 우주의 목격자로 불리운다. 태고의 신체적인 에너지라 부른다. 육체적인 에너지에는 3가지 속성이 있다. 구나, 모든 자연 발견, 우주가 포함되어 있다. 구나에는 sativa(essence-본성), rajas(movement-움직임) and Tamas(linertia-관성)이 있다. 이 세가지가 우주의 존재함의 힘이다. 푸라크루띠에 이 세가지가 포함 되어 있다. 이것의 균형이 깨어질때는 혼란이 온다. 우리몸의 균형이 깨어지는 것과 같다. 그러하므로 돌연변이를 일으켜 발생하는 암이라는 질병에 노출될 수 밖에 없는 것이다.

3가지 구나의 균형을 가짐으로써 우주의 진화를 돕는 상호작용을 하게 된다. 그러므로 인하여 삶의 전반적인 에너지를 얻게 될뿐만 아니라 신체를 이루고 있는 3가지 요소 몸과 마음, 그리고 정신까지 우주의 에너지가 골고루 미쳐 균형을 이루어

삶의 질을 높일 수 있다. 더불어 세계적인 통합의학중 하나인 인도의 아유르베다와 차크라 (기에너지), 명상을 통하여 암에서 벗어나 잃어버린 건강을 찾는데 도움이 되길 바란다.

아유르베다 판차까르마의
놀라운 허브약초를 되새겨본다.

사람은 태어나서 행복하고 오랫동안 살수 있는 권리를 갖고 태어났다. 하지만 봄에 싹이 트고 가을에는 열매를 맺는 수확의 계절이 있듯이, 사람들에게도 건강할때도 그렇지 않을때도 있다. 마음이 아플 때, 정신이 나갈 때도 육체적인 건강함은 가질수 없다. 살아가는 중에 가장 힘든 것은 무엇보다 질병에 걸렸을때이다. 그것도 잘 낫지 않는 병이 걸렸을 때이다. 그것은 오직 육체적인 장애만이 있어서가 아니다. 마음과 정신이 건강하지 못하면 고로 건강한 육체를 가지지 못한다. WHO의 건강 정의도 그러하다. 사람들은 평상시에 그러한 것의 소중함을 모른다. 병에 걸리지 않고 오랫동안 행복해질 수 있는 방법이 있다면 우리는 습관적으로 그것에 대한 방법들을 강구하여 생활에 도입하여야 할 것이다.

그러나 우리나라 사람들은 때로는 이해하기 쉽지 않은 사고를 가지고 있다. 국민성은 나라마다 다르지만 새로운 것들을 받아들이는 데는 누구나 쉽지 않겠지만, 고정된 사고를 바꾸는 것은 정말로 힘들더라 하는 경험을 하고 있다. 병을 고치지 못하는 것은 없다. 단지 스스로의 생각을 갇둘뿐이다. 병을 예방하고 치유하는 방법이 있는데도 예전의 방법만 고집한다면 더 이상 무어라 말할수 없다. 현대의학은 병이라는 존재하에 그것 때문에 나타나는 증상에 대하여 근본적인 발병 원인은 무시한채 사람들은빨리 될수 있는데로 간단하게 쉽게 없어지길 원한다. 특히 약이나 주사등을 남용할수 있는 방법들을 선호한다. 우리몸에 염증이 생기면 5일에서 7일 조금더 가면 10일 쯔음 있다가는 더 이상 염증이 생기지 않고 그것이 화농되어 빠져나오거나 그곳에 딱지가 생기게 된다. 이것이 우리 몸이 반응하는 자연 치유를 사람들은 스스로 거부하는 모습들을 흔히 주위에서 발견할 수 있다. 현대의학에 세뇌되어 있는 어느 부분도 있음에 그에 다른 이론은 모두 무시되는 현실이 안타깝다. 사람들은 참을줄 모른다. 상상한다. 염증이 한달 두달 계속 진행형인지 안다. 자연치유라는게 무엇일까 한번 생각해 본적이 있는 가? 우리몸 스스로 낫게 하는 힘을 가지고 있다. 그것의 힘이 나타나기까지 기다려야 한다. 그것은 바로 면역체계가 정상적으로 돌아올때까지이다.

약을 먹고 진통제를 투입하는 것은 현재의 통증을 단지 멈추게 하는 것 뿐이지 완전 낫게하는 것은 아니라는 것을 이제 대부분의 사람들은 공감하는 부분이다. 하지만, 고통앞에 자연치유가 능사가 아니라는 것이다. 1주일이면 자연치유력이 생겨 그다음부터는 더 이상 크게 통증이 나타나지 않는데 그걸 못참아 다시 역으로 돌아가는증상을 보면 안타깝다. 하지만 그것은 선택한 그사람의 몫이다. 어쩔수가 없다. 설득한다고 될 일이 아니다. '잘못되면 위험하게 갈수 있다.'는 말을 쉽게 던지는 의사의 말은 거의 절대적이라 할 수 있다.

아유르베다 판차까르마 치유는 몸안의 독소를 몸 바깥으로 나가게 하는 인도의 전통 치유요법이다. 현대의학에서는 독소가 나오지 못하게 각고, 인도의 아유르베다는 몸안의 독소를 빼주는 역할을 한다면 과연 질병을 앓는 사람들의 올바른 선택은 어떻게 하여야 할까. '싸움은 말리고 흥정은 붙이라는 데' 알수 없는 질병이 만연하고 있는 이때에 어떤 선택을 하는 것은 치유 받는 사람들의 몫이라 할 수밖에 없다면 그 또한 슬픈 노릇이다. 통합의학이 점점 요구되는 이 시대에 치유자나 치유받는 사람이나 모두가 노릇해야 할 것이라 생각이 든다. 하나만 고집하다가는 '만약에'라는 위험천만한 사고에 잡혀서 나오지 못할 것이기에 통합치유의학을 주장하는 많은 세미나와 임상들에 대한 논문들을 발표하여야 발전시켜 나가야 할것이 바람직하다.

등어리에 알수 없는 담의 통증이 1년 반이상 고통속에 있는 사람이 아유르베다 판차까르마 한번에 등어리 담이 없어졌다고 한다. 당사자는 아유르베다 판차까르마의 신비스런 약초 효과에 놀라 이제는 아유르베다 판차까르마 인도 자연치유에 매료되었다고 한다. 하지만 본인이 느끼는 만큼 다른 사람들은 믿지 못한다는 반응이란다. 그것이 현실이다. 해보지도 않고 의심만 하는 사람들 그것은 그사람들만의 몫이라고 생각한다. 하지만 귀중한 생명의 기간이 점점 단축된다면 한번 심각하게 생각해봐야 하지 않을 까 생각해본다.

아유르베다를 찾는 사람들

한국에서 아유르베다를 원하는 분류의 사람들이 있다는 것을 이제야 알았다. '자연치유 이제 변화의 바람은 탈피오트'책 출간을 하면서 거의 대부분의 출판사 사람들이 시장성이 없다는 이유로 최종 심사에서 번번이 출간결정을 거절했었다. 하지만 숱한 시간이 흘러 이제 아유르베다를 원하는 사람들이 우후죽순처럼 늘어나고 있다. 마음과 몸이 병들어 치유하는 사람들에게 인도의 전통의학인 아유르베다는 부작용이 없어 대체요법중 뛰어난 자연치유이다. 하지만 우리나라에 아유르베다라는 말이 무언지도 모르는 사람들이 거의 대부분이다. 아마 우리나라 인구중 1%에도 미치지 않을 것이다. 그렇게 기나긴 세월을 인내하며 아유르베다 수학과 강의, 치유를 게을리 하지 않았다. 서울 청담동 김 태은 아유르베다 센터에 생면부지의 사람들에게서 가끔 전화가 걸려온다. '어느날 몇시에 방문하면 되겠느냐고' 다짜고짜 그말만 하는 사람들이 있다. 그리고 약속 날짜와 시간을 주면 한치의 오차도 없이 약속시간에 등장한다.

그들은 간절하다. '종양'이 생겨서 수술기간까지 황금같은 남은 시간에 무방비로 있는 것보다는 아유르베다 판차까르마와 차크라를 받고 싶어서다. 아마 희망을 가지고 자신에게 힘차게 있는 역량을 다하여 격려하고 싶었을 것이라 생각된다. 아유르베다는 외국에 다녀온 사람들이나 알지 대부분 모르는 분야이다. 그러나 이제 때가 되었다. '요가'와 협업할 길이 열리게 되었다. '항상 두드려라 그러면 열릴 것이다.'라는 한치 방황하지 않고 외로운 길을 달려온 결실이라 하지 않을 수 없다.

우리나라에 요가도 처음왔을 때 아유르베다처럼 자리잡기가 쉽지 않았을 것이다. 지성이면 가천이라 했던가 이제 요가분야에는 아유르베다치유가 필요함을, 그리고 아유르베다는 요가치유부문에 필요함을 원하는 마음이 작동한 것이다. 요가가 한국전반에 뿌리내려져 있다. 건강을 가꾸려는 사람들이 늘어나 요가, 명상을 하는 사람들이 점점 늘어나고 있다. 그러나 요가치유부문에 아유르베다가 없다. 그동안 아유르베다 센터를 운영하면서 꾸준히 대학 강의, 한의대등 강의의 끈을 놓치지 않고 임하고 있다. 또한 우리나라 대체의학의 선구자이신 전)가천의대 전세일 교수님과 함께 우리나라 암통합연구회 조직속에 들어가 함께 대체의학의 길을 가고 있다.

아무 연고도 없는 사람들이 오로지 블로그만을 보고 전화가 온다든지 그리고, 인도와 연관된 사람들이 한국에도 아유르베다 전문가가 있다는 정보를 보고 지방에서 올라오는 사람들을 보면 오히려 내가 놀라움을 감추지 못하는 경우들이 종종 있다. 아유르베다를 찾는 사람들이 많이 있더라도 정말로 이제는 청담동에서 치유받지 못하는 사람들이 거의 대부분일 것이다. 왜냐면 혼자서는 찾아오는 많은 사람들을 치유하지 못하기 때문이다.

아유르베다 강의하는 전문기관으로도 거듭나야만 한다. 그래서 많은 아유르베다 치유사들을 양성하여 그들이 마음과 육체, 그리고 영혼에 질서와 균형의 바란스를 잃어 질병이 든 사람들에게 삶의 희망을 주는 아유르베다 치유사이길 바라기 때문이다.

9부. 수기와 강의 임상

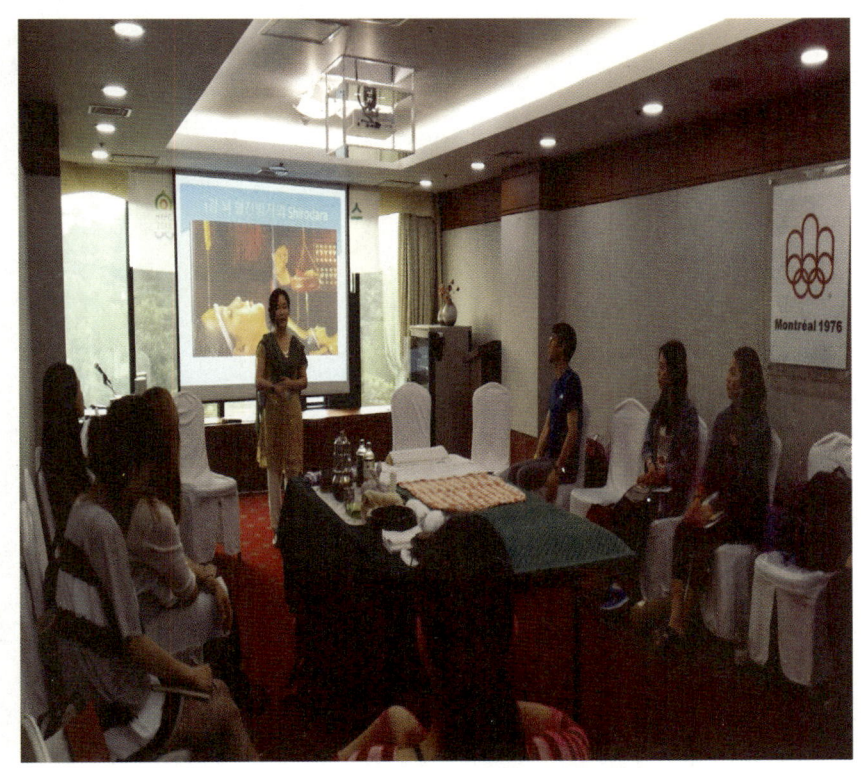

(요가 & 필라테스 강사를 위한 수업)

시로다라를 실시하기로 했다. 모델을 수업을 듣는 학생중에서 선발했다. 두세명이 지원했지만 제일 먼저 손을 드는 사람을 선정했다. 그러함에는 다른 비평이 따르지 않는 방법이기 때문이다.시로다라 실습을 위하여 준비해간 도구 즉 아유르베다 핀다오일을 준비하였다. 핀다오일은 시로다라 즉 뇌를 푸는 허브오일이 아니다. 핀다 오일은 상처나 화상,감염이 있는 상처, 근육이완, 통증등 다양한 증상에 사용한다. 시로다라 오일은 따로 있다. 하지만 핀다오일을 시로다라용으로 대신 사용한다고 해서 부작용이 따로 있는 것은 아니다.

그래서 오늘은 시로다라 오일 대신 핀다오일을 사용하기로 했다. Shirodhara의 Shiro는 머리라는 뜻이며 Dhara는 떨어지다 라는 뜻이다. 머리에서 1-2인치 떨어진 곳에서 눈썹과 눈썹사이, 그리고 이마 전반적으로 오일을 떨어뜨려 뇌의 혈액순환을 돕는 것이 인도의 '시로다라'다.아유르베다 판차까르마중의 한가지 방법에 속한다. 손을 먼저 든 사람은 제주도에서 올라온 앳된 학생으로 보였다. 얼굴이 동그랗게 보였으며 몸 전체 또한 약간 Pitta에 속하는 중간형의 체형을 가졌다.그리고 서 있는 다리를 보면 두 무릎이 서로 붙지 않고 벌어진 형을 가지고 있었다.흔히 o자형의 다라의 모습을 가지고 있다. 그러면 고관절이 한쪽으로 바깥으로 밀어져 나와있으며 다른 한쪽의 고관절은 살짝 안으로 들어가 있다고 하겠다.그 학생은 하늘을 보고 바로 누웠다. 역시 오른쪽 발을 보면 똑바로 바로 세워져 있었으며 다른 왼쪽의 다리는 거의 45도 각도를 유지하고 있었다. 참고로 사람의 다리는 양쪽 45도로 벌어진 것이 정상적인 각도라고 할 수 있다.두 눈을 젖은 솜으로 눈을 가리고 그것이 움직이지 않게 면 끈으로 지지하면서 머리둘레를 돌려 한쪽으로 묶었다.그런 다음에 열판에 데워진 핀다오일을 이마에 떨어뜨리기 시작했다. 하기전에 뜨거워진 오일을 항상 먼저 체크하는 것이 중요하다.너무 뜨거우면 그것을 받는 사람이 놀라기 때문이다. 그래서 시행하는 자의 손가락에 조금부어 열의 정도를 확인하여야 한다. 손의 감지하는 열이 약간 뜨거운 상태여야 한다.

하지만 그것을 머리에 떨어뜨리면 머리에서 받는 느낌은 손에 감지했던 열 상태보다는 조금 다운하여 받는 느낌이 든다. 즉 조금 덜 따뜻하게 느껴진다. 왜냐면 머리는 딱딱한 뼈로 되어 있기 때문이다. 역시 받는 사람의 느낌을 물으니까 그렇게 뜨거움을 느끼지 못하고 약간 따뜻하다고 말했다. 그렇게 하는 것이 맞다.시로다라를 20여분하고 난 후에 시작하기 전과의 다리 각도를 비교해 보았다. 바로 세워져 있던 오른 쪽 다리가 거의 45도 각도를 나타내고 있었다. 다리가 45도로 세워졌다는 것은 외부로 나와 틀어진 고관절이 바로 들어갔다는 의미를 말하며 또한 골반이 바로 되었다는 것을 의미한다.실습에 참여한 모든 학생들은 가까이에서 관찰하였다.

그러한 증상을 보고 모두 환호했다. 그러면서 그들은 적극적으로 더 실습에 열성을 보였다. 단 20분의 시로다라의 임상에 그들은 놀라지 않을 수 없었다.지금까지 치유요가를 하면서 많은 사람들에게 도움을 많이 주었다고 생각했지만 이렇게 아유르베다 시로다라가 하는 임상까지는 절대적으로 부족

했다고 한다.시로다라 수업 시작전과 수업후의 학생들의 호응은 그렇게 많이 달랐다.보여주는 수업은 상당한 효과를 불러 일으켰다. 말로만 듣던 인도의 시로다라는 그렇게 그들에게 호기심을 부려 일으켰으며, 짧은 시간의 임상만으로 몸의 균형전체가 집히는 놀라운 임상을 보면서 감동을 받았다고 한다.

요가 강사 수강자 모두에게 차크라 쏘다.

강의 종료 20여분을 남기고 아유르베다와 차크라 강의 들으러 온 학생 모두에게 차크라를 돌아가며 쏘아주었다. 참석 인원이 모두 17명이었다. 한 사람당 10초 내지는 15초 많게는 30초 정도만 머물렀다. 모든 사람에게 조금씩 Vibration이 나오게 하였다. 어느 학생에게로 다가가자 그녀는 어깨를 들썩이며 애써 눈물이 흐르는 것을 억억 누르고 있었다. 아마 벌써 다가가기전부터 가지고 있던 스트레스와 긴장이 풀어져 어깨를 들썩거리고 있었을 것이라 생각이 들었다.그녀에게는 다른 사람들보다 조금더 시간을 할애해 차크라를 깊이 쏘아주었다.. 그리고 나서 모든 사람들에게의 차크라 쏘는 것을 종료하고 본래의 자리로 돌아왔다. 그 중에 유난히 손이 차가운 사람 한사람이 있었다. 다른 사람들은 모든 기가 돌았는데, 유일 이 학생만은 그렇지가 않아 기억에 많이 남는 학생이었다.그 사람은 지방에서 올라온 남자 학생이었다.차크라를 쏘면서 두사람이 가장 기억에 남는다. 한사람은 차크라를 맞고 효과가 가장 많이 나타난 사람이고 손이 가장 차가운 사람은 그렇지 않은 사람이다.역시 강의가 끝난 며칠 후에 이 두사람 모두에게 연락이 왔다.아유르베다와 차크라가 여러 가지 Section를 들은 중에 가장 기억에 남는다고 하면서 Study에 많은 관심을 가졌다.

차크라는 레이키와도 같은 이론이 많다. 왜냐면 굳이 간단한 설명을 하자면 태양은 하나다.하지만 레이키와 차크라는 조금 다른 영역이라 할 수 있다.레이키(Reiki)의 레이(Rei)의 뜻은 우주(Universal)이며 키(Ki)는 에너지(Energy)이다. 차크라(Chakra)는 인도의 산스크리트이이다. 뜻은 바퀴라는 뜻이다.한번 가속도가 붙으면 그 힘은 엄청나다. 그러한 힘과 빛의 에너지인 차크라는 보이지 않는 영역 쿤달리니(Kundalini) 에너지 즉 나디(Nadi)를 통하여 일어난다. 이론은 책을 통해서 강의를 통해서도 알수 있지만, 차크라의 능력을 가르치는 치유자가 현재 우리나라에 한두 손가락안에 있는 사람을 찾기 쉽지 않다.아유르베다와 차크라 강의를 통하여 차크라의 에너지로 통증을 사라지게 하는 것을 체험하는 강좌를 경험한 사람들은 아유르베다와 차크라가 새로운 패러다임으로 가슴을 울리는 수업 받는 것이 그들에게 새로운 설레임으로 작용하게 될 것 같다.

아유르베다와 차크라 특강 듣고 수강자 아유르베다 센터에 찾아오다 (한국치유요가 컨퍼런스)

치유요가 컨퍼런스 특강 강의 후에 그 수강을 들은 한 학생이 며칠후 청담동 아유르베다 센터에 찾아왔다. 그녀는 서울 어느 지역에 있는 요가원장이었다.그날 특강을 듣고 차크라 감동을 받은 그날의 느낌을 지울 수 없어서 깊이 고민하다가 찾아왔다고 했다.그러면서 그녀는 자신이 그날 차크라를 받고 경험한 느낌을 이야기했다. 평소에 왼쪽 가슴에 작은 통증이 있었는데 그날 차크라 정화때문 인지 이틀동안 통증이 사라졌다고 말했다. 그리고 강사가 강의 때 늘 사용하는 Once upon a time이 흘러나오는 음악을 듣고 갑자기 눈물이 났다고 했다. 그 이유는 아직도 왜인지 모르겠다고 했다. 차크라는 마음과 정신을 움직인다. 마음을 움직인다는 것은 상당한 큰 의미를 나타낸다. 의학적으로 입증한다는 것은 그리 쉬운일이 아니기 때문이다. 하지만 눈에 보이지 않는 부조화로운 마음을 평정시킨다는 것은 상당하다. 차크라로 인하여 놀라운 임상을 받은 사람들이 많다는 것은 의학계에서 눈여겨볼 만한 획기적인 분야이지 않을 까 생각에 잠겨본다. 마음에 병이 든 사람들 특히 우울증 같은 병은 고치기 쉽지 않다. 왜냐면 딱히 현대적인 치료법이 없기 때문이다. 심리적으로는 조금 도움이 될지 모르지만 약을 먹는다고 우울증이 결코 쉬이 낫지 않기 때문이다. 그런데 차크라를 10초정도 쏘면 그 우울증이 사라진다. 믿을 수 없겠지만 사실이다. 또한 많은 사람들이 즉시 효과를 받다면 그건 상당히 고무적인 것이다. 이 학생도 말만 들어봤지 정말 단 몇 초만에 자신의 감정이 다르게 변한 것을 경험한 것이 결코 믿기지 않는다고 말했다. 그러면서 이어서 하는 말이 사실 오랫동안 가지고 있었던 자신의 스트레스가 없어짐으로 왼쪽 가슴의 통증이 사라졌다고 신기해한다. 사실 이러한 말을 말을 듣는다는 것은 사실 오늘 어제의 임상이 아니다. 이번 특강을 계기로 차크라의 특강이 많이 늘어나 많은 사람들이 치유효과를 보길 기대해 본다.

그리고 이틀동안 24개의 section 중에 자신은 5개 종류의 수업을 참관했었는데 아유르베다와 차크라가 베스트였다고 한다. 수강생들이 느끼는 강의 평가는 중요하다.이렇게 찾아와서 강의후 뒷 평가를 듣는다는 것은 기분이 좋았다.그러면서 그녀는 말했다.강의후 시로다라를 무척 받고 싶어했다고 한다. 평소에 머리가 다른 신체부위보다 조금 뜨겁다고 한다. 그래서인지 늘 머리가 개운하지 않았다고 했다. 특강때 시로다라(Shirodhara:뇌의 혈액순환)를 경험하는 모델을 보고 머리가 시원하겠다싶어 약간 부러운 마음이 들었다한다.그래서인지.상담 시간이 지나 조금 늦은 시간인데도 사정이 된다면 시로다라(Shirodhara)를 받고 싶어했다.그래서 우선 아유르베다 판차까르마 중에 General Therapy 즉 일반적인 요법을 먼저 실시했다. 시로다라를 하기전에 몸의 혈의 균형을 먼저 잡아주는 것이 중요했기 때문이다. 그러고 난 뒤에 시로다라를 하면 아주 큰 효과를 볼 수 있기 때문이다.오늘 치유요가 학생이 아유르베다와 차크라를 수업하고 매우 가슴에 남는 감동을 주는 수업이었다고 말을 들어서, 그날 강사만이 아는 수업 기획의 미안함이 다소 보상이 되는 것 같아서 왠지 다행이다는 생각이 함께 몰려왔다.아무리 좋은 강의라도 학생들로부터 호응이 없다면 그 강의 또한 다시 많은 생각을 불러 일으킬 것이다.여하튼 오늘 수업받은 학생에게서 좋은 평가의 말을 듣는 다는 것은 고무적인 일임에 틀림이 없다.

시신경 뇌수막 아유르베다 치유수기

인도의 전통의학 아유르베다를 통한 치료를 하고 계신 김태은 교수님을 만나 챠크라와 인도의 약초 오일을 이용한 판차까르마 시로다라 등의 치료를 받으며 10개월의 시간을 함께 했다. 시신경수막종이라는 다소 희귀한 질병을 진단받아 어떤 치료약도 없다는 것이 답답하던차에 현대의학의 병에 대한 직접적인 치료방법이 아니라 인도의 전통치료를 통해서 지친 몸과 마음을 치유하고 내몸의 발런스를 좋게하여 면역력을 높인다는 치료와 치유를 겸하는 ....

아유르베다의 매력을 느꼈다 국내에서는 생소한 아유르베다였지만 김태은 교수님의 블로그를 통해서 다양한 내용들을 접했고 실제로 김태은 교수님을 만나 치료를 하게 되었는데 시신경이 연결된 눈만 아니라, 척추, 목, 귀, 코, 눈 몸 전체의 기능 향상을 위해서 다양한 오일과 방법들을 늘 연구해주셨다. 챠크라는 눈에 보이지 않는 치료지만 따뜻한 기운으로도 한숨자고 나면 소화도 잘되고 몸전체가 릴렉스 해지는 기분이 든다. 두통이 있을때 챠크라를 받고 한숨자고나면 머리가 한결 가벼워진다. 시로다라, 판차까르마 역시 따뜻한 오일과 교수님의 손이 지나가면 몸이 따뜻해지고 혈액순환이 잘되는 느낌이 들어 전반적으로 컨디션을 상승시켜준다. 어떤 몸의 한부분이 좋아진다는 것 보다 몸 전체가 릴렉스되고 순환이 잘되는 느낌이 드는 것이 치료를 받으면서 가장 많이 느끼는 부분이다. 몸이 편안하면 마음도 편해지는 법인데 김태은 교수님의 아유르베다를 통해서 점차 몸이 좋아지다보니 병도 좋아질 것이라는 긍정적인 생각과 교수님의 치료방향이 교수님과 나와의 사이에 어떤 좋은 에너지를 만들어주어 10개월의 시간이 지나간 것이 아닌가 싶다.

만성피로 호소 수기

10여년 전 인도 여행을 통해 인도 전통의학인 아유르베다의 존재를 알고 있었습니다. 그 당시는 가장 혈기왕성한 20대 초반이어서 아유르베다를 체험할 필요성을 느끼지 못하였지만 많은 시간이 흐른 후 우연한 기회에 아유르베다를 접하게 된 것은 행운이라고 생각합니다. 35세 남성 사무직으로 10년 이상 만성피로가 심했습니다. 하루 10시간 이상 책을 보거나 컴퓨터 작업을 해야 했기 때문에 특히 눈의 피로가 심했고, 갈수록 기억력과 집중력이 떨어졌습니다. 목, 어깨 등 상체 근육이 특히 잘 뭉쳤고, 소화불량과 수족냉증도 있었습니다.

만성피로에 대한 정보를 웹서핑 하던 중 우연히 김태은 교수님의 아유르베다 센터를 알게 되었고, 처음 방문 하였을 때 왠지 모를 편안함이 느껴졌습니다. 교수님께서는 군복무시 입은 허리 부상으로 인한 혈액순환장애가 피로의 원인이라고 진단하셨고, 10회의 판차까르마를 통한 해독으로 치유가 가능하다고 하셨습니다. 처음 받은 치유는 오더요법으로 약초오일을 온몸에 바르고 뜨거운 김을 쏘여 체내로 약효가 침투할 수 있도록 하는 판차까르마였습니다. 약 2시간의 치유를 받고나니 피로, 소회불량이 개선되고 그날 밤 숙면을 취할 수 있었습니다. 그 다음날은 등이 가렵고, 수족냉증이 완화되었고, 그다음날은 설사와 함께 혈변이 나왔습니다. 치유 4일째 되던 날부터 몸이 가벼워지면서 다시 숙면을 취할 수 있

9부. 수기와 강의 임상 245

었고, 그다음 3일은 심한 몸살이 찾아왔습니다. 두 번째 받은 치유는 시로다라 판차까르마(Shiridhara Phanchakarma)로 이마에 뜨겁게 달군 약초오일을 흘려보내는 치유법이였습니다. 치유당일 어깨결림이 완화되고, 다음날 약간의 어지러움과 함께 피로가 개선되었고 그 다음날은 집중력이 향상되었습니다. 특이한 것은 평소 맵거나 뜨거운 음식을 먹어도 땀이 나지 않았었는데 온몸의 열감과 함께 땀이 흐르는 것이였습니다.

세 번째 받은 치유는 카티바스티(KADHI VASTI)요법으로 허리에 동그란 둑을 만들어 약초오일을 담아두는 치유법 이였습니다. 치유 당일 2시간 거리를 지치지 않고 걸어갈 수 있었고, 상쾌한 기분이 지속되었습니다. 치유 3일째 되던 날까지 피로가 증가했지만 4일째 되던 날은 컨디션이 좋아졌습니다. 가장 신기한 것은 평소 오른쪽 다리가 왼쪽보다 더 벌어졌는데 언제부턴가 11자로 바뀐 점이였습니다. 네 번째 받은 치유는 우반드남(Udwanrthnam)요법으로 약초 가루를 온 몸에 바르는 치유였습니다. 혈액순환을 돕는 치유법으로 다이어트에도 효과가 좋다고 하셨습니다. 확실한 것은 아직 치유가 많이 남았지만 점점 더 나아지는 몸 상태를 통해 삶의 질이 향상되었다는 것입니다. 우선 교수님께 감사하다는 말씀을 전해드리고 싶고, 앞으로 남은 치유를 통해 건강한 삶을 지속할 수 있었으면 하는 바램입니다.

허약체질과 안구건조증
아유르베다판차까르마 치유 수기

나는 어릴 때 항상 약하게 성장했음에 스스로 안타까워했고 어린 소년시절의 사진을 볼때는 성인이 되어서는 더욱 건강하리라 다짐했다 그러나 나는 대부분 그러한 것 처럼 아플때마다 현대의학에 의지했고 내가 아는 모든 이들도 그러했다. 감기에 잘 걸리는 나는 감기다 싶으면 스스로 부모에게돈을 받아서 약국에 가서 약을 사 먹었다. 그럴 때마다 나는 내가 자주 감기가 걸리는 이유를 알기 보다 약이 있음에 빨리 낫을 수 있다는 것에 감사했다.

그러나 이제 성인이 되면서 약이 있음에 행복한 것이 아니라 왜 감기가 자주 걸리는지 의문이 생기고 이것을 알기 위해 이곳저곳 귀를 기울이게 되었다. 그러면서 먼저 요가에 입문하게 되었다. 그러던 중 다시 아유르베다를 만난 것이다. '아유르베다는 생활과학이라 한다 물리학적인 과학이 아니라 수천 년부터 경전에 기록된 실질적인 치유의 경험들이 대대손손이어진 생활의 가보와 같은 것이다' 한다. 이런 대대손손이어진 경전에 의거한 치유의 경험들은 아유르베다의 치유 결과에 강한 믿음과 신뢰를 뒷바침하는 의심하지 않아도 되는 어머니의 마음과 같은 것이라는 생각이 들었다 그리고. 아유르베다의 오일은 어머니의 따스한 손길 처럼 언제나 부드러우며 오일로 치유된 몸은 어머니의 마음 처럼 언제나 빛나게 된다. 아유르베다 수업을 하다보니 아유르베다 판차카르마는 인간이 인간을 치유하게 위해 만든 것이 아닌 신이 자신의

9부. 수기와 강의 임상 247

영성을 더 빛나게 하기 만든 것이라 한다. 이런 판차카르마가 인간에 적용될 때 우리는 신의 은총을 받게 되는 것이며 치유는 국소적이 아닌 전체적인 몸, 마음, 영혼의 정화로 나타나게 되게 하는 이론은 참으로 사람은 곧 자연이라는 생각이 들었다. 우리몸이 어느 한쪽이 불균형 즉 조화를 이루지 못하면 병이 들게 된다. 아유르베다 판차까르마(독소배출)를 서울 청담동 '김 태은 아유르베다 센터'에서 받고 이러한 몸의 바란스를 찾게 되는 것을 직접 체험하게 되었다.

아유르베다 판차까르마 중 하나인 시로다라(Shirodhara)를 통해 나는 정신과 육체의 맑음을 알게 되었다. 침대에 누워 눈을 감았을 때 따스한 시로다라 약용오일이 이마를 통해 머리속으로 스며 들 때 나는 어느새 깊은 심연의 숙면속으로 들어가고 있었다. 치유가 마치고 허리를 세워 앉았을 때 깊은 잠에게 깨어난 것 처럼 몸과 마음이 가벼운 것을 느꼈다. 긴장된 뇌의 이완과 약화된 뇌의 피로를 제거를 해준 다는 시로다라 판차카르마를 받고 하루 이틀을 지나며 피로가 점점 사라지는 것을 느꼈다. 또한 판차카르마의 우드남(Udwarthnam) 요법은 콜라쿨라(Kolakula) 약초가루로 몸의 독소를 빼내어 주는 것을 경험했다. 피부와 근육에 힘을 길러주고 독소를 제거해주는 이것은 혈액순환개선에 아주 좋은 방법이다 몇 일 전부터 8시 넘게 힘들게 일어났는데 6시에 눈이 떠지고 피곤함을 느끼지 못하였다. 더불어 다음 주일에는 판차카르마의 시로바스티를 받았다. 머리에 가죽으로 만든 오일 저장용 모자를 쓴다 이 치유는 머리에 담긴 오일이 경추 1, 2번까지 영향을 미치므로 뇌 뿐만 아니라 신경계의 이완에 주요한 장점이 있는 것 같다. 한 동안 지속되었던 안구건조증으로 인한 눈꼽이 서서히 사라지지 시작했고 눈을 감으면 바로 코를 골 정도로 수면의 질이 좋아졌다 얼굴에 생긴 뿌루지도 다음 날 깨끗하게 없어졌다. 아유르베다 판차까르마를 받고나면 2, 3일 동안은 명현반응이 일어나 몸이 더 아팠다. 하지만 3일 째 목욕을 다녀오면 독소가 미쳐 나오지 못한 것 마저 몸 바깥으로 배출이 도고부터는부터는 몸이 가뿐해짐을 느꼈다. 그리고 피곤함도 느껴지지 않았다.

선천척으로 허약한 체질을 일주일에 한번씩 3개월을 하고 나면 다른 체질로 완전히 변해 있는 것을 경험을 통하여 알게 되었다. 아유르베다와의 만남은 행운이라 생각하며, 나는 특정 종교는 가지고 있지 않지만 세상의 모든 신들께 감사한 마음을 가지게 되었다.

아유르베다를 찾게 된 것은 현대의학의 실망감에서 찾은 대안이었습니다.

1년 전부터 안구가 시리고 눈꼽이 끼고 눈 다래끼도 3번 씩이나 생겼으며 급기야는 모래알이 들어간 것 처럼 정상 생활을 하는데 어려움을 겪게 되었습니다. 안과에서는 안구건조증이라며 노화에 의해 발생하는 것이라 방법이 없다 하였습니다 그리고 처방은 인공눈물을 넣어 건조증상이 심할 때마다 한 방울씩 넣어 주는 방법 밖에 없다 하였습니다. 그 외 방법으로 허브를 넣은 따스한 찜질팩을 눈 위에 올려 놓는 방법도 해보았고 안구 운동도 하였으나 근본적인 치료가 되질 않았습니다. 김태은 교수님은 이런 증상은 안구주위의 시신경의 노화, 경직에서 온다고 말씀하셨습니다. 노화로 노폐물이 원활히 배출되지 못하고 경직으로 순환활동이 정체되어 갈수록 증상이 심해진다 하였습니다, . 이러한 경직된 시신경의 이완과 노폐물의 배출은 시로다라를 통해 치료가 된다고 하셨습니다, 시로다라를 받기 위해 침대에 누웠고 잔잔한 명상음악이 흘러나오는 가운데 교수님이 감은 눈 위에 오일이 들어가지 않도록 붕대를 올려 놓고 감았습니다. 이내 따스한 오일이 떨어지며 이마를 젖시기 시작했습니다. 시로(머리), 다라(떨어트리다) 오일을 머리에 떨어뜨리는 행동이 시로다라라고 하였습니다. 이상하게도 따스한 오일이 이마를 젖시기 시작한 후 10분이 되었을 때 잠이 들어 버렸습니다. 교수님은 따스한 오일이 이마를 젖시면 뇌의 신경이 이완이 되고 이내 전체적으로 신경이 이완되어 숙면에 든다고 하였습니다. 이런 행위를 3번 실시 한 후 마친다고 하셨습니다. 치유를 받고 다음날 아침에 일어나니 눈이 편한 느낌이 들었고 눈꼽이 줄어든 것을 알게 되었습니다. 이후 차차 안구건조증이 개선이 되어 가장 극심했던 모래알이 들어 있는 느낌은 한 번도 겪지 않았고 눈꼽도 끼는 횟수도 줄었으며 그리고 1년에 두세 번씩 생기던 다래끼도 한 번도 발생하지 않고 있습니다.

두번 째 방문에서 피치칠을 받게 되었습니다. 요가를 하면서 좌측 서혜부에 통증을 갖게 되었습니다. 통증을 앓은지 1년이 넘어가면서 앉아서, 서서 수련할 때 은근히 저며오는 통증으로 수련을 지속할 수 없게 되어 한의원에 가서 침을 맞기도 하였고 통증의학과에 가서 물리치료도 받아 받지만 통증은 계속 되었습니다. 교수님께 말씀 드렸더니 전신에 오일로 마사지를 하는 피치칠를 권하였습니다. 역시 특정 오일이 세포 깊숙히 침투하여 통증부위의 경직과 울혈을 제거해준다고 하셨습니다. 피치칠을 받은 후 한 달이 되면서 어느 순간 서혜부 통증이 사라진 것을 깨닫게 되었습니다. 치유를 받은 후 언제부터인지는 모르겠으나 통증을 잊고 있었다는 사실에 깜짝 놀랐으며 이제는 수련을 정상적으로 하고 있습니다. 이제까지는 나이가 들어가니까 당연히 아프지 하는 생각과 죽을 때까지 살살 몸을 다루어가며 살아가야지 하는 생각은 아유르베다를 하면서 접게 되었고 나이와 상관없이 아유르베다를 통해 충분히 삶의 질이 높은 상태에서 살아 갈 수 있다는 확신을 갖게 되었습니다. 김 태 은 교수님 감사합니다.

10부. 건강 철학

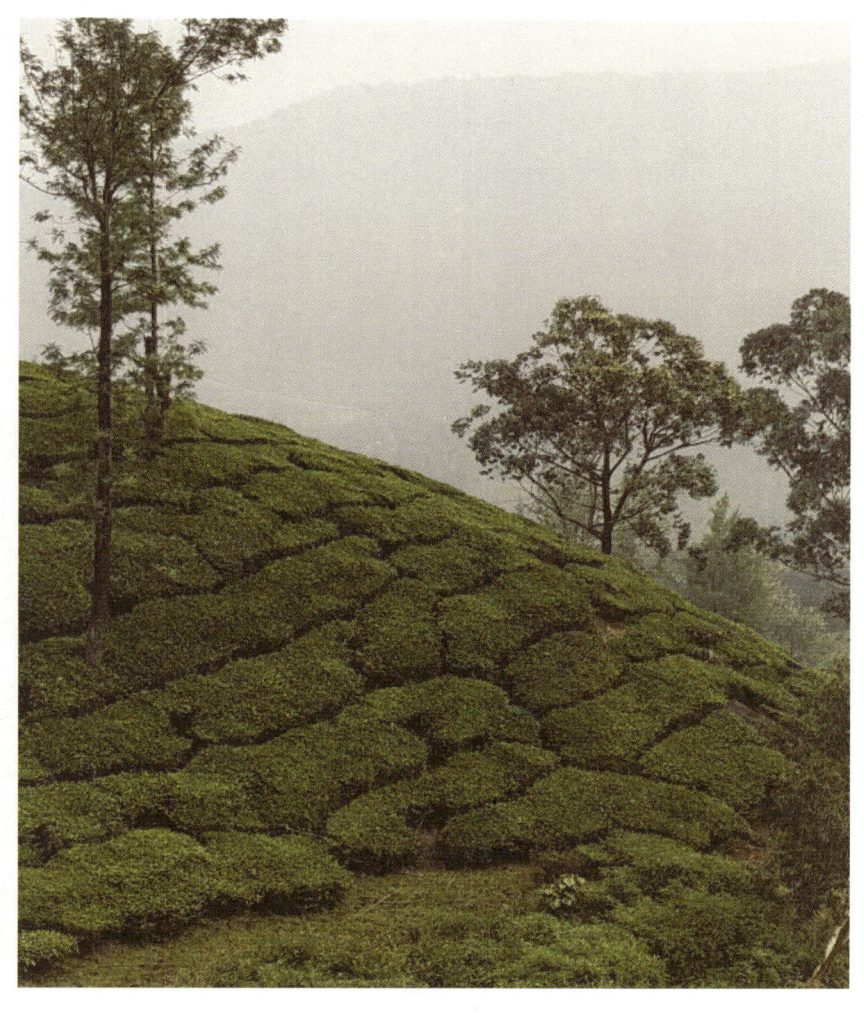

암치유, 부작용 없는
면역세포몸안에서 만들어진다.

우리 몸의 면역세포를 이용해서 암 면역치료한다고 국제 학술지 사이언스 학회가 발표했다. 지금 현대는 암과의 전쟁이라 해도 과언이 아닐만큼, 암이 만연해 있다. 암은 난공불락(難攻不落)의 요새와 같다. 치료제가 효과있어도 부작용이 심해 고생하는 환자가 많다. 같은 암이라도 사람마다 달라 어떤 환자에게는 잘 듣는 치료제가 다른 환자에게는 무용지물(無用之物)인 경우도 있다. 일반 항암제는 암 세포 외에 정상 세포도 무차별 공격하기 때문에 머리카락이 빠지거나 구토를 일으키는 등 부작용이 심하다. 최근에 나온 표적 항암제는 정밀 폭격을 한다. 노바티스의 백혈병 치료제 '글리벡'이 대표적이다.

이들은 암세포생장에 핵심적인 효소에만 달라붙어 작동하지 못하게 함으로써 암세포를 죽인다. 하지만 표적 항암제 역시 암마다 다 개발된 것도 아니고, 모든 환자에게 다 듣는 것도 아니다. 과학자들은 암세포와 직접 맞붙어 싸울 군대를 찾았다. 바로 면역세포를 이요한 백신이다. 백신은 병원균을 약하게 하거나 죽여서 인체에 주사하는 것이다. 이를 통해 면역세포는 적군이 누구인지 알게 된다. 이후 진짜 적군, 즉 암세포가 발생하면 바로 공격할 수 있다. 영국 GSK와 미국 머크가 개발한 자궁 경부 암 백신은 암을 일으키는 바이러스 표면에 있는 단백질만 합성해 주사하는 방식이다. 워싱턴대가 개발한 맞춤형 암 백신은 백혈구의 한 종류인 '수지상 세포'를 이용했다. 나뭇가지 모양이라고 해서 이런 이름을 붙였다. 수지상 세포는 병원체를 죽이는 주력군이라고 할 T세포의 활동을 촉진한다. 수지상 세포가 병원체를 만나면 그 일부를 흡수한 뒤. 그 병원체의 일부를 매개로 면역세포인 T세포에 결합한다. 이를 통해 T 세포는 해당 병원체를 적으로 인식하고, 이후 그 병원체를 만나면 무조건 공격해 죽이는 것이다. 즉 수지상 세포는 일종의 정찰병이고, T세포는 전투병인 셈이다.

암 백신도 같은 방식으로 만든다. 먼저 암 세포에만 있는 단백질을 찾아내 수지상 세포에 붙인다. 이후 수지상 세포와 T세포가 결합한다. 이를 통해 T세포는 공격할 암 세포를 확인하다. 이후 T세포는 암세포와 마주치면 바로 공격해 분해해 버린다. 특히 워싱턴대 연구팀이 개발한 이번 백신은 환자 맞춤형이다. 연구진은 흑색종 환자 3명에게서 암세포를 채취해 DNA를 분석했다. 과거에는 DNA 해독에 시간과 돈이 워낙 많이 들어가 개인별 해독은 엄두도 내지 못했다. 하지만 최근 DNA 해독 경비가 획기적으로 줄어들면서 상황이 바뀌었다.

연구진은 환자마다 각기 다른 암세포 표면 단백질을 7개씩 찾아냈다. 정상세포에는 없는 단백질이었다. 다음에는 환자의 피에서 수지상 세포를 골라내고 여기에 환자마다 다른 적군의 신상정보를 알려 준 것이다. 4개월간 세 번 수지상 세포를 주사했더니 암세포를 공격할 전투병인 T세포가 늘어났다. 그리고 두 환자는 암 세포가 더 이상 자라지 않았고, 한 명은 암세포가 사라졌다. 물론 이번에는 면역반응이 일어나는지만 알아보는 시험이라 다른 치료제도 병행했다. 즉 치료

효과가 꼭 백신 덕분이라고는 말하기 어려운 것이다. 하지만 연구진은 '맞춤형 백신의 가능성은 충분히 입증했다.'며 폐암이나 방광암, 대장암등 다른 암에도 적용할 수 있을 것'이라고 밝혔다.

수지상 세포는 1973년 미국 록펠러대 랠프 스타인먼 교수가 처음 발표했다. 그는 이 공로로 2011년 노벨 생리의학상을 받았다. 하지만 안타깝게도 그는 수상 소식을 듣기 사흘 전 췌장암으로 사망했다. 스타인먼 교수는 죽기 직전까지도 암 백신 개발에 기여했다. 개발 중인 암 백신 세가지를 자기 몸에 시험하도록 한 것이다. 한 제약사는 스타인먼 교수를 치료한 경험을 토대로 신장암 치료용 암 백신을 개발했다. 대한 면역학회장인 임종석 숙명여대 교수는 '맞춤형 암 백신은 환자 자신의 세포를 쓰기 때문에 부작용이 전혀 없는 것이 가장 큰 장점'이라고 말했다. 임 교수는 '수술로 암을 제거해도 암세포가 미량 남아 재발한다.'며 '면역세포는 암세포 한 두 개까지도 찾아내 완전히 제거할 수 있는 장점이 있다.'고 말했다.

어머니가 치매면 자녀도 확률 높다

부모에게 알츠하이머 치매가 있으면 그렇지 않은 경우보다 본인이 치매에 걸린 위험이 4-10배 높은 것으로 조사됐다. 그렇다면 치매에 걸린 부모가 어버지냐 어머니냐에 따라 치매 발생 위험에 차이가 있을까 미국 캔자스대 의대 로빈 호니아 교수팀은 치매에 걸리지 않은 60세 이상 53명을 대상으로 그 차이를 조사했다. 이중 11명은 어머니가, 나머지 32명은 부모 모두에게 치매가 없었다. 연구팀은 이들을 대상으로 뇌 MRI(자기공명영상장치)와 인지 기능 테스트를 했다. 이후 2년이 지나고 나서 다시 MRI를 찍고, 인지 기능을 점검했다. 조사 결과, 어머니가 치매인 그룹의 뇌회백질(뇌의 바깥쪽 부위)이 부모 모두 치매에 걸리지 않은 사람들에 비해 2배 더 쪼그라들어 있었다.

뇌 회백질은 사고 기능을 담당하는 곳이다. 이곳이 쪼그라들면 기억력과 판단력이 떨어진다. 더욱이 어머니가 치매인 그룹은 아버지가 치매인 그룹보다 뇌가 더 위축됐고, 크기가 줄어드는 속도도 1.5배 빨랐다. 뇌 위축은 알츠하이머 치매 환자의 전형적인 증상이다. 연구팀은 3차원 뇌 지도를 작성해 분석한 결과, djadak가 치매인 그룹에서 알츠하이머병의 영향을 받는 특정 뇌 부위 신경회로가 취약했고, 그로 인해 뇌 위축이 유발된 것으로 판단했다. 이에 따라 연구팀은 '정확한 이유는 알수 없으나 엄마가 치매인 사람이 아빠가 치매인 경우보다 치매 발생 위험이 더 크다"고 말했다. 치매 발생에는 여러 변수가 있기 때문에 부모에게 치매가 있다고 해서 꼭 치매가 생기는 것은 아니다. 연구팀은 "치매 발생 위험이 있기에 생활 습관을 바르게 가져야 한다는 의미"라며 "적정 체중을 유지하고, 기름진 음식을 피하고, 정기적으로 운동하고, 뇌세포를 자극하는 지적 활동을 열심히 하면 누구든지 치매 발생 위험을 현저히 줄일 수 있다"고 말했다.

차가운 몸은 반드시 평생 아프고 괴롭다.

냉기는 반드시 몸을 괴롭힌다. 체온 1도를 높여 건강을 올리고 몸이 따끈해지면 기운이 나고 저승사자는 할 일이 없어진다. 그러므로 체온 1도가 내려가면 건강을 지키는 힘이 떨어지고 체온 1도가 올라가면 건강을 지키는 힘은 훨씬 더 강해진다. 이는 다 알고 있는 사실이다.

체온이 내려가면 몸이 굳게 되고 체내의 노폐물의 배설을 방해하며 나쁜 것들이 몸 안에 쌓인다. 밝은 태양 빛을 쬐면 좋은 호르몬이 나오지만, 체온이 낮아지면 기분도 나빠지며 우울해진다. 아이가 찬 곳에 자면 배앓이를 하기 쉽고 어른도 찬 바닥에 자면 화를 당하기 쉽다. 다 몸이 차가워져서 생기는 현상들이다. 또 생활환경은 어떤가? 노출이 심한 옷은 몸을 더욱 차게 만들고 거기다가 찬 음료까지… 도무지 몸이 따뜻해질 겨를이 없다. 이렇게 되다보니 몸의 건강을 지키는 힘은 점점 떨어지고 외부의 나쁜것에 더욱더 취약해진다. 손, 발, 배가 차가우면 몸이 힘들어진다. 누가 몸을 함부로 차갑게 하는가! 차가우면 굳어지고 막히면 터진다! 끝이다!몸은 따뜻해야 순환이 잘 되고 구석구석까지 잘 흐른다. 주변에 보면 계절에 상관없이 손, 발, 배가 차서 고생하는 사람들이 의외로 많다. 물론 이유는 다양하지만 대개 몸의 순환이 잘 되지 않아서이다. 그런데 이를 가볍게 여기다가는 큰 코를 다친다. 몸이 차다는 것은 건강이 좋지 않다는 경고음이기 때문이다.

차가우면 나쁜 덩어리가 생긴다. 덩어리는 한방에서 적이라 부르는데 몸에 나쁜 덩어리다. 우리 몸에 유일하게 심장에는 나쁜 덩어리가 생기지 않는데 바로 따뜻한 기운이 쉼 없이 운동을 하기 때문이다. 여자의 가슴은 돌출되어 있기 때문에 체온이 다른 부위에 비해 낮다. 그래서 덩어리가 생기기 쉬운 것이다. 기온이 10도 떨어지면 심장마비 확률은 13% 증가한다는 통계발표가 있다. 몸이 차가워지면 막히고 터질 수 있다. 몸이 따뜻해야 온몸 구석구석까지 몸의 순환이 잘 되는 것이다. 특히 아침, 저녁으로 기온의 변화가 큰 환절기에는 더욱더 몸을 따뜻하게 해야 된다는 것을 알아야한다.

사람의 몸은 36. 5도가 평균 체온이다. 그러나 최근에는 36도 전후에 머물거나 35도씨로 떨어진 사람도 흔히 있다. 최근 몸이 안 좋은 사람들이 많은데 평소 몸이 차가워지는 생활을 한 것이 영향이 크다. 몸이 차가운 것은 남자보다 여자가 더 많은 영향을 받는다. 여자는 남자에 비해 근육량이 적기 때문에 체온이 더 쉽게 떨어지며 실제 노출이 많은 의상을 입는 것도 무시할 수 없는 이유다. 지금이라도 늦지 않다. 온몸에 따뜻한 기운이 흐르게 하여 건강하고 힘이 넘치는 몸 만들기에 나선다면 건강하고 행복한 내일을 기약 할 수 있는 것이다.

죽음을 생각하는 것이 곧 우리를 구원

러시아의 소설가 블라디미르 나보코프는 인간의 삶에 대해 "삶은 두 개의 영원한 어둠 사이에 존재하는 짧은 빛일 뿐이다."고 말했다. 사실 이 두 개의 어둠을 매우 다르게 취급한다. 우리는 첫 번째 어둠(출생 이전의 세계)에 대해서는 거의 관심을 두지 않는 반면, 두 번째 어둠(죽음 이후의 세계)에 대해서는 공포에 휩싸인 채 몸서리친다. 프랑스 작가 란로슈푸코는 "태양이나 죽음은 똑바로 쳐다볼 수 없다"는 명언을 남겼다. 우리는 죽음의 문제를 떠올릴 때면 미국의 정신과 의사 아돌프 마이어의 조언, 즉 "가렵지 않은 곳은 긁지 말아라!"는 충고를 따르고 싶은 유혹에 빠지게 된다. 이런 점에서 사실 인간의 역사는 우리가 죽음을 마주 대하지 않도록 해주는 보안경들로 가득 들어차 있다고 할수 있다.

하지만 심리학적인 관점에서 본다면 죽음의 공포를 극복하는 것이 불가능한 것만은 아니다. 일례로, 마크 트레인은 죽음의 문제에 대해 "나는 죽음이 두렵지 않다. 나는 태어나기 전에 영겁의 세월을 죽은 채로 있었지만, 그러한 사실이 내게는 일말의 고통조차 준 적이 없다."고 유머러스하게 표현했다. 정신과 의사 어빈 얄롬에 따르면, 물리적인 죽음은 우리를 파괴하지만 죽음에 대해서 생각하는 것은 우리를 구원해 줄 수 있다. 죽음을 직면하는 것은 우리를 절망에 빠뜨리기보다는 삶의 의미를 일깨워줌으로써 삶을 충실하게 살도록 해 줄 수 있다.

마찬가지 맥락에서 "모리와 함께 한 화요일'의 모리 슈워츠교수는 제자에게"죽게 되리라는 사실은 누구나 알지만, 자기가 죽는 다고는 아무도 믿지 않지. 만약 그렇게 믿는다면 우리는 다른 사람이 될 텐데"라 말했다. 그 후 제자에게"어떻게 죽어야 할지 배우게 되면, 어떻게 살아야 할지도 배울 수 있다네"라고 조언했다. 시인 루미는"내가 죽을 때 잃는 것이 무엇인가?"라는 의문을 제기한 바 있다. 이러한 질문과 관련해서 죽음을 두려워하는 사람들은 "사후에 내가 더 이상 하지 못하게 될 것들" 혹은 "내가 완성하지 못한 많은 일들"이라고 답하는 경향이 있다. 이러한 답변은 스스로 충실하게 살지 못했다고 느끼는 사람일수록 죽음에 대한 두려움이 더 큰 반면, 충실한 삶을 살수록 죽음의 공포도 줄어들 수 있음을 시사한다. 따라서 죽음에 대처하는 효과적인 방법 중 하나는 밥로 삶을 살수록 죽음의 공포도 줄어들 수 있음을 시사한다. 따라서 죽음에 대처하는 효과적인 방법 중 하난는 바로 삶을 심리학적인 완성(psychological consummation)은 삶 속의 개별 사건들을 의미 있게 재구성함으로써 궁극적으로 개인이 자신의 삶에 대해 가치 부여를 할 수 있도록 돕는 것을 말한다.

죽음에 대해 생가가하는 것이 죽음으로부터 우리를 구원해 주는 이유는 그러한 경험이 우리에게 원치 않는 일을 과감하게 거절할 수 있는 힘을 줄 수 있기 때문이다. 사람들은 때때로 자신이 원하던 것을 빼앗겼을 때에야 비로소 자신이 무엇을 바랐던 것인지 깨닫게 되기도 한다. 알베르 카뮈가 말했던 것처럼 "사실은 우리가 가장 포기하기 힘들어했던 것이 결국에는 정말 우리가 원했던 것이 아닐 수 있다" 이처럼,

죽음은 우리가 자신의 모습을 객관적으로 볼 수 있는 기회를 제공해 줄 수 있다. 니체는 죽음의 문제와 관련해서 '영원한 반복'이라는 사고실험을 제안했다. 만약, 지금 당신이 살고 있는 삶의 모습이 영원히 반복된다고 생각해보라. 현재의 삶이 영원히 지속되고 평생 당신에게 그 어떤 변화도 일어나지 않는다고 가정해보자만약, 당신이 이것을 싫어하게 된다면, 이때는 오직 한 가지 해석만이 가능하다. 당신은 한 번 뿐인 삶을 제대로 살고 있지 않은 것이다. 죽음으로부터 구원받기를 원하는가? 그렇다면, 당신의 삶이 영원히 반복된다 하더라도 스스로를 사랑할 수 있는 운명을 창조해야 한다.

고단한 삶의 여정 코친의 '도비가트'

인도 뭄바이 도비카트에 방문한 일이 생각난다. 너무나 힘들고 두려울 때 도비카트에서 일하는 불가촉 천민들 계층이라 하는 인도 사람들의 모습을 엿 볼수 있었다. 세계에서 가장 큰 규모의 손세탁 공장이라 할수 있는 그곳에서 하루 종일 순수하게 오지 손으로만 세탁과정을 하는 그들의 모습을 다리 난간에 가까이 서서 보게 되었다. 정말 충격적이었다. 지금 내가 힘들다고 하는 것이 정말 힘든 것인가 하는 고민을 그들의 모습을 보면서 진지하게 잠깐이나마 하지 않을 수 없었다.

그들의 삶을 보게 된다면, 아마 대부분의 사람들의 바라보는 눈도 입도 모두 경직 될 것이다. 우리는 살아가면서 세상의 여러 가지 어려움에 타의에 의해 놓이게 될수 있다. , 그리고 모두. 각각의 힘든 사정이야 들어보면 이해가 가고 공감이 갈수 있을 것이다. 그러나 도비들이 일하는 손세탁 공장을 방문해 본다면 어느 누구도 자신의 처한 환경을 절대로 탓하지 않을 것이라 생각한다.

뭄바이 도비카트에서 손빨래를 하는 그들은 인도 카스트제도에도 못 들어가는 소위 최하위층에 속하는 불가촉천민들이다. 그들은 도비카트에서 정말로 죽을만큼 최선을 다하며 빨래 두드리며 일하는 모습을 발견할수 있다. 그러나 그들은 결코 현재의 삶을 비평하지 않는다. 그것을 하는 삶은 행복하다고 생각하기 때문이다. 잘 사는 사람들의 집단들이 많이 모여 사는 세계적인 상업도시 뭄바이안 저 편에는 제일 어려운 삶의 터전인 도비카트 낯선 이방인들의 집단이 있다는 것이 너무도 대조적이었다. 편한것만 추구하고 많은 물질을 추구하기 위해서 항상 노력하고 있는 내가 아니었던가 그리고, 그들은 곧 우리 자신이라는 것임을 서서이 깨달으며 깊은 침묵에 빠지게 되었다. 뭄바이의 최상급 호텔을 제외한 세탁물은 대부분 도비카트에서 나온다고 현지인들은 전한다. 정말로 그들처럼 최선을 다하며 살고 있는 것일까 다시 숙연해지며 마음속의 한켠을 반문해본다. 그들처럼 최악의 환경에서 나는 어떠한 태도로 과연 임하며 척박한 환경에서 벗어날 수 있을 까, 과연 인간이 추구하는 행복이란 어떤 것일까?

도비카트에서의 기억은 영원히 잊지 못할 것이다. 그리고 그것은 앞으로 어떤 고난이 닫히더라도 그것이 인생에 큰 버팀목 역할을 할것이라는 생각에는 변함이 없을 것이다.

심리상담(점성학)과 '차크라'는 병을 극복하고 치유한다.

환자의 심리상담(점성학)은 병을 미리 예방하고 병을 극복할수도 있다. 우주의 철학은 인간의 건강과 연결되어 있다는 것은 누구에게나 호기심이 발동하는 부분이다. 필자 또한 이러한 궁금증, 개인의 호기심을 만족할뿐더러, 아유르베다 치유를 원하는 사람들에게도 많이 도움을 주고 있다.

어느날, 인생의 위기에 선, 젊은 여성이 먼곳에서 나를 찾아왔다. 30를 갓넘은 새댁이었다. 그녀는 늘, 귀에서 환청증상이 나서 괴롭다고 하였다.그녀와 대화를 하는 사이, 그 증상은 마음의 병에서 시작됨을 알수 있었다. 그녀는 처음에는

10부. 건강 철학

미혼이다 말했다가 점점 사실을 털어 놓기 시작했다. 상담을 하는 사이에 마음이 한결 편해졌다고 하면서, 처음부터 사실대로 말하지 않아 미안하다고 한다. 결혼해서 나팔관 하나를 떼어낸 이후부터 우울증이 심해졌다고 한다. 그 이유는 그후로, 아이가 쉬이 들어서질 않는다는 것이다. 애기를 간절히 기다리는 시부모님 때문에, 행여나 임신이 되지 않으면, 어쩌나 하는 두려움 뿐이었다고 한다. 이러한 걱정이 혼자 가슴속에서 쌓이다 보니, 자연, 말이 없어지고, 혼자 있으면, 우는 것이 일이라고 한다.

그리고 세 번째 방문해서는 여러 가지 질문중에, 말이 막히면서 그녀는 "사실은요..."하면서 긴 신음소리를 뱉으면서 그녀는 말을 하면서 먼저 눈물을 훔친다. 친정 아버지가 큰부도가 나서 집안이 흔들거렸다는 것, 그리고 자상한 아버지가 자기에게 너무 무섭게 말을 하는 것이 마음에 상처가 되어 지울수가 없다고 고백하며, 어깨를 심하게 흔들며, 우는 그녀가 너무나, 안스러웠다."그러면서 그녀는 죽고 싶다고 반복해서 말한다. 평소 환청이 심하면 병원에 가서 타오는 약을 먹고 잤었다고 한다. 환청은 약을 먹는다고 고쳐지는 질병이 아니다. 마음에 병을 치유하면, 저절로 근심걱정이 사라지고 긍정적인 생각과 생활을 하면, 초기에 치유가 얼마든지 가능하다. 하지만, 그녀는 환청증상을 남편에게도 비밀이고, 심지어 친한 친구들에게도 극비비밀이다. 자칫 정신병자로 치부할까봐, 그것이 두렵다고 하였다. 사실 이러한 사회분위기 조성이 우리 모두의 탓이라고 생각한다. 이것은 분명히 잘못되어 있다. 친구에게도 가족들에게도 용기와 자신감을 받을 수 있으면, 훨씬 빨리 치유될수 있을 것이다. 그녀는 말을 처음으로 털어 놓는다면서, 꼭 비밀을 지켜달라고 신신당부하면서 그것도 못미더운지, 새끼손가락을 잡아 당기며, 자기의 새끼손가락에 걸으며, 애처로운 눈빛을 띠며, 꼭 비밀을 지켜달라고 부탁한다. 이러한 것들을, 천천히 정상적인 심리상담법 접근을 하면서 다가갈 때, 그녀는 마음속 깊은 안전감을 가지며, 용기와 잃어버린 의욕을 되찾을려고 노력하는 모습을 보게 되었다.

질병은 치유하는 것은 다음의 문제다. 마음이 안정되고 나면, 환청의 반은 성공한 셈인 것이다. 그녀가 지금 겪는 위기는 누구에게나 있을 수 있으며, 그것을 집착하며, 중요성을 일부러 더 부여하는 사고의 잘못을 경각시키며, 따뜻한 마음으로 다가가면, 그녀는 마음속이 시원하다고 한다. 긍정적인 사고를 가질 때, 시로다라나, 차크라를 하면, 눈에 보이게 빨리 호전되고 있음을, 그녀도 필자도 깨닫게 된다. 우리가 시련이 생겼을 때, 빨리 대처할수 있다면, 발전과 행복으로 도약할수 있다는 발판이 된다는 신념을 가지게 됨을 알수 있었다. 그러나, 반복되는 감정의 폭발이 이러한 믿음에 저항하고 있기 때문에, 두려움에서 쉽게 헤어나올수 없는 것이다. 좀더 많은 시간을 그녀에게 사랑으로 용기와 자신감을 주는데, 최선을 다한다면, 그녀도 점점, 자기의 편협한 생각에서 빠져나와, 건강한 신체와 건강한 마음과 건강한 육체를 가질수 있을 것이라고 생각한다. 상담치유와 아유르베다를 병행하면서 혼자만 갖는 갇힌 사고들이 점점 바깥으로 내뿜기 시작했다. 그리고 남편과 친정어머니가 자기를 너무 챙겨준다는 사실을 말하기 시작했다. 그러면서 그녀의 얼굴은 예전의 밝은 모습을 찾아가고 있었다.

그녀의 전공은 순수미술이라고 했다. 그래서 유치원에서 그림을 지도하다가 갑자기 아이들이 미워져 그만두었다고 한다. 집에 있다보니, 점점 더 우울해지기 시작했다는 것이다. 그녀에게 일이 있으면, 그곳에 신경을 쓰기 때문에 우울증이 조금은 없어질 것 같았다. 그녀에게 일이 있으면, 더 좋을 것 같다는 말을 했다. 그녀가 집에 머무는 것은 기회를 외면하는 행동일수가 있는 것이다.

그것은 지극히 비생산적인 일이기에, 그러한 것을 지적해주면, 무슨 말을 하려는지 금방 알아차렸다. 그렇게 해보겠다고 한다. 그녀는 그녀의 긍정적인 생각을 가질려는 꾸준한 노력과 시로다라, 차크라치유때문에, 환청증상이 없어졌다고 말한다. 두세번 정도 받았을까. 하지만, 재발이 되지 않는 것이 중요하기 때문에, 심리치유와 같이, 아유르베다 판차까르마 요법들을 같이 병행 하였다. 그녀는 일주일에 두 번씩, 때로는 세 번씩하여, 한달 보름만에 환청증상이 거의 나질 않는다고 했다. 그녀가 죽고 싶다고 반복하는 모습도 볼수 없었고, 예쁜 웃음을 지을때면, 너무나 청순하리 만큼, 예쁘다. 마지막 돌아갈 때, 그녀는 나와의 인연이 너무 소중하다고, 하늘에 감사한다. 그러는 모습 또한 마음이 괜시리 흐뭇하다. 좋은말과 좋은 글들은 사람을 정화하기에 너무나 좋은 매개체가 되어 주는 것 같다.

손으로 오는 대답

현대의 신인 컴퓨터도 마찬가지여서 '만져보면 알 것이다'는 광고가 있듯이, 우리는 절병에 노출되기 전에 전조증상들이 분명히 나타난다. 사람들은 그것이 별 주요한 문제가 발생할 거라고는 생각지 못한다. 그러나 고칠수 없는 암으로 나타나면, 그제서야 건강이 제일 중요함을 깨닫게 된다.

'소 잃고 외양간 고친다'는 말이 있듯이, 우리는 항상 문제를 푸는 답이 우리에게 항상 있기에, 그때에 미리 처리하고 준비하지 않으면 안된다는 것을 나중에야 깨닫게 된다. 자연치유의 비법은 주로 손에서 나온다. 그것을 의심하는 사람은 별로 없을 것이다. 손으로 하는 것들은 우리 일상생활 속에서 없는 것이 없을 정도로 많이 사용된다. 음식을 만들 때도, 집을 지을 때도, 손이 하지 않은 것이 무엇이냐 할 정도로 거의 손으로 일상생활을 해야만 한다. 우리가 병이 나지 않았을 때 예방하는 생활 문화가 가장 절실히 필요하다고 한다. 자연치유라함은 대체의학에 포함된다. 우리나라에서도 대체의학속에 한의학이 있다. 한의학속에 경락이나 혈의 중요함, 그리고 약초를 중시여긴다.

자연치유안에 모든 영역을 현대의학과 분류하면, 대체의학이라 부른다. 대체의학의 치료의 구심점은 모두 손이 하는 역할이 대부분이다. 손에 치유의 능력이 있는 손과 그렇치 않은 손이 있음을 이해해야 할 것이다.

그러자면, 능력이 있는 손치유에 대해서 생각해보지 않을 수 없을 것이다. 작은 손 하나만으로도 충분히 병이 나기전에 치유할수 잇슴을 알리는 것이 대체의학을 알리는 신호탄이 됨을 알아야 한다. 손의 치유능력은 그사람의 모든 것으로부터 나온다. 하나의 축소되고 응집되어 있는 에너지로부터 표출되어, 어려움 사람, 즉, 혈이 돌이 않는 사람들에게 혈액에 산소공급은 물론이고, 혈액순환이 잘 이루어져, 혈관의 흐름을 차단하고 있는 독소들을 제거하는 일들을 손치유로 하는 것이다.

손으로 인한 대답을 지금 여러분이 느껴야 할 시기이다. 문명이 발달할수록, 사람들은 알 수 없는 인간이 만들어낸, 알 수 없는 병에서 자유로울 수가 없다. 방법은 간단하다. 혈관을 억누르고, 신경이 손상된 원인을 손으로 인한 치유를 받으면, 그것의 장애요소가 없어져 버리면, 질병에 걸리지 않는 것이다. '어려울 때일수록, 쉽게 근접하라. 두꺼우면 가볍게 하라, 넓으면 작게 하라'의 지혜(Jana)를 되새김질 할 필요가 있다. 손으로 만지고 비비고, 주무르고, 쓰다듬고해야 자연치유가 일어남을 이해해야 할 때이다. 면역력은 스스로 가지고 있는 치유능력을 말한다. 이것의 능력이 현저히 떨어져 있을 때, 손치유로 하는 자연치유를 받은 사람은, 하는 즉시 효과가 나타나는 것이 기증사실이며, 부작용이 없고, 예방적인 확실한 효과를 손으로부터 대답을 받을 것이다.

이에 대한 평가를 머리로 생각하기보다는 손으로 생각하고, 눈과 귀로 듣기 보다는 손으로 보고 듣는 것을 습관화 하면, 질병의 위험에서 벗어날 수 있는 지혜로운 길일 것이다.

인연이란 머무를때도 있고, 떠날 때도 있다

연구실 문을 가끔씩 열어 놓는 경우가 있다. 예를 들면, 환기를 시킬 때, 조금은 갑갑할 때를 느낄 때, 청소할 때도 그렇다. 오늘은 처음으로 오후에 사무실에 들어와서, 이렇다 저렇다할 이유도 없이 문을 활짝 열어 놓았다. 그런지 얼마되지 않아, 가끔씩 지나치는 낯익은 아주머니 한 분이 들어오신다. "오늘은 지나가다, 우연히 문이 열렸길래…"하시며 의자에 앉는다. 그러면서 또 "요새 그 사람 와요?"한다. 순간 스쳐 지나가는 사람이 떠오른다. "아,.. 네.. 글쎄요. 요즈음은…" 하니까. "그렇지 그 사람 이름이 '이' 무슨… '이'.. 그 사람 딸 이름이 승연이지 아마.."하신다. 딸 아이 이름은 실상 나도 잘 모르는 이름이다.

"그 사람 아마 워커힐 호텔 아차산 근처에 산다고 하던데, 가 봤어요? 바로 옆 집이 박진영집이라고 하던데… ?" "아.. 네.. 한번은 가봤는데요.. 아마 그렇다고 하던데요." "그 사람이 이 사무실 얻어줬다는데 정말인가요?" 순간 이게 또 무슨 말인가 싶다. "아, 네 그렇습니다. 하지만, 사무실 자리 구해 준거지, 계약은 제가 했습니다." "그래, 맞아요. 이 사무실 자리가 좋아서 자기가 꼭 집었다고 들었습니다." "맞습니다" "그 사람이 어디가 처음에 안 좋았던가요?"라고 묻는다.

그 분은 '한증'을 앓고 있었습니다. 그랬더니 "맞다 맞아요. 그 사람 선풍기바람도 쐬질 못해요"한다. 그사람을 알게 된 이유는 그 사람을 아는 스님을 통해서였다고 말했다. 스님을 '이'여사를 나에게 소개한 이유도 스님병이 나아서, 그 사람을 소개해서 알았다고 했다. 이여사는 건강을 되찾고 자신의 일터로 돌아갔다. 처음 한해는 몇 번이나 왕래가 있었지만, 그 후로 뜸하다가 이제는 만나지 않는다고 했다. 나를 찾아온 그 사람도 이여사를 4년간 만나지 못했다고 한다. 그러면서 때로는 모진 구석이 없잖아 있다고 낮은 목소리로 중얼거린다. 이여사는 10여년동안 이래저래 알게 모르게 많이 그 깊이를 알게 되었다. 나를 찾아온 이 사람도 이여사의 친한 친구는 아닌상 싶었다. 4년동안 연락이 없었던 것을 보면. 하지만, 그 사람은 또 다시 혼잣말로 중얼 거리며 "이제 연락이 없으면, 인연이 다한거일 수도 있습니다.""그사람, 딸아이 개러리아 사준다는 말 들었는데, 그러고나서는 통 소식이 끊어졌어요"한다. 그래 맞는 말이다. 사람이 만나는 것도 저절로 만나지 못하게 되는 것도 하늘에 그 이치가 정해져 있는 것처럼 보인다. "우연히 문이 열려길래, 들어와 봤어요. 다른 볼일이 있어서 나가볼께요" "자기가 이 자리를 꼭 집었다고 말하더라구요"나가면서 또 말한다. "맞습니다. 그 사람이 이 자리가 괜찮다고 소개해 주었답니다." 이여사는 한증을 10여년동안 앓으면서 만나는 의사마다 자기 병을 고치면 1억을 주겠노라고 말하면 의사들은 그냥 미소를 보낼 뿐이다라고 항상 말했다. 노여사는 나에게 일주일에 한번 10번을 받고 한증에서 빠져나올수 있었다.

다 옛날일이라 까막득하지만, 이여사는 초여름에 선풍기바람도 맞질 못했다. 처음에는 의심스런 얼굴로 나를 믿지 못하였으나 1번 치유를 받고 그 다음날, 전화통이 부서질 정도로 많이 왔다. 그 사람이 하는 왈 '어메 원장님, 한밤 자고 났더니, 글쎄, 제 얼굴의 부기가 다 빠져버렸어요. 그래서 남편을 불렀답니다. 거울 앞에 선 내 얼굴을 남편이 보고는 '정말 그러네"라고 하더랍니다." 아마 부처님 은혜가 임하셨나 봅니다. 자네에게"그렇게 하여 일주일에 10번을 하게 되었습니다. 그러다가 어느날 사무실 앞에 놓인 사과 한상자를 보고 남편이 보낸 것이라 하며 상자속에 사과하나씩을 꺼내 깨먹을 때,

이여사는 계속 나를 보며 웃었다. 그 웃음의 의미를 잘 몰랐다. 그러나 그녀는 곧 실토했다. "그 사과는 남편이 아니라 지가 보냈노라고"같이 함박웃음을 쏟아냈다. 그런 인간미 흐르는 웃음을 오랜만에 상기시켜본다. 이여사는 그렇게 다가와서 결국에는 청담동 지금 김태은 아유르베다가 생기게 한 장본인이기도 했다. 하지만, 이제는 누구인지도 모르게 아주 아마득한 일로 기억됐다. 만나서 깨를 쏟아부어지는 인연도, 그 귀중한 인연도 때가 되면, 흐지해 버리게 되어 버리는 인연이 되어 버린다는 것을 세월이 지나면서 알게 되었다. 무디어지게 되어 버린 것을 보면, 때론 아쉽지만.. 사람의 속은 아무도 모르니까... 때가 되면, 자기 잘난대로 흘러가는 것이라 생각한다.

그것을 보고, 사람들은 이제 다시 만날 필요가 없는 인연이 되어 버렸다고 말한다. 이여사와 나와의 만남 이어떠한 연유에서 인지는 모르지만, 만나고 만나지 못하는 것은 하늘이 정해진 이치라고 말한다. 새삼 사람에게 중요한 것이 무엇인지, 너무나 어려운 것 같다. 그래서 '순리'대로, 비바람이 불면 부는 대로, 최선을 다하여 자신의 삶을 사는 것에 충실하면, 남에게 크게 좌우지 하는 삶에서 벗어날 수 있는 것이다.
(14년전 인연)

11부. 인도를 생각의 중심에

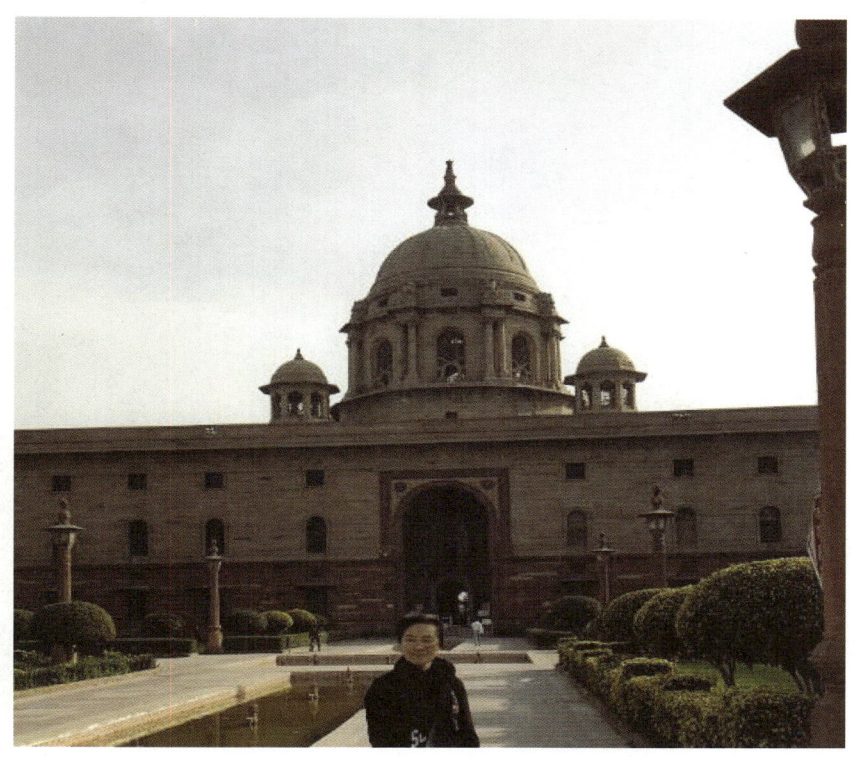

11부. 인도를 생각의 중심에 273

인도를 생각의 중심에 두어라

6년전에 중국의 힘에 대하여 말한 적이 있다. 그러나 아무도 귀담아 듣지 않았다. 지금 세계는 중국을 빼놓고서는 경제가 돌아가지 않는다. 다음에는 인도다. 필자는 인도를 갈 때 두 개의 항공을 이용한다. 타이비행기와 인도 비행기다 인도비행기는 홍콩을 경유한다. 인도에서 한국으로 돌아올 때 한번 홍콩에 들린적이 있었다.

홍콩은 영국이 반환한 상태라서 중국으로의 여행이 자유스러웠다. 아마 중국 베이징 올림픽이 열리기 2년전의 일이었다. 그때 홍콩에서 짬이 나서 광쩌우와 베이징을 다녀온 적이 있었다. 그때 방문한 광쩌우는 하늘을 찌를 듯한 높은 빌딩들이 손으로 헤아리기 힘들정도로 많은 빌딩들을 신축하고 있었다. 놀라울 정도였다. 그 자금력은 어디서 나오는 걸까? 여러 가지 생각들이 많이 교차해 지나간 적이 있었다.

몇 년이 지난 지금 중국은 대국으로 변모했다. 싼 가격의 경쟁들은 어느 나라도 따라갈 수 없기 때문에 눈부신 발전을 거듭하였다. 이제는 인도다. 인도 모리 총리는 자기 나라에 대한 열정이 어느나라 지도자 보다 강하다. 그의 신념은 '메인드 인 인디아'라는 구호로 모든 것이 인도가 중심이 되어야 한다는 슬로건을 내걸었다. 인도 모리 총리는 인도 국민들에게 전격적인 신뢰와 지지를 받고 있다. 그래서 지금 인도경제는 성장에 성장을 거듭하고 있다. 세계적으로 몇안되는 인플레이션을 달리고 있다. 각 나라마다 인도로 몰려들고 있다. 오래전부터 아무리 인도를 알리려고 해도 필자는 계란이 바위치기였다. 허나 이제라도 늦지 않다. 인도를 생각의 중심에 두고 느끼고 새로운 패러다임을 발견하여야 한다. 인도를 알기 위해선 관련서적, 웹사이트 방문, 인터넷 쇼핑도 즐겨봐야 한다. 몇사람의 그룹을 만들어서라도 방문하는 것은 좋은 방법이라 하지 않을 수 없다. '백문이 불여일견'이라 한번 직접 모든 것이 어떠한 것 보다 자극적일 수 있다.

이제는 우리나라만 바라볼수 없는 세상이 되어 버렸다. 이제는 중국을 넘어 인도다. 인도에 많이 다녀 본 사람의 강연도 필요하다. 모든 것들은 노력하는 자에게 기쁨이 배가 되어 돌아올것이라 굳게 믿는다. 이제 우리는 어느나라보다도 먼저 인도로 가야만 한다.

미래를 생각하지 않으면
준비된 내일은 오지 않는다.
(자연치유-건강)

위기가 올때마다 우리들은 당황한다. 몸에 대한 위험도 마찬가지이다. 늘 준비된 생활에 훈련되지 않으면 그에 대한 댓가가 혹독하게 온다. 그 때는 항암제를 사용하든, 새로운 신약이든 아무런 도움이 되질 않는다. 하지만 그에 대한 기대치가 높기 때문에 그나마도 안정을 취할수 도 있다.

그것은 결코 진실에 다가가는 것이 아니다. 매일 같이 깨어 있지 않으면 우리의 궁극적인 행복의 삶은 무너지게 되어 있다. 사람들은 그것을 미래의 예측이라고들 하지만 준비하지 않은 사람들도 앞으로 어떻게 되어가는 지 모를리 없을 것이다. 하지만 언제나 넋두리는 현실과의 넋두리는 자신과의 안

11부. 인도를 생각의 중심에 275

일한 타협안에 쏟아낼 것이라 생각이 든다. 건강 예방을 하기 위해선 음식과 운동 그리고 편안히 취침할 수 있는 공간과 자신을 통제 할 수 있는 정신 수양이 필요하다. 현대에서 가장 위험한 것은 자신이 스트레스 속에서 빠져나오지 못할 때 느끼는 신체의 적신호는 다른 무엇보다도 비교 할 수 없을 정도로 아주 심각하다.

'정신만 차려도 호랑이 한테 물러가지 않는다.'는 속담이 있듯이 어떤 환경에 처하더라도 그것이 비록 생명까지 위협에 처해 질 수 있다. 하지만 정신과 마음과 영혼이 건강하다면야 모든 걸 극복 할 수 있을 것이다. 많은 사람들은 모든 걸 남의 탓만 한다. 개개인 한 사람마다의 집념과 열정을 다하여 묵묵히 자신의 추구하는 바를 위해 가는 자는 신념에 따라 그 뜻이 이루어지리라 생각한다. 건강도 마찬가지다.

그렇치 않다면 어떻게 모든 것을 이겨나갈 수 있을지 두렵기만 할 것이다. 사람들이 미래의 행복한 삶을 추구하는데 절대적으로 우선시 되는 요항이 있다. 그것은 건강이다. 건강을 잃어버린 후에야 무슨 어떤 것을 할 에너지가 있겠는가. 미래의 건강한 삶을 위해서는 지금 이 순간 어떻게 해야 하는지 잘 생각하면 해답이 나올 것이다. 나이가 60이 되면 어느 누구나 병들고 아프기 마련이다. 그런 환경을 비난하지 말고 더 나은 자신을 위하여 그 나름대로 긍정적으로 생각하며 스트레스를 극복하는 마음이야 말로 어느 건강 운동 보다도 중요하다. 그리고 본래의 삶을 바꾸기 위해서는 사고방식을 바꾸는 노력을 하여야 할 것이다. 예를 한가지 들자면 어느 누구나 다 아는 인도의 간디는 인도를 떠나 영국에 공부하러

갔다. 처음에는 안온하고 편리했던 호텔에 머물렀다. 하지만 그곳을 벗어나 영국인 집에 방을 얻는 것을 계기로 다양한 생활 방식을 모방하는 '간디의 실험'이 시작된다. 그는 먼저 영국 신사가 되기로 결심한다. 값비싼 양복과 실크로 만든 중절모도 구입했다. 심지어는 바이올린 교습에 폭스트롯(1910년대 초기에 미국에서 시작된 사교춤)을 배우기도 했다. 하지만 신사역활도 그의 욕구를 충족시키지 못했다. 전보다 안정감을 찾기는커녕 지나치게 남의 시건을 의식해 점점 더 고독해졌다. 간디는 형으로부터 생활비를 받고 있었기에 영국식 신사가 되기 위해 엄청난 낭비를 일삼을 수 없었다.

그렇게 내면세계와 겉모습과의 이질감에 빠져 있을 무렵 외로움의 끝에 도달한 그는 자신에게 질문을 던져보았다. '옷을 다르게 입는다고, 몸짓과 언어를 역국식으로 한다고 나의 원래 모습이 바뀔까? 그렇게 노력하면 과연 내가 영국 사람이 된다는 말인가! 그렇게 영국 사람처럼 보인다고 해서 나에게 좋을 게 과연 무어란 말인가. 영국에서의 성공이 그저 그들을 흉내내는 것을 뜻하는 것은 아닐 것이다. 나의 삶을 바꾸기 위해서는 사고방식을 바꿔야 한다. 내 삶의 방식. 그것을 바꾸자. 시도해보자.' 그가 내린 이 결론, 즉 사고 방식을 바꾸는 일은 그에게 관습이나 문화의 차이를 줄이는 것보다도 더 중요하게 느껴졌다. 이제는 다른 사람인 척 하기보다는 자신에게 솔직해져야 할 때였다. 간디는 당시를 이렇게 기록한다. "내 성격이 영국 신사 역할에 맞는다면 좋겠지만 그렇지 않다면 그들처럼 되고 싶다는 욕심을 버려라" 우리 모두는 간디처럼 단순한 삶의 방식을 실험하기 시작해야 하며, 그다음에는 음식에도 그 실험을 하여야 할 것이다. 고기보다

11부. 인도를 생각의 중심에

는 채식을 하여야 하는 것일 것이다. 그 외에도 자신 개개인의 삶을 바꾸기 위해서는 사고방식을 바꿔야 한다.

이러한 준비들이 미래로 가기 위한 걸음이 된다. 건강 실험 또한 마찬가지로 그렇게 기존의 방식의 틀을 바꿔야 한다. 본래의 것들에서 벗어나 다른 사고를 하여야 한다. 그러한 노력들이 쌓일 때 미래의 예측하기 어려운 상황 특히 건강부분에서도서 별 어려움없이 앞으로 나아가 행복한 생활을 오랫동안 누릴수 있을 것이라 생각한다.

인도가 뜨고 있단다.
그러면 자연히 아유르베다도 뜨는 날이
멀지 않음을.....

천기누설 작가에게서 전화가 왔다. 그냥 일상적인 질문이다. 자연치유 특집극을 하는데, 아유르베다로 고친 사람 등장시킬수 있느냐가 질문의 요지이지 아유르베다의 본질성은 뒷전이다. 섭외?라고 확정하지도 않은채 이것 저것 물어본다. 모두다 부질 없는 질문들임을 나는 안다. 추석 이틀 앞두고 온 전화다.

특집은 추석이후 많아봐야 알려준 예정 방영일 까지는 길어봐야 10일 정도밖에 남지 않았다. 그 기간을 다 할애한다 하더라도 촬영하는데는 그리 많은 시간이 아니다. 아마 결정되어 다시 오는 것은 쉽지 않다고 생각되었다. 추석지나고 문자하나 넣었다. 역시 대답은 무산되었다. 섭외하는 작가가 어리다보니, 다른 작가들을 설득시키기가 쉽지 않았을거라 생각해 본다. 벌써 두 번째 무산이다. 2년전 메인 작가한데서 연락온적이 있었다. 그날은 목요일이었는데, 돌아오는 월요일에 촬영하기로 구두로 약속받았다. 그러나, 토요일날 그녀는 갑작스런 개편으로 취소 되었다고 연락이 왔다. 그 이후 그녀는 다른 방송으로 이직했다. 그렇게 두 번 천기누설 작가로부터 연락을 받았지만, 모두 무산되었다. 낙담하는 나에게 주위에서는 자꾸 입질을 하다보면, 언젠가 다시 기회가 분명 올것이라고, 희희비비하지 말고 준비하라고 말해주는 사람들이 많다. 하지만, 맥 빠지는 기분은 어이할 수가 없다. 텔레비전에 나오는 무많은 방송국의 프로그램들, 그리고 늘 출연하는 게스트들, 하는 말들이 모두 비슷하게 일관되게 알려주는 정보들을 보면서, 이래저래 깊은 한숨만 흘러나왔다.

언제, 도데체 언제쯔음 아유르베다가 뜰까? 하는 마음이 들면서 지나간 세월들이 주마등같이 지나간다. 지금 인도 모디총리가 이끄는 정책들이 뜨고 있다. 예전처럼 말들처럼, 중국 다음에 인도라고 한다. 인도는 지금 경제가 호황으로 달려나가고 있다. 중국발 위기가 세계의 신물경제에 어두운 그림자를 내리는 반면 인도는 중국과의 수입관계도 많지 않아 자국적인 노력으로도 충분히 인플레이션으로 향하고 있다고 한다. 그래서 인도 사람들의 얼굴에는 미소가 함박 머금고 있다. 우리나라도 중국과 FTA를 체결하여, 경제에서 일본보다 먼저 시장성을 선점하였다고 한다. 그러나 다시 TPP(환태평양경제동반자협정) 세계 최대 자유무역경제권에서는 한국이 빠져, 그동안 애써 만들어 놓은, 우위의 경제적 발판을 다시 일본에게 빼앗기게 되었다고 한다. 정말로 속상한 부분이다.

11부. 인도를 생각의 중심에 279

그처럼, 건강분야에서도 아유르베다는 지금 떠오르고 있는 핫이슈의 자연치유이다. 일본에서도 지금 여기에 대한 연구와 현대의학과 통합하여, 새로운 패러다임의 자연치유로 개발할려고 하고 있다. 하지만 우리나라에서는 불과 필자와 또 다른 사람들이 아유르베다의 우수성을 알리고 있지만, 바위에 계란치기이다. 아유르베다를 모르는데 어떻게 출판사에서 책을 만들라 하겠느가? 그래서 김영사에서는 포기했다. 그래도 무너지지 않고 독자로 아유르베다라이프라는 출판사를 만들어, 자연치유 세계적인 대체요법인 인도의 전통의학을 알리고 있다.

짧다면 짧고 긴 10여년동안 아유르베다 한 길을 외로이 가고 있다. 우리나라도 변해야 한다. 사회도 변하고 나라도 변하고 세계도 변하고 있다. 새로운 패러다임을 강조하면서도 벌써 그렇게 향하고 있는 사람들에게는 쉽게 그 학문의 존중성을 인정해주지 못하고 있다. 새로운 기술과 학문을 널리 공유해야 한다. 첫째는 병을 앓고 있는 사람들에게 삶의 희망을 줄것이며, 나아가 막대한 의료재정난에도 도움이 될것이라 생각한다.

자연치유 아유르베다 인도 전통 대체의학이 많은 국민들이 알면, 인도에 대한 각별한 시각이 될 것이다. 인도의 인문학은 삶의 경제력이며, 희망이 되기도 하며, 미래의 비젼이기도 하다. 중국이라는 곳에서 다른 나라보다도 한 발자국 빨리 움직여, 중국, 일본이라는 대국을 이겨 세계적인 경제대국으로 우뚝서는 지름길이 인도를 통하여 이뤄지게 될것이라 믿는다.

기술교육만이 살길이다.

넬슨 만델라의 말처럼 교육은 세상을 바꿀 가장 강력한 무기이다. 지금 우리나라가 절체절명의 위기속에 놓여있다. 이 위기를 타파하는 여러 가지 방법들을 두고 모든 국민들이 고민하고 있다. 이것에서 탈출하려면 어떠한 대안이 있을지 깊은 장고에 들어가 봐야 한다. '사막을 건너는 여섯가지 방법'의 작가인 스티브 도나휴는 어려운 상황에 빠지면 빠져나오는 방법을 알아내기 이해 노력하여야 할 것이다. 우선 우리가 위기에 빠진 원인부터 찾아내야 한다. 그리고 새로운 수단을 찾기전에 우선 옛날 방식부터 버려야 한다. '고 조언한다. 그리고 '오도가도 못하는 상황에서는 처음 머리에 떠오르는 생각이나 대안에 선뜻 뛰어들어서는 안된다.

그냥 정체된 상태에서 한동안 머문다. '고 하지만 우리모두의 대부분은 본능적으로 불편한 상황에서 벗어날 생각에 놓이게 된다. 그러는 방법은 오히려 더 힘들게 할수 있다고 생각할 것이다. 그러나, 정도 위기를 받아들이면 새로운 생각이 떠오른다. 그 중의 하나가 안전하고 미래 투자적이며 어느 분야나 모두에게 희망적인 것은 바로 교육이라는 것이다. 사람을 바꾸고, 경제를 바꾸고, 부국의 나라로 가는 것은 바로 교육 중에서도 바로 기술 교육이라 하지 않을 수 없다. 우리나라는 위기때 마다 한국인의 불굴의 투지로 위기를 극복했다. 코페르니쿠스적 '발상의 전환'을 통해 혈로를 뚫어온 것은 한국 경제의 전통이었다. 고단하고 위태로운 고비들을 그렇게 넘겨왔다. 멀게는 1970년대 오일 쇼크를 중동 건설 사장 진

11부. 인도를 생각의 중심에 281

출로 돌파했고, 가깝게는 2008년 금융위기를 미국과 300억달러 통화스왑을 맺음으로써 벗어났다. 1997년 외환위기때에는 금 모으기라는 유례없는 시도까지 이뤄졌다. 지금 한국 경제가 너무 절박하다 한다.

필자는 먼곳에서 찾지말라고 조언해본다. 그리고 너무 어려운 곳에 답이 있다고 생각하지 않는다. '등장밑이 어둡다고 하듯이' 주위에는 기술교육을 통해 부를 창출할수 있는 프로젝트를 가진 많은 인재들이 있다. 하다못해 필자의 평소 경제의 가치를 창출할수 있는 대안을 가지고 있다. '태국 마사지'가 태국 경제의 돈줄의 젖줄이 되는 것처럼 우리나라에도 '코레 핸드'라는 브랜드를 개발하여 영원 불멸의 관광자원을 만들자는 제안을 해 본다.

벌써 몇 년전 이던가 아마 거의 5년 정도가 의미없게 흘러갔다. 이참 한국관광공사 사장일때도 관광공사 찾아가 제안했었다. 혼자만 외치면 뭐 하는가? 모두가 자기 밥 그릇만 쳐다보고만 있으니 들릴리 없다. 다시한번 강조하지만 굳이 큰 대기업의 사업프로젝트가 아니더라도 기술교육만으로 얼마든지 나라경제를 살리는데 한 몫 할 수 있다. 하지만 가르치는 사람만 있지 교육생이 없다. '코레 핸드' 관광 브랜드를 만드는 데에는 기술교육을 이루어내는 투자가 필요하다. 기업투자의 10000분의 일도 안되는 투자면 충분하다. 소잃고 외양간 고치는 격을 반복해서는 안될 것이다. 다시한번 강조하건데 지금 우리나라의 위기를 각분야의 기술교육을 통하여 거듭나기를 바라며 관광분야에 '코레 핸드(Kore Hand) 프로젝트를 감히 제안해본다.

제조업에 삼성이 있다면
서비스분야 한국 관광정책엔 'Core hand'

2009년에 삼성 코엑스 무역회관 아침 조찬모임에 법인대표로 참석한 적이 있었다. 강사로 나온 분은 '최경환'경제부 장관이었다. 2009년도 일년 동안의 '한국 경제의 전망'의 주제였다. 그분은 삼성과 현대 자동차의 세계시장의 주도가 한국 경제에 미치는 영향외에는 딱히 한국 경제에 이렇다 할 실적이 없다고 했다. 50여분의 강의를 끝나고 두 사람 정도의 청중들의 질문을 받았다.

용기가 있었던 건지, 아니면 마음속 열정 때문에 질문을 던지지 않으면 안되는 위기를 느껴서 인지 일단 손을 번쩍 들어 질문하는 사람의 선택이 되었다. 한국경제에 삼성과 현대 등 제조업 외에 경제를 살릴 수 있는 대안을 제시했다. 서어비스분야에서 세계에서 성공한 태국의 사례를 들었다. 태국 하면 떠오르는 대표 브랜드는 '태국 마사지'였다. 태국마사지 브랜드는 우리나라 뿐만 아니라, 유럽등 세계각국등에 없는 곳이 없다. 태국은 관광대국이다. 천혜의 천연자원이 그들의 보물이다. 그렇기도 하지만, 태국 국민 상당수가 종사하고 있는 태국마사지로 외국의 많은 관광객들을 폭풍같은 흡입력으로 끌어들이고 있다. 그 파급으로 인해 태국은 음식 뿐만 아니라, 성형수술로도 세계적으로 이미 명성이나 그 역량을 아낌없이 펼치고 있다. 국마사지 브랜드로 태국의 경제력은 지금 세계경제가 안고 있는 거의 대부분의 나라들이 갖고 있는 암울한 것과는 대조적으로 날로 번성하고 있다. 날로 문명이 극도로 발전해지는 만큼 삶의 질이 높지만, 그 만큼 사람들의 욕구는 심신을 충전하는 기간에 더 많은 시간을 원한다. 그것은 휴식이다. 아직도 외국인들은 우리나라보다도 더 많은 사람들이 태국을 찾는다. 자동차과 핸드폰의 수익이 전부가 아니다. 점점 경쟁력에서 위기를 느끼지 않은가. 우리나라 사람들의 손기술은 세계 제일이다. 이번에도 기능 올림픽에서 세계를 제패하지 않았던가? 2009년에 태국마사지브랜드처럼 우리나라 손기술를 하나 만들자고 제안했다. ´CORE HAND´이란 브랜드를 만들어 경제창출하는데 제조업보다 길게는 기술력만으로 백년대계까지 갈수 있는 서어비스업를 제안했다. 최경환지식경제부 장관은 비서에게 어떻게 도와줄수 있는지 알아보라고 지시했다. 조찬모임이 끝나고 많은 분들이 다가와 격려해 주었다. 정말 바람직한 미래산업이라고 했다. 특히 미국에서 사업을 하는 대표들이 적극적이었다. 그러나 우리나라에 보건복지부의 규제 때문에 도와줄 방법이 없다고 비서는 몇주 후에 그간의 노력에 대한 답을 해왔다. 우리나라에는 마사지라는 분야의 저변에서 많은 사람들이 종사하고 있다. 그것을 정책화 시킬 필요성이 있다. 벌써 그 때가 언제든가 8년전의 제시안이었다. 사람들은 죽는다는 것을 모르는 것처럼, 행동하고 살아가고 있다. 준비하지 않는 삶에 절망의 위기가 순간 찾아온다면, 준비하지 않은 삶을 살고 있는 사람들은 거의 더 이상의 삶의 가치를 잃어버릴 것이다. 경제도 마찬가지다. 10년후를 위해 미리 준비하고 실행에 옮겨 실패를 최소화해야 한다. 극히 우리적인 것, 기술력만 있으면 지금 정체절명의 위기를 돌파할수 있을 것이다. 타이밍 놓치면 우린 늘 힘들어해야 한다. 경제 한가지 분야 살리는데 천문학적인 숫자의 돈이 들어간다. 그러나 사람에게 투자하는 것은 그리 많은 돈이 아니다. 구글은 연구원들에게 돈을 주어 놀게한다. 그런데 그렇게 하여 쏟아져 나오는 돈은 노다지처럼 메마르지 않는다.

K-pop 한류 열풍과 더불어 '꼬레 핸드'를 개발 투자하여 관광대국 만들어 경제란 걱정하지 않는 한국이 되길 염원해본다. 창의는 창조가 있는 곳에서 나온다. (8년전 글)

세상을 볼수 있다는 것은

나에게 눈이 있어 아름다운 세상을 볼수 있다는 것은 축복이라 하지 않을 수 없다. 사랑하는 가족의 얼굴들 그리고 주위에서 일어나는 모든 것들을 텔레비전로 실시간 모든 소식들을 볼수 있고 봄에는 산천초목이 아름다운 자연으로 변해 파릇하게 물감으로 채색되듯 푸른색으로 덮힌 우리나라 산과 들 그리고 여름에는 과일과 곡식들이 알을 맺고 가을에는 푸른색이 온통 단풍으로 물들고 형형색색으로 아름다운 색깔에 매료되고 그리고 봄에 뿌린 씨앗들이 노력하여 열매가 되어 풍성한 과일과 열매를 보게되니 이 또한 감사한 마음을 어디에 비교할 수 있으랴

겨울에는 겨울만이 가지는 눈꽃들에 마음을 빼앗기니 세상을 볼수 있다는 것은 축복이라 하지 않을 수 없다. 이 모든 것의 소중함은 일상의 생활에 묻혀 깨닫지 않으면 알수 없을 것이다. 그러나 눈에 대한 장애를 가지지 않는 한 더더욱 축복이라는 단어가 생각나지 않을 것이다. 이것이 일상의 생활이다. 하지만, 세상은 감사함의 일색이다. 그 중에 눈으로 세상의 모든 것 들을 내 마음대로 볼수 있다는 것은 정말로 감

11부. 인도를 생각의 중심에

사해야 한다. 어느날 텔레비전에서 루게닉 병에 걸린 사람의 아들이 2년동안의 삶만 허락된 아버지의 일상을 찍은 일상을 공개했다. 루게닉 병은 참으로 고약하다. 서서이 죽어가야만 했다. 처음에는 다리가 마비되는 기간이 몇 개월 그리고 그것이 지난 다음에는 등과 몸짝이 마비되는 기간의 시간들 그리고 다음에는 사지가 마비되어 TMf수 없이 되어 남의 손을 빌려야만 하는 몇 개월 그리고 다음에는 얼굴근육 또 그다음에는 눈이었다. 눈이 보이지 않는 과정에도 단계가 있었다. 눈의 홍채를 컴퓨터가 인식을 하여 대화를 보내고 그 다음에는 눈깜박거림으로 인해 컴퓨터가 대화의 뜻을 인지하는 것을 보내어 소통할 수 있었다. 그리고는 눈은 눈으로 역할을 할 수 없다. 모든 것은 마비되어 어떠한 표현도 할 수가 없다고 한다. 그렇게 진행되어서 마지막 눈까지 멀게 하는 기간이 2년의 신한부 세월의 귀한 시간을 모두 소진하였다. 이젠 사람으로서 해야할 신체의 역할이 모두 없어져버렸다. 그처럼 루게닉 병은 너무나 무섭다. 루게닉 병에 걸린 아버지는 미리 유언을 해두었다. 모든 역할을 할 수 없을땐 그냥 죽는 의식을 해달라고 요청해 두었다. 어머니와 딸은 루게닉 병에 걸린 아버지로 인해 2년 동안 자신들의 삶이 없어졌기에 그것에 동의한다.

그러나 아들은 강력히 반대한다. 나중에 남은 눈마저 잃어 것도 할수 없지만 '아버지의 의식은 아직도 생각하고 있어요' 절대 그렇게는 할 수 없다고 강하게 항변하는 아들의 절규를 보았던 적이 있다. 세상을 볼수 있어 세상과 공감하고 교류한다는 것은 축복이란 단어를 사용해도 과히 손색이 없을 정도이다. 우리는 일생생활에서 거의 느끼지 못한다. 느낀다 해도 그것이 내 삶에 큰 영향이 있을거라고 생각조차 하지 않는 것이 사실이다. 세상의 삶이 그렇게 녹록치 않기 때문이다. 하지만 세상을 볼 수 있다는 것은 내 안의 삶이 곧 풍요하고 건강하기 때문이다. 그러기에 우리는 항상 긍정적인 사고와 노력을 다하여 오랫동안 건강하게 유지하여 세상을 많이 많이 봐야한다. 우리에게 주어진 모든 것을 오랫동안 유지하면서 행복하게 살아가야 한다. 그것이 곧 우리 모두의 축복이지 않겠는가!

남과는 다른 길을 간다.

인도의 아유르베다 전문가로 들어선지가 벌써 13년째다. 그때는 아유르베다가 전무한 때라 외롭기 그지 없었다. 하지만 이제는 지성이면 감천이라는 말이 있듯이, 한국에도 아유르베다가 알려지고 있다. 하지만 코끼리 다리만지고 코끼리 전부를 봤다는 것처럼, 말에서 말로 잘못된 정보들이 넘쳐나고 있어 안타까운게 사실이다.

필자도 그렇게 많은 세월속에 아유르베다를 연구하고 있다. 끝임없는 정진속에 언젠가 아유르베다가 많은 사람들을 치유해주는 날이 올거라 믿어 의심치 않았다. 그러기에 외로운 길을 갈수 있었다. 때로는 사람이기에 절망과 보이지 않는 고통속에서 아유르베다의 보이지 않는 끈 속에서 당겼다 놓기를 반복했었다. 그러나 보이지 않는 힘은 좌절할때마다 항상 다시 나를 일으켰다. 그리고 그 끈을 놓치지 않으려고 항상 몸부림 쳐왔다. 남들이 잘 알지 못하는 인도의 전통의학이기도 하며 삶의 지침서이기도 아유르베다는 인도의 유구한 몇천년의 역사속에서 찾을 수도 있다. 베다사상에서 의학부

11부. 인도를 생각의 중심에 287

분으로 아유르베다가 탄생했다. 현대문명이 급속도로 발전한 만큼 알수 없는 암도 만연히 급속도로 퍼지고 있다. 현대의학으로는 왜 암을 고치지 못하는 것일까 우리모두 고민해봐야 한다. 죽음이라는 것을 알면서도 살아있을 때 그에 대한 대비를 하는 생활을 준비하는 사람들은 그리 많지 않을 것이다. 준비하는 사고와 그렇치 않은 사고를 하는 사람들과는 많은 차이가 있을 것이다. 마찬가지로 현대의학과 자연치유가 함께 한다면 더 나은 건강에 대한 삶을 가지게 될것이라 생각한다.. 로뎅의 '생각하는 사람'처럼 우리는 한동안 잊어버리는 생각의 사고를 발전시킬 필요성을 가져야 한다. 그래서 자신들의 인생을 풍요롭고 가치있게 만들어야 할 것이다.

또한 질병이 일어남은 자연 생태계의 파괴, 산업 환경 오염, 패스트푸드 먹거리 발전등으로 인한 삶의 질서가 균형을 잃어 생긴 여러 가지 부작용들로 인해서 오는 것 때문임을 부인 할 수 없다. 결국을 자연의 이치를 소중하게 생각하고 간직하지 못한데서 오는 것이다. 살아남기 위한 철저한 삶에 대한 집착과 욕망이 자연의 질서뿐만 아니라, 자기자신의 균형조차 잃어버리고 있다. 당장은 눈에 보이지 않으나 눈에 보이지 않는 절대적인 우주의 힘은 언젠가 옳고 그름의 이치를 보여준다. 이 또한 우리는 소중함을 느끼지 못한다. 생각하는 마음도 쉬는 휴식도 잊어버린 채 살아가고 있는 현실의 삶은 자신을 풍족하게 하기보다는 오히려 병폐하게 만들고 있는 것이다.

인도의 아유르베다의 건강에 대한 정의는 몸과 마음과 정신 3가지의 조화로운 균형을 이룰 때에 이루어진다고 한다. 베다사상은 철학이다. 철학은 의심으로부터 시작한다고 한다. 의심하고 의심하는 것이 명상이고 치유라고 하지 않던가 남들이 알지 못하는 인도의 대체의학이며 자연치유인 아유르베다 치유사의 길을 가고 있다. 때로는 단테의 신곡에서 나오는 절망하는 영혼들을 접할 때 마다 평상시에 보이지 않는 영역이 보이는 것을 지배하고 있는 철학의 심오한 사상을 사람들에게 알려주고 싶다. 남과는 다른 길을 가는 것은 자신의 뚜렷한 가치관이 있지 않으면 쉽지 않을 것이다. 이젠 때가 됐다. 방송에 나가야 할때가 왔다. 많은 사람들에게 알릴 기회가 옴이 멀지 않다.

남과 다른 길을 가는 것은 꼭 외롭지 만은 않다. 마음이 아픈 사람들 정신을 잃어버린 사람들 그리고 몸에 병이 온 사람들 많은 사람들에게 아유르베다로 다가가 치유해 줄 것이다. 함께 세상을 살아가는데 희망찬 날들을 기대하며, 질병속에서 어려움을 가지고 있는 사람들과 아유르베다가 같이 공유할 날이 하루 빨리 오기를 기원한다. 방송국에서 불려줄 그날을 설레이는 마음으로 손 꼽아 기다려본다.

아유르베다에 미친 사람

사람들은 말한다. '아유르베다를 알리지 못해 마치 미친 사람 같다고'비유한다. 아유르베다 강의를 위해서 얼마나 많은 곳에 기웃거렸던가. '지성이면 감천이라'아유르베다의 물꼬를 이제 만났다. 그것은 인터넷을 보다가 그 계기를 찾게 되었다. 끊임없이 노력하는 사람에게 보이는 법이라 생각해 보았다. 그것은 요가였다. 이제야 '요가'가 눈에 핀이 꽂혔던 것이다. 아유르베다와 요가는 떨어질수 없는 필요 불가결한 충분조건이라 하지 않을 수 없다. 당장 요가 협회에 전화를 걸었다. 그리고 '아유르베다와 차크라'강의 섭외를 받게 되었다. 마음이 행복하다. 요가하는 사람들에게 아유르베다 치유를 강의할 수 있어 너무나 좋다. 이제는 때가 온 것 같다. 섣부른 판단이 화를 부른다고 했던가. 그것은 결코 나에게 해당되지 않는 말이다. 아니 이제 아유르베다는 요가와 더불어 많은 사람들에게 질병예방 뿐 만 아니라 자각 개발도 함께 증진시킬 수 있다.

요가는 아유르베다를 필요로 한다. 그간 길다면 긴 세월 12년동안 아유르베다 센터운영과 더불어 강의에 일관해 왔다. 아유르베다 알림에 이제 서막이 시작되는 느낌이 든다. 물만날 때 한 껏 뛰어 노는 물고기처럼 이제 인도 치유 아유르베다 김 태은의 시대가 왔음을 피부로 느낀다. 언제나 혼자 내면의 소리에 귀 기울어봐도 그것이 어떤 소리가 나는지 도저히 알수 없었다. 그래서 그동안 다른 외면의 소리나는 것에 눈과 귀를 돌릴 수 밖에 없었다. 그것이 잣대가 되어, 이젠 내 자신의 내면을 들여다보게 되었고, 또한 내면에서 진동하는 나의 울림을 듣게 되었다. 얼마나 간절했던가 얼마나 기다리며 간구했던가.

시련과 절망은 이 시간을 위해 버팀목 역할을 잘도 버티어 주었다. 좌절하지 않고 굳건히 인내할 때 오늘이 올수 있었지 않았던가 위로 하면서 이제 인도 치유 아유르베다 김태은의 서막의 커텐을 힘껏 걷어 올릴려고 한다. 아픔을 겪고 있는 사람들에게 인도의 치유 아유르베다가 희망과 삶에 대한 용기를 주기 위해 이제 힘차게 나아가려 한다.

〈마하바라따〉인도 신화에서 '역동적인 사람에게 최상의 것은 자신을 위하는 것이 아닌 다른 사람을 위한 욕망이다, 자신은 포함되지 않지만 여전히 욕망이 있을 때, 이것은 사심없는 욕망이라 부른다, 생각과 바라는 것이 있지만, 자기 자신이 아닌 다른 사람을 위한 것이다.'처럼 이제 나 자신을 없애고 질병의 고통과 스트레스와 정신 장애를 가진 많은 사람들에게 이제 겸손하게 다가가려 한다.

치유하고 싶다. 치유하고 싶다!

사람을 살리는데 아유르베다가 한 몫 하길 기대한다. 그러나 사람들은 찾지 않는다. '언제 때가 오겠지'하는 생각에 벌써 10년이 지났다. 기다리고만 있을 수 없다. 직접 찾아나서야겠다. 그러나 6월은 지나가야 한다. 블로그에 5천 접속되는 순간 피터지게 움직여야겠다. 설득을 하던지 애원을 하던지 방송에 나가야겠다. 지금은 아니다. 한달만 참자 이제 곧 다가온다. 세상에 아유르베다 김 태은이 드러내는 것이 임박했다.

누가 나를 알려준다 말인가 그것은 스스로 해야한다. 그것은 나의 임무다. 그것을 하지 않으면 부끄러울 것이다. 가끔 모르는 전화가 걸려와서 '우리 부모 살려주세요"한다. 그러면 '나는 그런 사람이 아니다. 잘못알고 전화한거다'말한다. 그래 맞다 부정을 하는 사람은 정말로 사람을 고칠 수 있는 사람이라고 했다. 이제 가슴 한컨엔 용광로 같은 꺼지지 않은 신념만이 존재하고 있을 뿐이다. 세상은 모두 다른 곳에 집중하고 있다. 이번 새로운 패러다임을 찾으면서도 혼자 선택을 잘 하지 못한다. 6월이 지나고 나면 방송에 집중 전력질주

11부. 인도를 생각의 중심에 291

할 것이다. 어느 방송국이 되든 나가야 한다. 그래야 사람들에게 어필 할 수 있다. 오늘 하루도 속절없이 지나가는 건 아닌지 어느 한 구석에서 탄식과 절망에 몸부림치는 사람들에게 하루 빨리 인도의 철학과 치유를 일관하는 아유르베다 정확한 자연치유를 전달하여 그들에게 삶과 희망을 주어 중요하고 소중한 생명을 찾을 수 있도록 노력 할 것이다. 자연치유력 스스로 안에 해답이 있다. 자신의 몸에 있는 치유력 살려내어, 질병에 두려워하지 않고 당당히 치유해 나갈 수 있도록 그간 닦아온 아유르베다를 가르쳐주어 함께 건강하고 행복한 사회구성원이 되었으면 한다.

몸안의 독소를 스스로 빼내어주는 아유르베다와 차크라는 우리가 백세 시대로 나아가는데에 버팀목역활을 다할것이라 생각한다. 아유르베다는 인도 전통 대체요법이다. 부작용이 전혀 없다. 아유르베다 판차까르마 받는 동안 아무런 재제없다. 마음을 울리는 감동스런 음악을 들으며 아유르베다 판차까르마 관리를 받으면 모두들 만족해한다. 예전에 왕과 왕비들이 받는 인도 전통 마사지 요법 형식으로 접근하기 때문에 세상에 태어나 이런 요법도 있나 싶을 것이다. 따뜻한 아유르베다 허브기름과 증기 수증 요법을 겸해 몸안의 질병을 일으키는 독소 모두가 모공을 통하여 몸 외부로 나오게 한다.

믿기 어렵겠지만 사실이다. 이미 외국에는 검증이 되어 현대의학에 접목하고 있다. 그 대표적인 예는 영국이다. 그리고 호주, 캐나다, 벨기에, 미국 유럽에서 오래전부터 인도 아유르베다는 유명하다. 단지 우리나라에 잘 알려지지 않았을 뿐이다. 더 많은 치유사가 나왔으면 한다. 우리나라에 이제는 정착한 '요가'처럼 '아유르베다'가 많은 곳에 도입하여 감당하기 어려운 질병에 노출된 사람들에게 희망의 치유가 되길 기대해본다. 6월이 가면 적극적으로 나설 것이다. 그동안 숨고름을 가진 기간이 이제 거의 끝내고 전면전에 나설 것을 자신에게 강하게 독려해본다.

'코끼리 인도'를 사자로 바꾸고 있다.
나렌드라 모디(66) 인도 총리

'나렌드라 모디'는

정당:인도 국민당 (BJP)

고향:인도 북서부 구자라트

출신:4개 카스트 중 제3급(농민. 상인)과 최하 계급 수드라
 (하급노동자)사이 '간치(Chanchi'상인에서 유래)'출신

종교:힌두교

학력:인도 델리대 정치학 학사, 구자라트 정치학 석사

별명:나모(NaMo. 나렌드라 모디의 줄임말)

월급:16만루피(282만원)

건강요법;요가. 채식

트위터:@narendramo야(팔로어 1700만명)

그는 스피드와 과단성 있는 개혁을 단행
장관직 73개 중 27개 mi
'Make in India'깃발 아래
전세계서 외자 빨아들여
글로벌 '경제 록스타'로

11부. 인도를 생각의 중심에 293

버럭 오바마 대통령은 그를 '인도의 개혁 사령관'이라 했고, 영국 일간 텔레그래프는 모디 총리에 대해 '글로벌 왕따(pariah)에서 록스타로 바뀌었다'고 표현했다. 모디 총리는 올해로 집권 3년 차를 맞는다. 인도를 세계의 제조업 공장으로 만들겠다는 'Made in India'깃발 아래 외자를 마구 빨아들이고 있다. 도시, 항만 인프라 건설 등을 내세운 '모디노믹스(Modinimix)'는 현재 전 세계의 구애를 받고 있다. 그가 방문하는 나라마다 투자 유치 러브콜이 뒤따른다. 일본은 5년간 인도에 350억달러 투자를 약속한 데 이어 최근 인도 서부 505Km 구간에 신칸센을 도입하기로 합의했고, 중국은 200억달러 투자를 약속했다.

임도를 'ranEms 코끼리'에서 '무서운 사자'로 바꾸고 있는 모디의 리더십은 그가 겪은 '가난'에서 비롯됐다는 분석이 많다. 인도 북서부 구자라트주에서 태어난 모디는 어린 시절 전통차와 빵을 팔며 생계를 이어갔다. 그가 속한 카스트(계급)는 '간치(Chanchi. 상인에서 유래)'다. 인도 4개 카스트 중 피지배계급인 바이샤(농민. 상인)와 수드라(하급노동자) 사이에 속하는 하층민이다.

집권 1년을 앞둔 작년 5월 미국 타임지와 인터뷰에서 '인생에서 가장 큰 영향을 미친 것은 무엇인가'란 질문에 모디는 '가난'이라고 답하며 눈물을 보였다. 그는 2001년 구자라트 총리에 당선된 후, 각종 규제를 철폐하고 정부 조직의 효율성을 높이며 강력한 친기업. 개방 정책을 펼쳤다. 모디가 주 총리를 세 번이나 연임한 12년간 구자라트주 연평균 경제성장률은 13%로, 인도 전국 평균(7%)을 훨씬 뛰어넘었다.

모디는 눈 트위터에서 팔로어 1700만명을 거느리고 있다. 세계 정치 지도자 가운데 버락 오바마 미국 대통령, 프란시스코 교황에 이어 온라인상 팔로어가 셋째로 많다. 지난달 모디의 국정 수행 지지도는 74%를 기록했다. 특히 인도 인구 30세이하 젊은이들의 지지가 견고하다. 모디에게 인도인들이 열광하는 것은 바로 그의 스피드와 과잔성의 리더스쉽 때문이다. '힌디 스피드'란 말이 나올 정도로 '되는 것도 없고, 안되는 것도 없다'는 인도에서 모디는 취임 4일 만에 10대 개혁과제를 내놨다. 또 작년 1월 1일 65년간 인도 경제정책을 총괄하던 경제기획위원회(계획위)를 해체했다. 대신 '인도 국가개조기구(NITI)를 설치했다. 기구를 적당히 통폐합하고, 이름만 바꾼게 아니다. 실무 책임자는 미국 컬럼비아대 파나가리야 교수를 데리고 왔다.

"두려워하지 말고 일을 즐겨라. 내가 여러분을 보호해 줄 것이다."모디 총리가 취임 직후 각 부처 차관 72명과 가진 대토론회에서 한 말이다. 대부분 정치인인 장관을 배제한 채 실무 책임자인 차관들을 직접 만난 것이다. 그는 취임 후 73개에 이르던 장관직 가운데 27개를 단번에 없앴다. 야당도 모디에 대해 '대머리에게 빗을 팔 사람'이라고 한다. 모디는 술을 멀리하고 채식을 하며 독신으로 산다. 미혼을 주장했던 모디는 재작년 선거 때 그가 18세 때 자쇼다벤 모디(64)와 혼인했다는 사실이 밝혀지면서 바대파로부터 공격을 받았다. 이때 모디의 형(소마바이 모디)은 "가난하고, 교육받지 못한 부모님은 구습에 따라 동생(모디)이 어린 시절 일방적으로 정혼자를 결정한 것"이라며 "동생은 국가에 봉사하기 위해 가

11부. 인도를 생각의 중심에

정을 포기했다"고 밝혔다. 그는 하루에 3-4시간 자고 새벽 5식에 일어난다.

1시간 요가를 한 뒤 오전 7시에 관저에서 집무를 시작한다. 한 인도 정부 인사는 '오전 10시-11시 늦은 출근을 하던 정부 고위 관료들에게 비상이 걸렸다. 이제는 모두 9시이전에 출근한다"고 말했다. '인도 독립 이후 최초로 공무원들이 야근하기 시작했다'는 말이 나온다.

12부. 인도로 가는 길

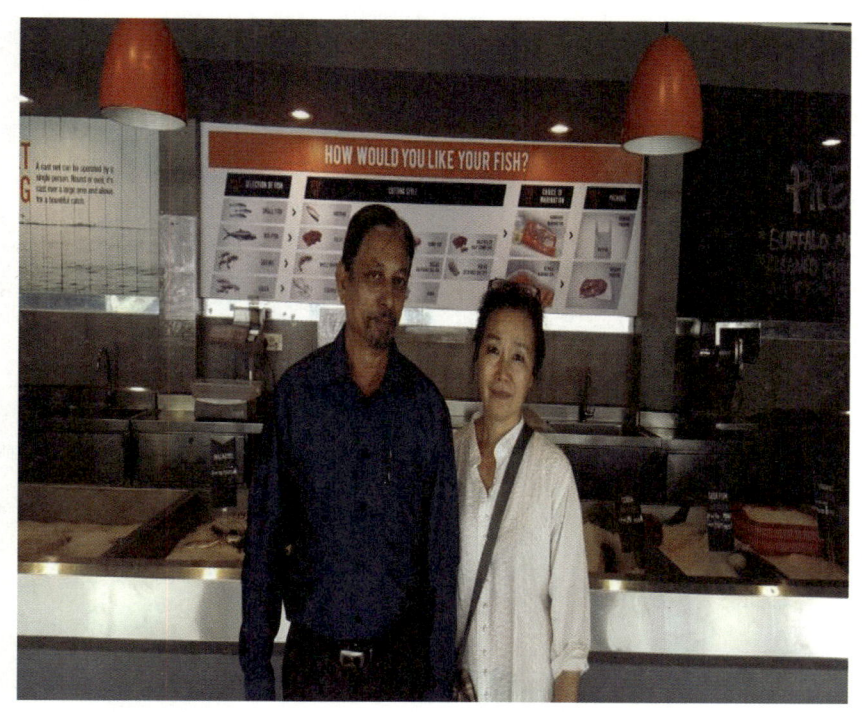

닥터 기리라쥬

닥터 기리라쥬는 열려져 있는 아유르베다 센터 입구에서 낯선 외국인들이 마사지?라는 말이 나오면 자리에서 'yes'라며 얼른 일어나 문쪽으로 다가간다. 그리고는 친절하게 대화에 응한다. 그 모습을 보고 있으면 그다지 좋은 감정은 들지 않는다. 왜냐면 우리나라 의사와는 너무 다르게 행동하기 때문이다. 하지만 그것도 잠시 나의 편견이라는 생각이 든다. 머나먼 외국에서 낯선 남인도 코친이라는 작은 도시에 오는 그들을 손님으로 반갑게 다가가 맞아주는 그의 자세는 오히려 감동스러울 정도다. 사람들에게 다가가 고단하고 외로운 마음에 따뜻한 손을 내밀어 주는 의인이라는 생각이 이번에 들었다.

지금 남인도 코친에는 날씨가 너무 쾌척하여 그야말로 시즌이라 부른다. '메뚜기도 한철'이라는 말이 있듯이 보통 10월 11월 12월 1월 2월에 밀려드는 외국인들을 그냥 아유르베다 일반 마사지만 하여도 1년에 버는 돈을 이시기에 다 번다고 해도 과언이 아니라고 한다. 그리고 이번에는 인도가 화폐개혁을 하였고 거기다가 모리총리의 'made in India'라 부르는 인도 대 경제변화에 인플레이션으로 와 경제가 호황이라 할수 있는 시기라 돈들이 잘 돌아가는 상황이다. 이런 조그마한 관광도시에도 외국인들의 발걸음이 뜸하지가 않다. 하루의 시간이 모자람을 탓하리만큼 정신없이 아유르베다 센터가 잘 돌아가고 있었다. 기리라쥬 닥터의 할아버지도, 아버지도 모두 아유르베다 의사였다고 한다. 지금 두 아들중 작은 아들도 아유르베다 학생이다. 기리라쥬 닥터는 천상 의사다. 성품도 배려있고 환자를 대하는 마음도 따뜻하고 친절하다. 그리고 그에게서 한번도 화낸 표정을 여지껏 본적이 없다. 그만큼 낙천적이며 쾌활하고 정직이 몸에 밴 사람이라고 설명하면 딱이다.

닮고 싶은 사람이라고 해도 과언이 아닐만큼 참으로 팬찮은 사람이다. 이런 닥터를 만난 건 큰 행운이라고 생각한다. 닥터는 나보고 늘 똑똑한 사람이라고 한다. 무엇보고 그런 말을 하는지는 잘 모르겠지만 '무엇이든 응기웅변으로 답을 잘하는 것을 보고 아마 그럴 것이다'라고 생각이 들었다. 기리라쥬 닥터랑 이제 같이 늙어가는 나이다. 나보다 3살 위니까 64살이다. 이번에는 약간 염색을 해서 팬찮아보였다. 코친 떠날 때 가지고 있던 핫팩이랑 음악나오는 스피커를 선물로 드렸다. 닥터는 좋은 음악이 담겨 있는 스피커를 부러워했으니까. 이번에 티내게 넘 좋아한다. 마음속에 있는 마음이 그대로 얼굴에 묻어 나오는 것을 보니 역시 순수한 분이라는 것을 다시 한번 더 깨닫게 되었다.

많은 음악이 담겨져 있는 USB까지 드렸다. 그는 함박 웃음을 지으며 나에게도 선물을 주었다. 말의 조각상이었다. 그와 나는 마지막 인사를 했다. 떠날때는 늘 서운했다. 내일 새벽 3시에 코친 공항으로 가야한다. 오늘 저녁밖에 인사할 시간이 없었다. 언제 다시 인도에 올려나, 올해가 가기전에 한번 더 올수 있을까. 떠나는 발걸음이 떨어지지 않아 다시 자꾸만 뒤를 돌아보게 된다.

인도로 가는 길

인도에서 처음으로 눈을 떴다. 어제 밤 근무하던 미란다는 아침 9시 쯔음 되면 퇴근한단다. 퇴근전 잠시 방을 노크했다. 무어 필요한 것이 없느냐고 묻는다. 성의가 고마워서 짜이를 시켰다. 짜이 티는 외부에서는 10루피면 되지만 여기 비벡 호텔에서는 한잔에 30루피이다. 하지만 량이 차원이 다르다. 우리나라 일반컵으로 가득이다. 외부에서 파는 것은 비닐 컵에 준다. 일반컵의 3분의 1정도는 된다. 따지고 보면 그게그게다. 똑 같은 값이다.

그렇게 미란다가 가져다준 따끈한 짜이를 한잔 마셨다. 그리고 찐 계란 3개로 아침을 떼웠다. 룸은 에어콘 룸으로 했다. 자는 동안에는 천장에 매달려져 있는 선풍기 바람을 약하게 하여 잤지만, 아침에 움직이다 보면 에어콘 바람이 절실하다.

뜨거운 물이 펑펑 나오는 Vivek Hotel이 좋다. 호텔이라고 해서 우리나라 호텔 수준이라면 오산이다. 하지만 파하르간즈에서는 아마도 가장 오래된 호텔이기에 파하르간즈의 비벡 호텔은 아마 운전수라면 모르는 사람이 없을 정도로 유명하다. 그리고 여기서 한번 근무하면 죽을때까지 여기서 직장생활을 하게 된다. 미란다는 15년간. 낮에 근무하는 펄 아저씨는 35년. 리셉션에서 근무하는 빠뜨라는 25년째란다. 아침에 잠깐 호텔 바깥에 있는 마켓에 나가면서 리셉션에서 펄 아저씨랑 마주쳤다. 펄은 손을 번쩍 들어보인다. 반가운 표시다. 펄은 인도인이면서 유별나게 파란눈을 가진 사람이다. 나를 보더니 엄청 반가워한다. 그러면서 그는 투정을 부린다. 늘 빠뜨라 빠뜨라 한다고 삐지는 모습을 한다. 빠뜨라는 자기보다 10년 작게 근무하는데 자기는 알아주지 않고 빠뜨라만 좋아한다고 생각하는 모양이다. 순간 웃음이 터졌다. 여기서 서로 나에게 관심을 갖는 것이 실은 지나간 세월에서 쌓인 정 일것이라는 생각이 들었다. 모든 것들이 감사했다. 그래서 펄 아저씨를 보면 더 입술 양가를 찢어지게 함박 웃음을 날리기로 했다. 인도의 아침은 이렇게 미란다. 펄. 빠뜨라 호텔맨들과 함께 시작되었다.

인도의 아침은 보통 10시가 되어야 상점이 문을 열면서 시작이 된다. 아직 한시간을 더 기다려야 한다. 한참을 기다리자니 지루하기만 해서 다시 방으로 들어갔다가 시간에 맞춰 나왔다. 하나씩 문을 열고 있었다. 비벡호텔앞에는 없는 것이 없다. 환전하는 곳은 보통 여행사에서 하는 경우가 많다. 오래전부터 알던 라쥬 여행사에가 보니 랴주 보스는 11시에 출근한다면 그곳 직원들이 아는 체 한다. 일단은 옷 수선하는 아저씨에게 가 보았다. 옷감을 뜨서 옷을 지으려면 많은 날짜가 필요하다. 델리에서 5일간 코친에서 12일간이기에 코친에서 돌아와서 찾으면 충분했다.

만나서 수선가게 바로 앞에 있는 옷감집에서 서너개의 색깔을 고르고 옷수선을 부탁했다. 며칠 걸리겠느냐고 했더니 3일이면 다한다고 하였다. 하지만 나중에 안 사실이지만 반이라는 수선 아저씨는 우선 손님을 잡는 것에 먼저 열중하고 옷은 자기편한 시간대로 짓기에 약속을 한 것이라고 믿어서는 큰 오산이다. 이번에도 코친갔다와서 찾으면 된다고 하면 될 것을 빈 아저씨의 고질적인 계산법을 알고 있기에 코친을 떠나는 날 하루전에 찾겠다고 하였다. 그리고는 다시 랴쥬를 만나러갔다. 11시에 어김없이 여행사 유리창너머로 의자에 앉은 라쥬를 발견할수 있었다. 랴쥬와 라쥬의 동생 슈시는

12부. 인도로 가는 길 303

반가워하면서 손을 내밀었다. 라쥬형제는 3형제인데 첫째가 라쥬, 둘째 이름은 기억이 잘 나지 않고 셋째는 슈시였다. 라쥬아 슈시만 여행사 운영하고 둘째는 가끔씩 얼굴을 내비친다. 그래서 이름을 순간 들어도 기억에 없다. 이곳 3형제는 1살차이 터울이다. 그런데 형제애가 무척 깊다. 형의 말을 철저히 부모처럼 믿고 실천함에 주저함이 없다.

그래서 그들은 3년전에 여행사에서 10m떨어진 골목안에 작은 3층 짜리 건물을 샀다. 라쥬는 재작년에 내 책을 받고 돈이 있는 사람인줄 알고 싸게 줄테니 자기 건물에 임대하면 좋겠다고 한다. 아유르베다를 하면 자기가 자기여행사에 전 세계사람들이 몰려오니까 게스트 팍팍 밀어줄테니 한국에서 여기로 오라고 성화다. 말만 들어도 고맙다. 외국인에게 이렇게 호의를 베푸는 것은 실상 어려운 문화를 가진 인도 사람들이라는 것을 잘 알기 때문이다.

라쥬는 이제 41살이란다. 하지만 수염이 얼굴반을 덮고 있는 것이 우리나라 사람으로 보면 50이라 해도 과히 싫지 않은 나이인 것으로 보인다. 인도 사람들은 한번 인연을 맺으면 평생 간다. 그들의 우정은 영원하다. 라쥬는 파하르간즈에서는 부러울게 없을 정도로 성공한 사람이다. 그런 라쥬가 그렇게 제안하는 자체가 그들에게 신뢰있는 사람으로 보였다는 게 기분이 좋았다.

인도로 가는길(1)

인도로 가는 길은 늘 설레인다. 벌써 12년째다. 일년에 3번씩을 치더라도 30번 이상을 다닌셈이다. 이번에 인도

비자 신청하는데, 인터넷으로 신청서를 다운 받아
가야하는 것이 작년과 다른 점이다. 이번 일정은
아유르베다 학회가 있어서 다소 날짜를 작년보다 넉넉히
잡았다. 하지만 떠날때는 늘 주저함이 없이 떠날때는
하루라도 빨리 결정하는 것이 좋다. 그러한 결정은 늘
신속했다. 델리에서 코친으로 가는 비행기가 날짜가 맞지
않아 델리에서 조금더 머물면 코친으로 가는 좌석표가
가능했다.

일은 늘 순리대로 따르는 것이 내맘이라 그렇게 심플하게 결
정을 내렸다. 그러다보니 비자나오는 날이 관건이었다. 그렇
게 하려면 거의 5일만에 나오는 비자를 기다리다가는 10월
의 일정이 모든 어긋나게 되었다. 허나 인도센터를 직접 가
보니 다행이 하루만에 나오는 비자가 있다는 정보를 알게 되
었다. 급행으로 신청하면 4500원만 더 내면 되었다. 그렇게
하였다.

신은 신념이 강한자에게는 늘 기회를 준다는 생각이 새삼 또
들었다. 그렇게 확실히 비자가 나오는 날짜를 확인해서 신청
하고 어제 예약한 인도 항공사에 가서 그 스케줄대로 비행기
표를 끊었다. 이제 출발은 3일 후 였다. 인도로 갈 때 준비
하는 것은 딱히 없었다. 그냥 간단한 가방하나만 들고 가면
그 뿐이었기 때문에 학회에 대한 기대와 기리라쥬 닥터와 인
도의 여러 친구들 만난다는 셀레임이 함께 오면서 가슴속이
더 뜨거워진다. 인도로 가는 길은 처음에는 늘 그렇게 쉽게
떠난다. 출국날 청바지와 간단한 모자 달린 체크 면 남방을
입고 새벽집에서 한국에서의 마지막 한국음식 비빔밥을 시켜

12부. 인도로 가는 길

먹고 프리마 호텔 건너편에서 6006번 인천 공항으로 가는 버스를 탔다. 마음은 벌써 인도로 향해 달려가고 있었다.

인도로 가는 길(2)

에어인디아는 홍콩을 경유하여 인도를 간다 홍콩에서 거의 1시간을 기다린다. 그러면 홍콩인들이 와서 기내 청소를 한다. 그리고 다시 홍콩에서 인도를 가려는 사람들을 탑승시킨다. 그리고 다시 인도를 향해 떠난다. 그러면 다시 기내 식사가 한번 더 나온다.

인도 기내 식사때 보통 Vegetable과 non vegetable로 나뉜다. 인도 사람들 뿐만 아니라 베지터리안(채식주의자)이 많다 보니 그렇게 크게 나뉘어져 있다. 고기로는 주로 닭고기이다. 인도 커리가 들어간 닭고기이다. 베지터리안을 시키면 짜파띠 루띠 밀가루 밀전병과 향신료가 많이 들어간 콩 삶은 것이 있다. 한국사람으로는 차라리 커리가 함께 섞어져 있는 닭고기가 훨씬 식성이 맞다.

한국에서 홍콩으로 갈때는 치킨 대신이 생선이 있어 그것을 먹고 두 번째는 커리 치킨을 먹었다. 인도 항공은 예전에는 스테인레스 수저와 포크, 나이프가 있었는데 작년부터 모조리 프라스틱 1회용으로 바뀌어져 있었다. 사람들이 가져가는 경우가 많아 예산 절약하는 차원에서 그럴만 하겠다라는 생각이 들었다. 인도가는길은 거의 9시간정도 걸리지만 기내에서 주는 두 번을 식사를 하는 것이 있어서 그렇게 지겹지 않게 갈수 있었다. 인도에 도착하니 밤 9시 반이었다. 우리나라와 시차 차이가 3시간 정도이다. 도착해서 공항에서 일단은 100달러 환전부터 하였다. 작년에는 1달러에 47루피였는데 1년만에 1달러에 67루피가 되어 있었다. 10년이상을 다녀도 이런지는 처음인 것 같았다. 처음에는 가져온 경비보다 더 넉넉히 쓸수 있겠다 싶었지만 나중에 다시 설명을 하겠지만 그렇지 않았다. 환률이 떨어져 돈 가치가 그 만큼 없으면 물가는 엄청 올라가는 것이 경제 원칙이다. 그만큼 인도 물가가 작년보다 1년만에 엄청 올라 있었다. 우선 public 택시 예약 장소에 가서 Pharganz로 간다고 부킹 담당자에게 가는 곳을 말하고 Ticket을 끊었다. 택시 부킹하는 곳이 일렬로 4군데 있었지만 다른 곳은 두배이상 비싸기에 늘 퍼브릭을 이용한다. 물론 택시 자체는 좋지 않았다. 목적지까지 가는데 시간은 같은데 굳이 비싼 돈 내고 좋은 차를 탈 필요성을 느끼지 못한다. 공항바깥으로 빠져나오니 날씨는 10월 초인지라 그런지 피부에 닿는 바람이 조금 선선했다.

Public Taxi는 검은색이지만 지붕은 노란색이다. 공항바깥으로 나오는 순간 색깔이 다른 여러줄의 택시를 만나게 된다. 노란색 뚜껑을 가진 택시에 다가가 짐을 실으려는데 낯선 사람이 짐을 옮기는데 도와준다. 택시 요원인줄 알았는데 그 사람은 그렇게 하여준 다음 돈을 요구했다. 12년전이나 지금이나 변한게 없다면 그러한 것들도 예외가 아니었다. 퍼브릭 택시는 에어콘이 없다. 창문을 열었다. 시원한 바람에 머리카락이 휘날린다. 차가운 밤공기가 오랜만에 다시 나를 반기는 듯 했다. 작년 4월의 폭염때와는 달랐다. 이번 여행길을 조금 편히 움직일 것 같은 예감이 들었다. 파하르간즈 그곳은 많은 여행객들이 움직이는 곳이다. 영화에 나오는 중

12부. 인도로 가는 길 307

동의 어느 레지스탕들이 서로 찾고 바삐 움직이는 비밀스럽고 때로는 위험한 지역처럼 파하르간즈도 그런 느낌이 있다.

파하르간즈명을 가끔 생각이 안나면 Main New Delhi Station로 가자고 하면 된다. 뉴델리역에서 바로 직선으로 보이는 길이 파하르 간즈을 중심도로이기 때문이다. 공항에서 파하르 간즈까지는 25Km 정도이며 시간대는 45분정도면 도착한다. 늦은 저녁이기에 차가 막히지 않으면 그렇다. 뉴델리의 4시에서 7시까지의 시간대는 러시아워시간대라 한국보다 더 정체가 심하다. 그렇기에 뉴델리에서 International Airport갈 때 Before 5시간이 그 시간때는 꼭 필요함을 기억해야 할 것이다. 그냥 45정도 걸리니까 3시간 전에 떠나서 러시아워 시간때에 차가 막히면 비행기 놓칠수 있다.

파하르간즈 Vivek Hotel 문을 열고 들어가니 리셉션에 있는 얼굴 큰 아저씨와 호텔맨인 미란다가 Welcome good friend라며 반갑게 반겨주며 포옹을 하였다. 그렇게 인도에서의 하룻밤이 시작되었다.

인도 사람들의 행복한 미소

인도 사람들은 가난하지만 항상 미소를 짓는다. 마냥 어린소녀처럼 그들의 모습은 밝기만 하다. 5루피의 짜빠띠를 먹어도 그들은 최고의 만찬을 하는 사람처럼 더 이상의 행복한 사람이 없는 것처럼 그렇게 보인다. 인도는 사회주의 자상이 아직도 많은 가난한 카스트층에 자리잡고 있다. 정부에서 그들에게 버스값도 짜빠띠 음식값도 5루피내지는 10루피를 넘지 않는다. 주는 게 고마울뿐이고 먹는게 감사할 뿐이다.

그들의 행복은 어느 누구도 제일 행복하다. 그들은 늘 어머니의 에너지로 먹고 산다. 쿤달리니의 에너지는 곧 엄마이기 때문이다. 에너지가 모자랄때는 쿤달리니에서 보충을 한다. 쿤달리니는 자궁이며 곧 우주이기에 그것이 가능한 것이다. 몸안에서 외부로 빠져나가 바깥을 헤매며 돌다가 기운이 떨어지면 다시 쿤달리니로 돌아온다.

그곳에서 들숨과 날숨을 교차하며 에너지를 보충하여 다시 외부로 다시 나간다. 쿤달리니의 에너지는 마냥 기다리며 돌아오면 다시 보충해준다. 늘 기다려주는 자상한 어머니의 에너지 그것이 쿤달리니이다. 그것이 곧 에너지의 근본이다. 이러한 근본의 에너지를 가난하지만 그들의 마음과 정신 속에서 그들의 영혼을 맑고 순순하게 지켜나가는 힘이 되기도 한다. 쿤달리니의 에너지와 그들의 행복은 천상제일이다. 이해할수 없는 철학을 가진 나라 인도 노동자 그들 모두 남루하지만 그들은 불평불만이 없다. 늘 행복하다. 그들의 미소를 닮으려면 모든 걸 내려놓아야 할 것이다. 인도 속담에 50살까지만 돈벌고 그 이후부터는 가지고 있는 모두를 내려놓고 남들에게 나눠주어야 한다는 수행과정이 있다고 한다. 죽을 때는 빈손으로 가기 때문이다. 내가 번 돈은 결코 내것이 아니라는 철학 그들의 철학은 너무나 따라가기 힘든 심오하기만 하다. 행복은 결국 각 개인의 마음 먹기에 달려 있다는 것을 깨닫게 된다.

가끔씩 그들의 행복도 깨어질 때가 있다. 짜빠띠만 받아 먹어도 행복했는데 어느 날 갑자기 어느 사람이 통닭을 뜯어먹는 모습을 보게 되었을 때 그때부터 그들의 행복은 점점 없어진다고 한다. 경쟁심리가 생기고 그래서 욕심이 생겨, 행복은 점점 멀어져가기만 한다. 보지 않고 듣지 않는다면 지금 이대로의 삶이 지상최고라고 생각한다면 그것이 바로 순순한 행복이라 믿는 것이 인도인의 행복 철학이다.

인도로 가는 길(4):07/10/16
(뉴델리 콘너 플레이스)

인도에서 이틀째 되는 날이다. 본래는 하루 이틀 머물다가 코친으로 떠나는데 이번에는 비행기 자리가 없어서 5일 동안 델리에서 머무른다. 시간이 제법 여유있다. 뉴델리의 파하르간즈는 10년전이나 다를바 없는 것 같다. 좁은 도로가 넓어진 것 말고는 옛날 그대로의 모습인 것 같다. 변화를 거부하는 건지 그들의 삶이 그냥 그렇게 사는 것이 일상일 뿐인지 잠시 혼동이 온다. 때론 10년전으로 돌아가고 싶을 때도 있다. 인도가 제격이다. 그때의 모습을 그리워 할 필요가 없다. 10년전에도 여기에 지금도 여기에 내가 있을 뿐이다. 지금 인도의 날씨는 25도 정도 낮에도 제법 선선한 바람이 분다. 딱 좋다. 여행하기에 제격인 날씨다. 오트릭샤를 타고 뉴델리를 벗어나 콘너 플레이스로 갔다. 그곳에는 현대의 모든 것들이 공존하고 있다. 파하르간즈와는 전혀 다른 세계다. 극장도 3세 정도 있고 스타벅스등 유명한 명품들도 진열되어 있다. 콘너 플레이스에 있는 스타벅스와 켄터키 치킨집에는 늘 젊은이들로 만원이었다.

밥을 먹지 못하니 낯익은 켄터키 치킨집에 들어왔다. 그들의 맛이나 한국에서의 맛이나 별로 차별이 없다. 치킨 두조각에 콜라한잔을 먹고 나왔다. 코너 플레이스는 A에서 G블럭까지 있다. 돌다보면 어디서 물건을 샀는지 도무지 알수가 없다. 미켈란젤로의 천장벽화처럼 돌기만 한다. 그러나 7개의 블럭을 알면 찾기가 엄청 수월할 것이다. 극장에도 가보았다. 힌디 영화인데 우리나라 심파극처럼 뻔히 아는 줄거리지만 힌두영화의 장점을 두각시켜 감동이 가게 잘 만들었다. 사랑하는 두사람은 학교때 헤어졌다가 애인이 있는 여자가 된 린다와 결혼한 림의 이야기이다. 린다는 결혼식날 다른 사람과 사리보를 바꿔 얼굴을 가리고 신부대기실에서 빠져나간다. 결혼한 림은 부인을 버리고 둘이 같이 사막을 지나 다른 나라로 가기 위해 오토바이로 탈출한다. 그러나 둘은 잡히기 직전이다. 림은 쫓아온 린다 아버지의 총에 맞아 결국 죽는다. 린다의 아버지는 언덕을 넘어 가려진 딸을 찾아간다. 그러나 린다의 아버지의 표정은 망연자실이다. 딸도 같이 죽어있다. 스스로 손목을 끊어 자결한 것이다. 다 아는 스토리지만 감동적이었다.

인도풍의 장식과 배경은 고풍스러워 전혀 어색하지 않았다. 현대물과 고전이 뒤섞인 영화였다. 인도는 영화제작을 위해 아끼없는 투자를 한다. 국제적인 스타 '칸'이 등장하는 것이 그 예이다. 아마 칸은 우리나라 안성기 수준이라 할만큼 국민 배우이다. 오늘은 저녁 영화를 보고 다시 오트릭샤를 타고 Vivek Hotel이 있는 파하르간즈로 향했다. 어느듯 밤거리로 변해 있었다.

인도로 가는 길(5)-(올드 델리 찬드니 쵹: 08/10/16)

오늘은 델리에서 가장 오래된 찬드니 쵹에 가보기로 하였다. 뉴델리 콘너 플레이스 중국식당에서 식사를 하는 동안 오늘 부킹한 택시 드라이브는 파킹한 지정된 장소에서 기다리겠다고 하였다.

식사를 하고 와 보니 운전사는 자고 있었다. 그 다음으로는 잔디쵹으로 가자고 하였더니 그곳에는 택시가 들어갈 수 없다고 하였다. 아침에 택시를 부킹할 때 비벡호텔 리셉션에서 근무하는 빠뜨라에게 오늘의 일정을 주었는데 그는 당연히 오케이하고 택시를 불러주었는데, 운전수가 막무가내로 택시는 그곳에 들어갈 수 없다고 하니 어쩔수 없이 드라이브와 함께 베벡호텔로 가자고 하였다. 그냥 돌려 보낼수도 있지만 하루 부킹한 택시비를 일부는 돌려 받아야한다. 하지만 운전수를 그냥 돌려 보냈다가는 그냥 나의 잘못으로 알려져 택시비를 전혀 돌려받지 않을 확률이 높기 때문이었다. 불편을 감수하고 오후 1시쯔음 다시 파하르간즈 비벡호텔 도착하여 보니 빠뜨라는 식사하러 가고 없었다. 그래서 같이 근무하는 다른직원에게 택시기사와 함께 들어와서 빠뜨라를 찾는 것을 보았겠다 싶어서 빠뜨라오면 이러이러하니 혼자서 외출하러 간다고 단단히 일러두었다. (그러나 나중에 그는 전하지 않았다.) 그리고 드라이버도 다시 자기 회사로 돌아갔다.

찬드니 쵹을 오토릭샤를 타고 들어갔다. 원래 파하르간즈에서 콘너플레이스까지는 50루피가 맞는 요금이다. 하지만 오트릭샤 본인 마음대로 100루피까지 부르는 사람도 있다. 정확한 요금을 알면 50루피 주면 되고 더 달라고 우기는 사람은 10루피를 더 주면 하자가 없다. 하지만 그 중에 요금을 미리 정하지 않고 그냥 떠나면 도착지에 와서는 바가지를 쓸 수밖에 없는 경우가 생긴다. 외국인이기 때문에 어떤 사람은 무서운 인상을 쓰면 눈을 부라린다. 그게 싫어서 그냥 주는 경우도 있다.

하지만 또 어떤이는 아무말도 하지 않고 탔는데도 50루피 요금 받는 사람이 있다. 그러면 마음이 정직함을 아니까 20루피를 더 얹어 주면 그렇게 고마워 할 수가 없는 눈빛을 보내며 정중한 고개를 숙이는 모습을 보면 웬지 가슴이 뭉클하다. 감동은 이렇게도 전해오는 것을 느꼈다. 찬드니 촉은 파하르간즈에서 가는데 100루피를 부른다. 찬드니 촉 입구에 들어서자마자 왜 오전에 부킹한 드라이브가 그렇게 말하는지 이해가 되었다. 정말로 개미떼처럼 많은 오트릭샤아 택시들이 엉켜 가는 길이 너무나 꽉 맥혀 있음을 알았다. 하지만 조금씩 질서 아닌 질서로 움직이면서 가는 것이 또한 그들의 문화이다. 붉은 성과 마주보고 있는 대로변의 찬드니촉은 정말로 혼란의 극치를 이룬다. 올드델리에서 가장 큰 시장을 일컫는 말로 쓰인다고 한다. 하지만 많은 가게들을 구경하면 지나가는 것은 너무 힘들었다. 가난한 사람들의 물건들이 밀집되어 있어서 환경도 너무 좋치 않아 빨리 벗어나고 싶었다. 그 중에 가장 힘든 것은 화장실을 제때 이용할 수 없는 곳이 없음이 가장 큰 문제였다.

디감바 자인교 사원에서 찬드니 촉을 따라 500m 걸어가면 수네리 마스지드는 골든 모스크라는 애칭과 달리 꽤나 비극적인 장소이다. 무굴제국 말기 델리를 점령한 페르시아의 나디로 시가 부하들에게 델리 시민을 처형하라고 명령한 뒤 그 광경을 수네리 마스지드의 첨탑위에 올라가 지켜봤다고 한다. 처형된 시민은 3만명이라고 하니 그 끔찍한 광경은 이루 말할수 없었을 것이다.

이런 저런 생각을 하며 마침 지나가는 오트릭샤에 가격도 묻지 않고 콘너 플레이스로 가지고 하였다. 그곳에 도착하여 스타벅스로 들어가 시원한 아이스크림을 하나 시키고 30분간 약간의 글을 적기 시작했다. 그곳에서 피로를 풀고 다시 파하르간즈 비벡호텔로 들어갔다. 그곳에서 낮에 돌아간 그 택시 드라이브가 빠뜨라하고 심각하게 항변하고 있음을 발견했다. 운전수는 오히려 나의 잘못으로 일어난 일이라고 항변하고 있었다. 아니라 다를까 우려대로 그는 아마 회사로부터 무슨 불이익 받는 일이 있었음을 알 수 있었다.

낮에의 일들을 빠뜨라에게 말했더니 너무 큰 실수를 했다고 사과한다. 하지만 돈의 일부는 돌려주지 않았다. 그것이 그들의 문화였다. 돈을 일부 받는다고 하여도 그 운전사가 도로회사에 배상할 형편이었다. 그래서 그는 낮에 한 자신의 행동이 잘못되었다고 사과하였다. 그냥 아무말없이 받아들이기로 했다. 오늘은 왠지 피곤한 날이었다. 인도의 문화가 오늘은 왠지 좋아보이지 않았다.

인도로 가는 길(12/10/16:캐나라 뱅크)

인도로 떠나기 한달 전에 약초가 떨어져서 급하게 인도 기리라쥬 선생님께 돈을 송금한 적이 있었다. 하지만 기리라쥬 닥터에게는 차사고도 나고 여러 가지 집안일 때문에 짐을 부치는 것이 쉽지 않았는 지 원하는 날짜에도 물건이 오지 않았다. 그래서 어차피 1달 후에 인도로 갈려고 한 것이었기에 여러 가지 일들이 궁금했지만 전화상으로 하는 것보다는 그냥 출발하는 것이 낫다고 생각하여 인도로 가게 되었다. 마침 뉴델리에서 아유르베다 학회에서 연락도 와서 겸사겸사 10월 달이 인도로 가는 적기라 생각되었다.

코친에 그저께 도착했지만 여건상 선생님과 은행애기 할 경황이 없었다. 피로도 많이 풀어져서 오늘은 한가하게 이것저것 얘기 나눌수 있었다. 선생님께 한달전에 돈 부친 것 찾았느냐고 했더니 돈이 인도 캐나라 은행에 도착하지 않았다고 한다. 순간 그럴 리가 없는데 하면서 한국에 가서 알아보겠다고 했다. 하지만 역시 그럴 리가 없는데.. 하는 생각에 선생님께 지금 은행에 가서 같이 확인해보자고 했더니 흔쾌히 승낙한다. 그리라쥬 닥터에게는 오트바이가 있다. 출퇴근시에 주로 이용한다. 시간이 오후 1시 반을 지나고 있었다. 캐나라 은행은 불과 오트바이로 5분 거리 아유르베다 센터 진척에 있었다. 은행 팀장이 친구라며 바로 창구에서 업무를 보고 있는 잔이라는 기리라쥬 은행직원에게 갔다. 그는 기리라쥬가 요청하는 9월달 입금 확인을 해보더니 서울에서 돈이 300달러가 들어와 있음을 복사하여 보여주었다. 그제서야 기리라쥬는 미안한 표정으로 그렇구나 한다. 인도 사람들은 일부러 가서 확인하지 않는 습관이 있다. 기리라쥬 닥터도

12부. 인도로 가는 길 315

마찬가지이다.

'한국에서 전화하여 부탁하는 것 쉽지가 않네요'했더니 '그렇게 물건을 부치지 않았기에 이번에 온거 잖아요. 그래서 얼굴도 볼수 있고...'하면서 활짝 미소를 짓는다. 선생님은 조금 느리다. 한국인의 빨리빨리와는 너무 대조적이다. 하지만 어떻하리요. 인도나라에서 구 할 수밖에 없으니 선생님을 미워할수도 없답니다. 그렇게 우리는 더 서로를 이해하고 배려함을 다시 이 기회를 통하여 알게 되었다. 나의 간절한 마음이라 해도 그렇지 못하는 것이 있다는 것을 깨우치게 되었다. 모든 것은 거리감이 조금 있는 것이 좋겠다하는 생각이 든다. 어떤 일이 생겼을 때 그다지 상처를 받지 않고 나 자신이 결정할 수 있는 문제가 아니기에 그럴수 있겠다 하고 상대를 배려할 수 있는 자세를 돌이켜보게 되니 말이다.

나중에 안 사실이지만 어느날 인도에서 얼마의 돈이 없어진 것이다. 매일 잠들기 전에 하루에 쓴 것들을 모두 기록하면서 확인했는데, 그 다음날 얼마가 비었다. 그래서 다시 한국가족에게 전화를 해서 돈이 4일 만에 인도에 도착하였는데, 선생님은 아유르베다 센터에 아침에 내가 나타나니 돈이 왔다면서 휴대폰으로 찍힌 돈 액수를 보여주었다. 물론 달러가 아닌 자국 루피로 환산하여 찍힌 것이다. 은행과 문자수신을 해놓았던 것이다. 그러면 그전에도 알수 있었을 건만 가끔은 선생님도 이제 나이가 64살이라 깜빡했는갑다 하는 생각이 들었다. 아마 한국에서 보낸 전화를 두 번 받았건만 갑자기 일어난 차 사고 때문에 깜빡했다고만 이해할 수 밖에는.

우리나라에서 캐나라 은행으로 보내라하면 '캐나라가 아니라 캐나다 아니예요?'한다. 캐나다가 아니라 캐나라(Canara)가 맞다. 우리나라에서는 캐나다라는 나라를 잘 알기에 그 은행도 그 나라를 떠올린다. 하지만 인도에는 캐나라뱅크만 존재한다.

한국에서 돈을 부치고 나서도 잘못들어갔는지 걱정이 되는지 돈이 인도에 입금되면 전화해달라고 한다. 남인도 코친에서 돈을 받을 수 있는 기리라쥬 닥터가 있다는 자체만으로도 오늘은 기분좋은 날이라 긍정적으로 생각해본다.

인도로 가는 길.... 림카와 코코넛 열매(09/10/16)

어젯밤에 자기전 인도에 와서 지낸 글 정리를 하였다. 그러면서 인도인 웨이트 미린다가 가져다준 냉장고에 넣어둔 낮에 산 수박이 생각이 났다. 한국 수박 보다 작은 럭비공처럼 생긴 검푸른 색인 수박을 잘랐다. 잘 익었다. 처음 먹는 순간 수박은 맛이 있었다. 글 정리를 하는 동안 썰어 놓은 것을 다 먹어버렸다. 간혹 너무 익은 것이 아닌가 하는 순간이 있었지만 글을 적는 것에 눈이 쏠려 있었던 지라 상한 것인지는 전혀 눈치를 채지 못했다. 새벽 1시 쯔음 될려나 갑자기 배가 아파오기 시작했다. 그러더니 밤새 토하고 싸고 정말로 미치도록 배가 아팠다. 아픈 배를 손으로 쓰다듬으며 통증을 참는데 정성을 다하였다. 제발 아침 병원 문을 여는 10시까지 버티기만 하면 죽지는 않겠지 하는 생각만 들었다.

그러나 시간이 무려 8시간이나 남아 있는 것을 생각하면 눈이 까집어질 지경이다. 그렇게 긴긴 밤을 통증에 시달렸다. 다리를 오므렸다. 폈다. 화장실을 갔다 왔다를 반복했다. 세상에 이렇게도 아픈 경험을 세상에 태어나서 처음한 것 같은 느낌이다. 참 한 30년전 복막염이 걸렸을 때도 이렇게 아팠다. 정말로 갑자기 일어난 통증은 괴롭기만 하다.

그렇게 통증에 시달리다가 아침 10시에 현대의원에 갔다. 젊은 당직 의사가 있었다. 어제가 일요일이라 저녁부터 아침까지 근무한다고 하였다. 막 다른 의사와 교대를 하는 무렵에 들어갔었는지 그는 가운을 벗고 있었다. 그리고는 청진기로 진찰을 하더니 팔에 주사 두 대를 찌른다. 그리고는 여러종류의 약을 3일간 준다. 각각 종류가 다른 약들을 다른 약 봉지에 담아준다. 그리고는 오늘과 내일은 림카(limca)와 코코넛(coconut) 물만을 먹고 식사를 하지 말라고 한다. 현대의원에 같이 따라온 인도인인 노마는 호텔에 도착하자마자 시장에 가서 노점에 파는 코코넛 열매를 사가지고 왔다. 한 개에 50루피하는 코코넛을 두 개 사가지고 왔다. 오늘의 주식이다. 코코넛 물에 약을 먹고 누웠다. 주사를 맞아서 인지 그렇게 아프던 통증이 조금씩 누그러지기 시작했다. 외출은 하지 않으려 했지만 조금씩 움직일 수 있어서 정오가 넘어 다시 밖으로 나갔다. (외국에 와서 낮에 누워있는 것은 있을 수 없는 일이다.)코넛 플레이스의 책방에 가기 위해서 지나가는 오트릭샤를 탔다. 그리고는 파하르간즈의 복잡한 곳을 벗어났다. 코넛 플레이스는 G 플랫까지 있다. 아마 C에서 D 플랫지점 경계 라인에 책방이 있었다. 아유르베다 코너는 이층에 자리잡고 있었는데 허브에 대한 책과 요리에 대한 책이 몇권 그리고 만트라에 대한 내용의 책만 있었을 뿐 아유르베다에 대한 전문적인 책이 거의 있질 않았다. 의외였다. 실망스러웠다.

코넛 플레이스의 임대료는 가히 놀라울 정도로 비싸다고 한다. 그래서 인지 위치는 좋았지만, 일층이 20평정도고 이층은 15평정도되는 작은 규모의 책방이었다. 책이 없어서 아쉬움이 많았다. 그래도 지난 번 한국에서 더라이프 매거진 10월호 people란에 섭외된 기억을 떠올리며 인도 요리책과 만트라 책을 구입했다.

코넛 플레이스 A와 G 플랫 사이의 거리에는 아이스크림과 음료수를 파는 리어카 노점들이 군데군데 있었다. 배가 고프면 림카를 사서 한 모금씩 목으로 넘겼다. 그것이 오늘의 주식이었다. 그리고는 해가 질 무렵 다시 숙소가 있는 파하르간즈로 돌아가기 위해 다시 오트릭샤에 올랐다.

인도로 가는 길(7)... 뉴델리에서 코친으로

10일날이 되었다. 오늘 오전 5시 50분 국내선 비행기로 코친으로 떠난다. 어제 오후에 미리 비벳호텔측에 1층에 있는 짐 보관창고에 내려보낼 짐들은 그곳으로 옮겨 놓았기 때문에 오늘 새벽에 비벳호텔을 떠날때는 홀가분 하게 갈 수 있었다. 작은 배낭만 하나 어깨에 메고 새벽 2시에 예약한 택시를 타고 Air India 비행기가 있는 International 바로 옆에 있는 국내선 터미널에 파하르간즈 출발 30분만에 일찍 도착했다.

12부. 인도로 가는 길

새벽인지라 차들이 없어서 거리가 한적했다. 그래서 인지 쏜살같이 택시가 빨리 달려 공항에 도착했다. 공항으로 들어가니 마침 2시 30분에 Air India가 open 시작되었다. 티켓을 좋은 좌석인 비행기 창문쪽으로 달라고 하였다. 티켓표를 주는 인도인은 환하게 웃음으로 대신했다. 출국시간이 멀어서 인지 Boarding Gate 앞에는 아무도 보이지 않았다. 목이 말라서 다시 식당쪽으로 갈려고 보니 돌아갈 길이 꽤나 멀어보였다. 주위를 살펴보니 음료수 박스가 있었다. 지폐는 들어가지 않았다. 마침 그곳을 지나는 인도 청년이 음료수 하나를 빼주었다. coin(동전)으로만 가능했다. 그러나 동전은 하나도 있질 않아 인도 청년이 자신 돈으로 뽑아주었다. 새벽에 호텔을 떠나기전 가지고 있던 많은 coin을 냉장고 위에 놓고 왔다. 방청소하는 사람들이 가져가겠지 하는 마음에서 다 내려놓고 왔더니 동전이 없으면 하지 못하는 것도 있음을 알게 되어 아침에 조금이라도 가져올걸 하는 후회가 잠시 들었다. Boarding 시간은 무려 2시간이상을 기다려야 했다. 그곳에 누울수 있는 의자가 있었다. 마침 한사람도 그곳에 누워 있어서 잠들면 서로 깨워주자고 하며 눈을 잠깐이나마 부쳤다. 장내의 아나운서 소리에 잠을 깼다. 다행이 사람들이 하나씩 게이트 앞으로 나가기 시작할 때 었다.

뉴델리에서 코친까지는 3시간 정도 걸린다. 자리는 비행기 창문쪽 좌석이긴 한데 비행기 꼬리쪽에 있어 비행기가 움직일때마다 많이 더 움직이는 곳이라 좋지 않은 자리였다. 어찌하랴 우리나라 비행기가 아니기에 그들 인도인들을 먼저 배려해주는 것인지라 여기며 아참 여기는 인도지 하는 생각을 지울 수 없었다. 기내의 아침식사는 오믈렛이 나왔다. 하지만 수박여파 때문에 식사는 하지 않았다. 그러나 오물렛을 포장된채로 가방에 넣었다. 일회용이었기에 가능했다. 오리온 홈스테이에 도착하면 그곳에 일하는 사람들에게 주면 좋아할 것 같았다.

기내식은 먹어보지 못했으리라 생각한다. 기내식이 끝나고 한시간 반 정도 가면 코친 공항에 도착하는 시간이 된다. 국내선은 국제선보다도 단거리라 몸을 옮기는 시간은 괜찮은 편이라 생각되었다. 공항에서 짐을 찾는 시간 없이 바로 빠져나와서 어제 전화로 공항에서 만나자고 했던 기리라츄 닥터를 찾기 위해 사람들이 많이 모여있는 왼쪽만을 두리번 거렸더니 생각지도 않던 오른쪽에서 뿅하고 갑자기 나타나서 나를 놀래키신다. 선생님은 염색을 오랫동안 하지 않으셨는지 머리가 새하얗게 세었다. 우리는 서로 반갑게 살짝 포옹을 하였다. 선생님은 자기차가 스크럿치 났다고 하면서 자신의 차를 보여줬다. 헐 앞쪽 범버부분이 완전 박살났다. 선생님은 운전을 잘 못하신다. 장롱면허라 차를 움직일때만 쓰는 기사가 있다. 기사가 사고를 낸것이라 하였다. 몸이 괜찮으니 다행이었다. 기리라쥬는 다른 운전사가 다른 차를 가져오니 잠깐만 기다리라고 했다. 서로의 그간의 안부를 묻는 동안 한 십여분만에 선생님이 기다리던 차가 우리들앞에 나타났다.

공항에서 코친으로 들어가는데만 1시간이 족히 걸린다. 새벽에 떠나서인지 눈이 감긴다. 선생님과 운전기사는 서로 안면이 없는데도 친한 친구처럼 힌디어로 다정하게 말을 t쉴새없이 계속 이어가면서 한다. 그말이 귀에 들어올리는 만무하고 자장가처럼 들리기도 착각하면서 잠시 잠을 자는둥 마는 둥 하며 눈을 부칠려고 노력했다. 코친 기리라쥬 아유르베다 센터에 도착하니 아침 10시가 된다. 의원은 10시부터 시작이지만 간호사를 두고 선생님은 잠시 집으로 들어가서 식사하고 나오신댄다.

코친에 오면 항상 묵는 오리온 홈스테이를 찾아갔다. 그곳에 근무하는 빈디는 나를 알아보고 반가워한다. Air condition이 있는 방은 1200루피라고 말했지만 오랫동안 오는 손님이라 900루피에 결정을 하고 비행기에서 가져온 먹겠느냐고 넌지시 물어보니 반가운 얼굴을 하며 기꺼이 먹겠다고 한다. 다행이었다. 가방에 있던 오물렛을 전해주었다. 그리고 늘 오면 묵는 방이 마침 비어 있어서 그곳으로 들어갔다. 잠시 뜨거운 물에 샤워하고 물기를 닦고 침대위에 몸을 내던졌다. 오늘 하루는 코친에서 시작을... 중얼거리며 잠이 들었다.

인도로 가는 길(11): (11/10/16)-나의 멘토 기리라쥬(Dr. Giriraj)

코친의 날씨는 덥지도 춥지도 않은 좋은 날씨였다. 한나절에 돌아다니면 더울 정도라 반팔을 입고 저녁에는 약간 긴 소매가 괜찮을 정도였으니까 이 정도면 우려한 거와는 달리 상당히 좋은 날씨라 하겠다. 코친에 오면 항상 묵는 오리온 홈스테이가 있다. 이상하게도 올때면 항상 묵는 방이 비어 있었다. 영국식 건물이라 품격이 있고 건물양식이 아름답기까지 하다. 발코니가 딸린 이층 방인데 늘 낯설지가 않고 편했다. 하루종일 방에 있는 경우는 거의 없지만 마음이 우선 편안했다. 아마 오랫동안 한곳에만 있어서 더 그럴것이라는 생각이 든다.

코친에서 보통 하루 시작하는 시각인 오전 11시 쯔음에는 5분 진척거리 안에 있는 기리라쥬 아유르베다 센터에 있다. 거기서 2시간 정도 머물다가 코친 해변에도 가 본다. 거기 저녁 노을이 생기면서 몰려드는 사람들이 많다. 물은 그다지 차갑지 않다. 그래서 인지 아이들과 아낙네들은 밀물이 잠시 들어오고 간 뒤에 남는 조개껍질을 주워면서 한가한 시간을 가족들과 함께 보낸다.

가끔은 인도인 부부가 다가와서 사진을 같이 찍을 수 있겠느냐고 정중하게 부탁한다. 예전에는 반대의 경우가 많았다. 그렇다고 다가가면 수줍어 피해버리는 경우가 대다수였다. 하지만 이젠 인도도 달라지고 있다는 것을 이러한 예를 보더라도 피부로 느낄수가 있었다. 어느 사람은 코리아 사람이라고 했더니 바지 주머니에 있는 갤럭시를 꺼내 보이며 자랑스러워한다. 삼성이 해내는 역할은 민간외교 그 이상을 나타낸다. 한국의 저력은 역시 삼성임을 다시 한번 확인하며 한국인인 것이 그냥 좋아 나도 모르게 무의식적으로 마냥얼굴에 미소가 흘러나온다.

그들의 복장도 사리보다는 간편한 운동복 또는 편한 진바지 입은 청소년도 더러더러 보였다. 인도 사람들의 표정은 늘 밝다. 그래서 'no problem'이라 외치는지 늘 인도 사람들은 안되는 것이 없다고 한다. 그것이 인도 문화라고 까지 말하는 사람들도 있다. 코친은 바다를 끼고 있어서인지 날씨도 좋거니와 그래서인지 관광객들이 많이 온다. 코친에는 아유르베다 센터가 있음을 어렵지 않게 찾을 수 있다. 관광객들 중에는 질병이 있어서 때로는 피곤을 풀기 위해서 아유르베다 센터를 많이 찾는다. 하지만 사람들은 아유르베다라고 쓰여져 있으면 모두 다 같은 것 인 줄 알지만 사실은 그렇지 않다.

닥터가 없는 곳은 마사지 하는 오일자체가 다르고 방법 또한 아주 다르다. 그리고 사용하는 허브 오일은 한 두가지 종류 밖에 없는 곳이 대부분이다. 오일도 이름없는 일반오일을 사용하는 곳이 부지기수다. 또한 의사의 진단과 정확한 치유요법을 받지 못한다. 단지 일반 마사지에 그칠 뿐이다. 외국 사람들이 진정 아유르베다를 이해한다면 어리석은 선택을 하지 않을 것이다. 인도에 오는 사람들이라면 아유르베다를 놓칠 리가 없다. 그만큼 아유르베다는 중요한 부분이다. 심신의 피로를 풀고 더불어 가지고 있는 만성적인 질병을 치유하고 돌아간다면 그들은 너무나 행복한 여행을 하고 가는 것이라 하겠다.

코친에는 우후죽순식으로 몇 년 사이에 많은 건물들이 아유르베다 마사지 그림으로 외부를 치장한 곳이 눈에 띄게 많아졌다. 기리라쥬 선생님은 돈을 그곳이 더 비싸게 받는 다면 그리고 자신을 가리키며 'cheaper'라 해서 서로 얼굴을 바라보며 유쾌하고 호탕한 웃음으로 한바탕 소리가 난다. 기리라쥬 선생님은 3대로 아유르베다 의사이다. 2대는 본인의 아버지 3대는 할아버지 그리고 기리라쥬 아들이 지금 4대째 가문을 잇고 있다. 지금 아유르베다 수련의로서 공부하고 있다. 선생님은 일년 잡아 한달에 평균 180-200만원 들어온 다고 한다. 인도는 물가가 한국보다는 5분의 1 정도로 현저히 낮으니까 그 정도 수익이라면 충분한 생활을 하고 있다. 그리고 선생님 성품이 정직하고 자상하시며 늘 긍정적이라 걱정 근심이 없다. 정말 멘토로 닮고 싶은 분이다.

그래서 아유르베다 스승으로서 존경한다. 때로는 친구처럼 격이 없을 정도로 다정다감하게 잘 이해해주시며 외국인으로 친절하게 배려해주신다. 어떠한 어려움도 모두 다 해결해 주는 분이기도 하다. 특히 물질적으로 아낌없이 지원해 주시는 분 이런 인도인을 만난 자체는 행운이라 하지 않을 수 없다.

인도로 가는 길: munna에서 strike(15/10/16)

오늘 하루는 코친을 벗어나 4시간 30분 걸리는 문나로 가기 위해 새벽 5시 쯔음 일어났다. 오리온 홈스테이에는 짐을 모두 챙겨서 보관창고에 두고 떠났다. 이틀후에 도착하지만 그 기간내에 돈을 지불할 필요성이 없었기 때문이다.

어제 이러한 것들을 지배인에게 말을 했었다. 그리고 어제 오늘 오전 11시에 체크아웃하는 비용을 모두 지불했었다. 아침 7시 50분에 문나에서 필요한 최소한의 짐만 챙기고 오리온 홈스테이를 빠져나왔다. 그리고 골목어귀에 늘 있는 오트릭샤를 타고 엔나쿨럼에 있는 종합터미널로 갔다. 코친에서 엔나쿨럼으로 가는 그곳까지는 300루피를 주었다. 보통 40

12부. 인도로 가는 길 325

분 정도 걸린다. 이른 아침이라 차들이 거의 다니지 않아서 30여분만에 종합터미널에 도착했다. 버스터미널에는 많은 지방에 가는 버스들과 엔나쿨럼 각지역으로 도는 버스들이 항상 들려서 기다리는 사람들을 태우고 간다. 하지만 티켓을 끊은 창구에 가니 직원은 오늘은 문나에 가질 못한다고 한다. 문나에 strike가 일어나서 오늘 모든 차들이 출발하지 못한다고 한다.

엇그저께 코친에도 모든 차량과 가게들에 금지령이 내려 가게문을 열거나 차량들이 일절 다니지 않았다. 왜냐고 물어봤더니 communist(반사회주의자)중에 한사람이 다른 계파의 사람 한명을 칼로서 죽이는 살인 사건이 발생하여 깨랄라 전 지역 모두 그날 하루 금지령이 내렸다고 하였다. 그래서 그날도 동네주위만 맴돌았을 뿐인데. 이번에도 문나에 그러한 사건이 발생하였다고 하니 다시 코친으로 돌아갈 수 밖에 없었다. 그래서 타고온 그 오토릭샤를 타고 다시 코친으로 돌아갔다. 운전사는 사정이 사정인지라 돌아갈때는 200루피만 받았다. 그냥 혼자돌아가는 것보다는 실리면에서 그게 훨씬 좋았을 거라 생각했으리라. 코친에 돌아와서 묵었던 오리온 홈스테이에 다시 가보니 벌써 내가 묵었던 그 방은 다른 외국인이 들어와 있었다. 오리온 홈스테이에는 4개의 방이 있었는데 오늘 모두 full(만석)이라고 하였다.

그래서 바로 인근에 또 하나의 오리온 홈스테이가 있는 곳으로 가서 하루 묵기로 했다. 내일 아침에 다시 문나로 가기로 했다. 오늘 아침에 있었던 이야기를 지배인에게 했더니 자신에게 차가 있는데 그것을 타고 가라고 권하였다. 문나에서 1

박하고 그 다음날 돌아오는 조건의 가격은 4500루피를 불렀다. 그리고 숙박과 식사는 개인각자의 몫이라고 하였다. 그리고 문나로 가는 산등성이 길은 위험해서 택시를 타고 가는 것이 안전하다고 설득하였다. 하지만 그 선택을 하지 않고 그 다음날 다시 일찍 출발하여 종합터미널에 아침 7시에 도착하였다. 버스는 15분마다 있었다. 문나로 가는 버스값은 98루피에 불과했다. 어제 그 결정을 하였더라면 통곡하였을 것 같다. (웃음)

문나로 가는 버스는 여느 일반버스와 같다. 아주 열악한 버스다. 하지만 우습게 보면 안된다. 도로위에 다니는 어떤 차보다도 속도가 빠르다. 경적을 울리면서 질주한다. 도로 자체도 포장되지 않은 곳이 많다 보니 버스 그 자체는 무법의 왕처럼 보일 정도로 무식하게 달린다. 하지만 일반 버스다 보니 정류장마다 모두 정차한다. 그렇지 않다면 아마 어림잡아 두시간 정도면 아마 충분히 문나(munna)에 도착할수 있을 거라는 생각이 들었다.

닥터 기리라쥬의 저녁초대(22/10/16)

닥터 기리라쥬는 어제 오늘 저녁에 dinner 같이 하자고 하였다. 뉴델리에서 속이 탈이나서 누구와 저녁 식사 한끼 하는 것이 내키지 않아 선뜻 결정을 하지 않으니까 미리 예약을 잡아놓았다고 선수를 치신다. 그래서 오랜만의 만남의 정을 나눌려고 하는 닥터의 호의를 더 이상 거절할 수 없었다.

식당은 아유르베다 센터에서 진척거리에 있었다. 걸어서 5분

정도 되는 거리였다. 닥터는 유머도 많은 사람이다. 조금 걸 다보니 어느새 roof restaurant이란 예쁜 간판이 눈에 들어왔다. 식당 입구로 닥터와 같이 들어갔다. 그러더니 아래층에 있는 어느 사람과 닥터는 반갑게 악수를 하였다. 그 사람은 알고보니 식당 주인이였으며 기리라쥬의 친구라 하였다. 일반 집 옥상 2층에 식당 테이블이 놓여 있었다. 주방은 일층에 있었지만 2층으로 올라가는 동안에도 발견하지 못했다.

그래서 이 식당을 아는 사람이 별로 없는 것 같았다. 단지 아름아름으로 하여 가까운 사람에게만 알려져 이용하는 것 같았다. 옥상에 있는 식당 테이블은 4개정도 였다. 제법 옥상은 넓직했다.

닥터는 내가 아시아 사람이니까 피쉬(fish) 좋아하는냐고 먼저 물어봤다. 그래서 우리는 Fish spicydhk green rice를 시켰다. 맛을 보니 의외로 단백하며 괜찮은 맛이었다. 그리고 소다수와 레몬 그리고 ginger(생강)이 함께 들어 있는 음료를 함께 주문하였다.

우리나라에서는 밥과 국 그리고 반찬 몇가지 백반이 주 식사였다. 인도에서는 한가지 내지는 두가지 또는 세가지를 추가하지 않는다. 그러다보니 량이 우리나라보다는 현저히 작게 먹는다. 오늘 주문은 각자 작은 피시 한 마리에 초록색 향신료가 들어 있는 밥을 하나 시켰다. 피쉬와 더불어 가끔은 초록색의 밥을 섞어 먹었다. 그리고 피쉬가 있어 깨운한 맛이 필요해 탄산수 음료를 함께 먹다보면 적당히 배가 찬다.

식사를 하며 오늘 있었던 기억에 남는 이야기들을 나누었다. 식사는 거의 1시간 정도 즐기며 한 것 같았다. 식사후 나오는 길에 닥터는 자기 배가 나온 것이 민망했던지 그곳에 돈이 가득 들어있는 Bank라 해서 한참을 마주보고 웃었다. 그리고 그곳을 빠져나오기 위해 일층 코너를 도는 순간 또 마주치는 어느 사람과 악수를 하였다. 그리고는 나를 소개했다. 고개를 약간 숙이며 눈인사를 하였다.

이 사람은 2층 식당주인 형이었다. 그의 아내는 스페인 여자라고 하였다. 그 사람은 일층 코너에서 서류 복사를 하는 가게를 운영하고 있었다. 식당 형은 인상이 좋았다. 늘 웃는 얼굴이었다.

그리고는 기라라쥬와 같이 진척에 있는 아유르베다 센터에 걸어서 도착했다.. 그는 센터내에 들어가 커져 있던 불들을 모두 끄고 다시 나왔다. 우리는 각자 집으로 돌아가기전 다음 만날 날을 다시 기약하며 서로 잠깐 1초동안의 가벼운 포옹을 하였다. 그런 다음 그는 오토바이를 타고 집으로 돌아갔다. 기리라쥬 모습을 골목을 벗어날 때 까지 지켜봤다. 늘 떠날때는 마음이 아렸다. 그것도 잠시 나도 오리온 홈스테이에 돌아오니 벌써 저녁 10시가 되었음을 알았다. 내일 새벽이면 델리를 다시 가기 위해 코친 공항으로 떠난다. 지배인인 '하디'에게 혹시나 잠들면 일어나지 못하면 낭패니까 새벽 3시에 bell를 울려달라고 하였다. 물론 3시 30분에 택시를 예약해 놓았어 그럴리는 없겠지만, 항상 만약을 위해 대비하는 것이 좋다.

모든 짐 준비 마무리 가방정리를 다 해놓고 잠시 자리에 들었다. 내일 코친공항에서 뉴델리로 가는 비행기 출발 시간은 오전 7시 30분이다. 비행기 표를 한번 더 눈으로 확인했다. 3시간 정도 밖에 잠을 잘 수가 없지만 그래도 눈을 붙이는 것이 몸에 좋다. 다른 나라에 오면 매일이 긴장의 연속이다.

그것은 어쩔수 없다. 견뎌야 하는 수 밖에. 인도에서 숱한 세월 그러고보니 어느새 12년이 지났다. 오늘도 처음 그 때처럼 떠날 때는 몸은 늘 지쳐있었다. 그러면서 점점 잠으로 빠져 들어갔다. 시간은 벌써 자정을 넘어서 내일이 아니라 바로 오늘로 넘어갔다.

코친 공항 Domestic Airport(23/10/16)에서 뉴델리로 돌아오다. -여권 잃어버리다.

새벽 3시 30분에 어제 예약한 공항으로 가기 위해 예약한 택시가 오리온 홈스테이(2) 문앞에서 기다리고 있었다. 기사는 어디서 많이 본 얼굴이지만 새벽인지라 서로 피곤해 그냥 그러려니 하고 택시에 몸을 맡겼다.

공항으로 가는 길은 새벽인지라 사람들이 없어서 비교적 한산해서 차가 막히는 일이 없이 시원하게 달릴수 있어서 좋았다. 열려진 택시 창문으로 시원한 바람이 머릿결을 날리고 있었다. 공항은 비교적 1시간안에 도착할수 있었다, 도착시간은 거의 5시간이 가까이 가고 있었다. 공항에 도착하여 1시간 정도 기다리니 비행기표를 끊는 출구가 open을 시작하였다.

도메스틱 국내공항은 모든 짐을 x-ray을 통과시킨다. 가방에는 아유르베다 오일도 몇 개 있어서 혹시나 했는데 아무일 없이 통과했다. 짐을 항공편으로 보내고 비행기표를 받아서 출국장을 통과하여 뉴델리로 가는 출구쪽에 있는 의장에 앉아 약간 모자라는 잠을 청했다. 이륙 시간은 7시 30분이었다. 조금 있으려니 6시 45분부터 탑승(Bording)이 시작되었다.

비행기표를 받기전 출국장에서 발권을 도와주던 인도 여직운에게 좋은 자리 창문이 있는 자리를 달라고 했더니 비행기안을 들어가 자리를 찾고 보니 좋은 자리가 결코 아니었다. 비행기 꼬리 맨 뒤쪽에 한국으로 가는 모든 사람들을 그쪽에 배치했다는 것을 알았다. 여기저기 불평이 쏟아져 나온다. 어떤 사람은 일부러 하루전에 1등급이라는 자리를 예약해 놓았는데 막상 비행기표를 받고 그 자리를 찾아보니 제일 열악한 자리에 배치돼 있다는 것을 알고 조금은 분노했다.

하지만 이 또한 인도에서 일어나는 사실이라는 것에 적응해야만 한다. 목소리를 높인다고 해서 될일이 아니다. 그렇게 7시 30분에 코친을 이륙하여 2시간 분 걸려 뉴델리(New Delhi)에 오전 10시 20분에 도착하였다. 돈을 우선 100달러만 루피로 환전하였다. 1달러에 67루피했다. 서울에서 인도 뉴델리에 처음 도착했을 때와 비슷한 환률이다. 1달러에 재작년엔 48루피했는데 2년사이에 이렇게 돈가치가 많이 떨어졌다. 그러다 보니 물가가 엄청올라 모든게 1달라에 48루피할때보다 돈 씀씀이에 더 높은 돈을 주어야만 했다.

RS(인도 루피)가 올라가면 물가는 엄청 올라간다는 경제 이론을 터득할 수 있게 된다. 인도도 부동산 가격이 장난이 아니다. 뉴델리의 아파트는 우리나라보다 더 비싸다. 일본도 마찬가지라 한다. 그래서 우리나라 부동산가격이 세계시장을 비교하면 그다지 높은 가격이 아니라 한다.

그래서 인도도 빈부의 차이가 점점더 많은 격차가 벌어질 수 밖에 없다. 아마 이런 증상을 감안하면 우리나라 내년 중순부터 그 이후 5년간 한국경제, 부동산의 가치가 현저히 떨어진다는 것을 몸소 느끼게 된다. 뉴델리 공항에서 파하르간즈 비벡호텔까지에는 40분정도 걸린다. 호텔에 도착하니 직원들이 반갑게 맞아준다. 호텔에 맡겨두었던 짐을 창고해서 찾고 10일 동안의 보관료를 지불하고 새로운 방을 배정받아 룸으로 들어갔다. 뉴델리에서 오늘 밤과 내일밤을 지나면 한국으로 돌아가게 된다. 지난번 뉴델리에서 코친으로 갈 때 미리 인도 외출복을 몇 개 가봉하고 맞추어 놓고 간게 있어 찾으러 갔더니 4벌중 하나도 제대로 해 놓은 게 없었다.

인도 사람들은 약속을 질 지켜주지 않는 사람들도 많다. 아닌 사람들도 있지만 이러한 사람들 때문에 욕을 얻어 먹는게 부지기수다. 나 또한 테일림 사람들 때문에 하루에 두세번을 다시 찾아가야만 했다. 그렇게 어렵게 하여 출국 하루전에 모든 옷들을 다시 찾을 수 있었다. 옷 한 벌에 바지가 들어 있는데 없는 옷이라고 우기기만 했다. 그렇게 하는 데에는 뾰족한 별 수가 없다. 다음부터는 기록하여 사인을 꼭 받아야겠다는 절실한 생각만이 맴돌 뿐이다.

낮에 잠시 나갔다가 다시 호텔로 돌아와서 쉬었다. 그러기 전 가방을 점검하는 버릇이 있었는데 여권이 보이질 않는다. 순간 몸에서 땀이 주루루 흐른다. 머리도 맨붕이다. 생각해보니 조금전 우체국에서 한국으로 물건을 부치기전 건너편에 있는 여권 복사기 가게에서 복사하여 준 종이만 받고 그냥 원본을 가져오지 않았던 기억이 떠올랐다. 얼른 호텔을 빠져나와 무고전 지나가는 오트릭샤를 타고 20분거리에 있는 Head post office 맞은편에 있는 복사기 가게로 향하여 급히 달리라고 하였다. 오트릭샤는 상황을 인식하고 될수 있는 한 신호등 불이 바뀌자마자 잽싸게 빨리 빨리 오트릭샤를 몰아주었다. 도착하여 오트릭샤를 잠깐 길거리에 기다리게 하고는 복사기가게로 들어갔다. 주인인 나이든 할아버지는 나를 보자 마자 주렁주렁 매달려 있는 과자봉지위에 집게로 걸어놓은 내 여권을 돌려주었다.

정말로 고마운 일이었다. 그 할아버지에게 땡큐 땡큐를 연발하며 고개를 숙이며 감사의 인사를 퍼부었다. 그렇게 하여 다시 기다리게 했던 오트릭샤를 타고 다시 뉴델리 파하르간즈 숙소로 돌아왔다. 인도에 와서 12년동안 한번도 여권을 잃어버린 적이 없었는데 정말로 맨붕이 올뻔 했다. 천만다행으로 찾았으니 그저 오늘 하루 감사할 뿐이었다.

사탕수수

작년 5월에 인도에 갔을 때 였다. 남인도도 이상기온이 와서 여느때와는 다르게 날씨가 상당히 더웠다. 코친 거리네 나가서 일을 보는 와중에 한두번은 사탕수수 쥬스를 사먹었다.

더위를 식히기 위해서였다. 사탕수수를 한켠에 수북이 쌓아 놓고 사람이 올때마다 하나씩 꺼내어 위 사진에 보이는 모습처럼 기계사이에 사탕수수를 집어 넣어 즙을 짜낸다.

처음에는 대나무처럼 둥그런 사탕수수를 한번에는 즙이 나오지 않는다. 두 번 세 번 정도반복하여 두꺼운 껍질이 펴지면서 그속에 들어 있는 사탕수수 수분이 나오기 시작한다. 기계가 쉴 틈없이 계속 작동을 한다. 기계밑에 빙수그릇 받혀 놓듯 그릇이 놓여져 있다. 그곳에 계속하여 즙이 떨어진다. 서너번 반복하면 거의 즙이 나오지 않는다. 사탕수수 주인 아저씨는 얼음조각을 몇 개 넣어 시원한 사탕 수수 즙이 담긴 큰 컵을 한잔 건넌다. 큰거 한잔에 20루피니까. 우리돈으로 650원정도 한다. 더위에 이만한 쥬스가 따로 없다. 사탕수수 기계를 갖다놓고 장사하는 아저씨 수입은 그런대로 괜찮다고 한다. 서민들의 삶이란 인도나 우리나라나 진배 없는 것 같았다. 아저씨의 아리송한 얼굴 표정에서 고단한 삶을 엿볼 수 있었다. 하지만, 사탕수수는 더운 지방서만 맛 볼 수 있어서 찾아오는 사람들을 맞이하는 것이 어쩌면 그들의 자부심인지도 모른다는 생각이 들었다. 자신의 일에 최선을 다하는 그들의 땀방울을 보며 삶의 애잔함에 대하여 생각하게 되는 계기가 되었다.

13부. 다시는 아프지마

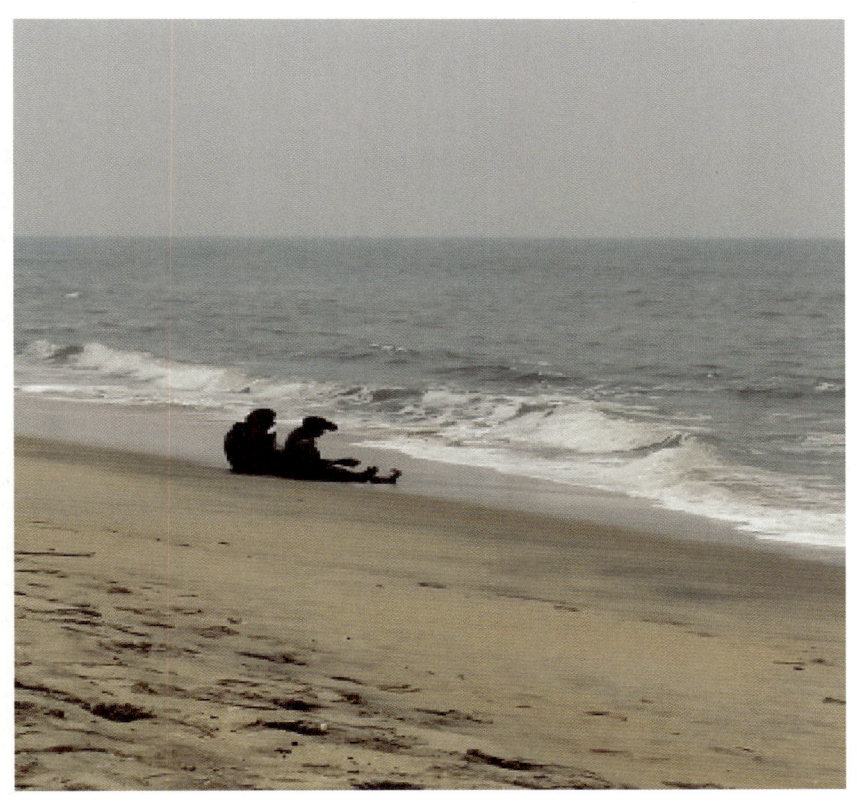

간절함의 절규

'나는 당신을 치유할수 있다' 아무리 외쳐도 누구 알아 주어? 세상에 말이 안되는 말하고 있는 줄 당신은 알아?.. 지금 어느 세상이라고... 아프면 병원에 가야제... 으음, 다 맞는 말...박상규, 뇌졸중'으로 죽다... '바보' 나한테 왔으면, 더 오래 살건데.... 아무리 아쉬워해도 ... 지금은 때가 아니다... 빨리 책을 내어 객관성을 인정 받아야 하질 않는가... 그것이 나의 간절함의 절규다.

누가 누구에게 부탁하는 거야, 정말 자존심이 한없이 구겨진다. 청담동에는 모르면 서러울 정도의 사람들이 많이 모여사는 곳이기도 하다. 모든 사람들이 그렇지만은 않지만, 한달에 새로운 사람이 한 두명정도 아유르베다 센터에 찾아올까 말까하다. 지금은 이 자리에서 어엇 10년이 다 되어간다. 올해 벌써 9년째이니 말이다. 얼마나 보수적인 동네이기도 하느냐하면, 처음보는 사람이 '여기서 지금 아마 9년째이지요'하는 말을 들으면, 내가 정말로 깜짝 놀랄지경이다. 하지만, 그렇게 오래된 것만으로, 인정하고 들어오는 사람이 있다는 것은, 기간이 오래되면 오래될수록 신뢰도가 큼을 알 수 있다. 그리고 사람들은 이곳에 오지 않아도 많이 알고 있다는 사실이 놀랍다... 평소에 관심이 없다고만 생각했었는데...

그리고 이곳 청담동은 돈 많은 사람들이 산다고 하지만, 돈을 쓸때는 쉬이 쓰질 않는다. 무슨 말인가하면, 병원이 아닌 곳에서 무슨 자연 치유를 한다고 해도 믿으려 하질 않는다. 하지만, 그래도 청담동이니, 지금까지 오랫동안 해 먹었지 하는 사람도 있을 것이라 생각한다. 결코 틀린 말은 아니다. 그처럼, 믿기 힘든 '아유르베다'의 길을 가고 있으니, 소신과 철학이 없으면, 지금까지 올수 없었으리라 생각한다. 나에게 적극적인 신뢰를 보내는 사람중의 한분인 근처에 있는 회사대표인 김사장 때문에 간혹, 잃어버릴 것 같은 용기를 다시 가지는 경우가 있다. 오랫동안 오는 김사장의 사업이 요즈음 어려운지, 올때마다, 늘, 최악이다, 살기 싫다라는 말을 곧잘 한다. 말이 씨가 된다고 속으로 걱정이 든다. 혹시나 하는 마음이 역시나 하면 안되는 데 하는 깊은 우려심을 감추지 못한다.

그래서 하는 말이, '본인 스스로 기도 해보는 것도 좋을 것 같은데, 봉은사에 가서 기도 참배라고 오면 좋을텐데.. 하며 작은 소리로 말해본다. 왜냐면, 늘, 하는 소리라 상투적인말로만 들을 것이 뻔하기만 하다는 생각이 들기 때문이다. 그러면서 하는 말이 나에게도 매일같이 매시간 불안한 마음이 있을 때 마다 내가 극복하는 방법중의 하나는 늘, 이 불켜진 이 촛불과 촛물을 바라본다네. 음 문을 열때부터 지금까지, 초의 심지는 늘, 연꽃같은 잎들을 이루어 형언할수 없을 정도로 밝은 빛으로, 이 사무실을 비춰주고, 활활타는 뜨거운 불꽃 때문에 흘러내리는 촛물은 초 양옆으로 흘러 물고기 아가리처럼, 때로는 한쪽으로 달팽이처럼, 감아가면서 모양을 이루고, 때로는 산양 뿔처럼, 달팽이처럼 양쪽으로 갈라져 감겨가는 모습을 보노라면, '걱정마래이. 앞으로 지금 고생한 보람이, 큰 성과로 나타날것이니. 불안해하지 말거래이. 하는 것 같다. 이러한 형상들로 앞으로의 일들을 예견한다는 것은 처음에는 아무 것도 몰랐다. 하지만, 불교를 믿는 사람들, 가끔씩 들리는 스님들이 하시는 말씀은, 초가 타면서 나타나는

13부. 다시는 아프지마

불꽃모양과 촛물이 흘러, 아름다운 모양으로 꺾어지는 것은 다 이유가 있다고 하였다. 그 점지는 '언젠가' 원하고자 하던 일들이 성취될것입니다.' 한다. 정말 그렇게 되었으면 좋겠다. 지금까지 이렇게 타지 않은 촛들이 없었는데, 스님께서 없는 말씀하는 것도 아닌 것 같구, 세상에 태어나서 내가 켜 초가 이렇게 이쁘게 타다니, 나도 믿을수 없는 노릇이었다. 다른 사람들도 다 그렇게 타는 것으로 알았다. 그리고 그런 초모양에 그리 관심이 없었다. 그냥 늘, 그렇게 하는 것이 편했으니까, 불을 켰다.

과연 내가 바라는 성취는 무엇인가. 나와 같은 능력을 가진 제자들을 많이 배출하여, 질병을 앓는 사람들에게 자연과 건강치유에 도움을 주어, 행복한 삶을 살아간다는 기여하는 바램인데, 그것이 남으로 하게 결정하게 하는 것이 아니라, 나의 능력으로 학교를 세우는 일을 하는 것이 바로 나의 꿈이며, 목표이기도 하다. 매일 같이 환자가 오기전에 초에 불을 켜는 것은 늘, 하던 나의 습관들중의 하나다. 그리고 인도 향을 피우고, 그 다음 다른 약초준비를 한다. 그것은 변함없는 나의 습관적인 행동들이다. 사람들이 오지 않을 때도, 사무실에 들어오면, 어김없이 촛불을 켜는 것부터 시작한다. 지금까지 몇 포대인지 모를 끝까지 태운 초들을 많이 버렸다. 처음에는 아름답게 꺾어진 초의 모양들이 아까워 버리지 못하고 쌓여놓다보니, 무슨 애책심이 너무 깊은 사람처럼 보이는지, 특히 기독교를 믿는 친구는 '무당'처럼 되질 않을까, 쓸데 없는 말들을 한다. 종교적인 색깔이 너무 치우친 사람들은 '초가 굽어지는 것을 보고, 오히려 나를 다른 사람으로 보는 경우도, 없잖아 있는 것 같다. 아유르베다 약초치유가 끝나고 차크라, 쿤달리니, 샷티 기에너지 치유를 하면, 아유르베다 보다도 더 깊은 따뜻한 기운이 지나가는 것을 느낀다고... 그것 때문에.. 밤세 고민하다가 그다음날, 다시 와서 한번 더 물어보는 사람도 있었다. 그것이 다른 '하느님'에 대한 위배되는 다른 신의 존재가 아닌냐고 묻는다. 심지어는 자기는 혹 병이 나서 죽는다 하더라도, 하느님을 부르다 그냥 죽을 것이다라고 한다. 하느님이 원하는 삶을 살다가는 것이 자기의 인생철학이라고 한다. 병을 고치기 위해서 행여나, 다른 신이 근접하는 것이 아니냐고, 신중하게 묻는 사람들이 종종 있다.

차크라는 종교와 상관이 없다. 우주의 바란스가 깨진 기운을 가진 사람에게, 우주의 기를 채워 줄 뿐이다. 나는 천주교 신자다. 하지만 불교도 기독교도 어떤 종교도 인정하지 않으려 하질 않는다. 사람들에게는 본인이 원하는 종교를 선택할수 있다고 생각한다. 또한 종교를 가지지 않을려고 하는 무신론자도 있다. 하지만, 어떤 사상적인 종교의 힘은 정말로 강력하다는 것을 읽을수가 있었다. 내가 무슨 그 분들 말로 잡신을 믿는 것도 아니고, 대체의학을 하는 사람, 그리고 기치유를 하는 사람들을 믿지 못하면, 안오면 그만이다. 내가 모든 사람들의 요구에 충족할만한 능력을 가지지도 않았다고 생각한다. 성직자고 아니고, 도인도 아니고 그냥 평범한 사람 그러나, '아유르베다'의 전문가 . 아유르베다 Ayur는 Life, Veda는 Science이다. 삶의 지침서익도 하고 인도의 전통 치유요법서인 것이다. 가족들의 삶을 위해서, 그것을 공부하였고, .. 그것이 나의 존재감이 되었고. 꿈이 되었던 것이다. 그리고, 그것을 토대로 사람들에게 자연치유를 하는 것이다. 그것이 나의 길이며, 전부다. 더 이상의 다른 이유가 없다.

13부. 다시는 아프지마 341

그런데 이것을 미신이다. 당신의 기준과 다르다고 해서 믿지 못하는 위아심을 나타내는 사람들을 굳이, 아유르베다치유를 강조한다는 것은 실로 우스운 일이라고 생각한다.

요즈음 혈액순환이 원활치 못하여, 어깨근육에 통증이 있어서, 아유르베다 자연치유를 받는 이 구만(가명)씨는 '치유하러올때도, 지금도 선생님을 100%믿고 합니다. 그렇지 않고서는 어떻게 나을수 있겠습니까?"한다. 실은 그말이 정답이다. 나의 치유를 고객들이 믿고서 이를 입증할 때, 객관적인 것에 무게가 실려져, 많은 사람들에 찾아온다고 한다. 하지만, 내 경험상, 남의 말을 믿고 설사 온다고 하더라도 그것은 어디까지나 호기심이어서, 완전히 믿는 사람도 드물다는 것이다. 나는 늘, 사람들에게 채이고, 스트레스가 많은 직업이라고 생각한다. 하지만, 당연하다고 생각한다. 그것은 사람의 가장 중요한 신체와 마음, 정신을 다스려 병증을 치유로 이끌어내는 일이 쉬운 일이 아니라고 생각하기 때문이다.

혼자가는 일이 힘들 때, 나는 늘, 환한 불꽃을 내는 사무실 탁자에 세워져 있는 초를 바라보며, 시시 각각으로 형언 할 수 없는 제스처로, '너의 꿈은 이루어진다고.. 지금 보여주지 않느냐.. 이 촛물이 아름답게 구부러지지 않느냐' 흔들리지 마라, 좌절하지 마라, 울지 마라, 너의 미래를 내가 지금 보여주잖니' 하면서, 늘, 용기와 격려를 해준다. 믿지 못해, 환불을 요구할때마다, 거절하지 말고, 원하는 그대로 다 수용하는 나이기를 늘, 다짐하며, 변명하지 마라, 조롱 당하지 마라, 자존심 구기지 않게 해줄게, 하며 지금도 초는 타오르며, 나의 희망이며 열정인 꿈이 학교세움을 향하여, 같이 나와 영원히 함께 한다. 사무실 한쪽에, 버리지 못한 아름다운 촛물이 만들어낸, 도자기 같은 몽땅구리 초들이 몇 개 놓여 있다. 그리고 지금 글을 적는 동안에도 건너편에 켜져 있는 불꽃은 나를 가만히 바라보고, 환하게 나의 길을 가는데 말없이 용기를 주고 있다. 나를 말없이 침묵하며, 격려의 힘을 주는 초가 마냥 감사하기만 하다.

내 이름 석자를 대면
우선 '아유르베다'가 떠 오를 것이다.
'사람의 질병을 인도 자연치유하는 사람'

사람들에게는 다 타이밍이라는 게 있다고 한다. '단 몇분만에 통증을 잡는다. ' '몇년을 앓은 차도가 없는 질병이 많이 좋아졌다고? 단 한달만에?' 한들 치유를 받는 사람도, 이러한 정보를 모르는 사람도 모두 그것은 치유자와 생각이 별개라는 것이 새삼스럽다. 불교에서는 '뿐…. 할 뿐….. 그럴 뿐'이라고 마음에 집착을 두지 않는 내면의 '뿐'이라는 울림에 허전함을 채워본다. 나만이 당신의 질병을 고칠수 있다는 것도 모두 다 욕심이라는 것 하지만 그러한 고집이 있기 때문에 지금까지 쉬지 않고 달려온 것일 지도 모른다.

사람들에게서 힘을, 에너지를 받는 것도 사실. 상처를 입는 것도 사실 하루에 일어나는 모든 자극과 접촉은 이미 오래 이전부터 예고 되어 왔던 일들이다. 이제야 깨닫게 되는 것은 그나마 다행인 것 같다. 오늘 일어난 모든 일들 가운데 유독이 기분 좋은 일이 있는 반면에 그렇치 않은 일들이 있다. 특히 자신을 떼어 놓고 어느 사람에게 기대다가 어긋났

13부. 다시는 아프지마

을때의 충격 그것이야말로 온 몸의 맥이 일시에 빠지게 되는 것을 느끼게 된다. 또 여느 어느 한 사람은 아무것도 나에게 주는 것도 아닌데 목소리만 들어도 신이 난다. 이렇게 나 이외의 사람들 모두가 다양하다. 자신을 멀리 떼어놓고 늘 객관적인 입장에서 사고하고 대화하면 별로 상처받는 일이 없을 것 같다.

하지만 인생이란 세옹지마라 하지 않았던가 이렇든 저렇든 우리는 싸우면서도 끝까지 잘 나아간다. 그러한 힘이 모일때 어떠한 어려움이 생기더라도 자아가 강해서 잘 헤쳐나가게 된다. 나 또한 항상 외치고 싶다. 사람을 살릴 기술이 있는데 항상 손이 놀고 있다. 얼마나 비생산적인가 싶으면서도 그런데는 그만한 이유가 다 있는 거라 생각한다. 비우고 비워도 당신도 모르는 또 남아 있는 잔재들 무엇인지 알수가 없다. 지금 내가 생각하고 있는 것 조차도 옳은 생각인지 그렇치 않은 것인줄 잘 모를 때가 많다. 하지만 그것이 기분 좋은 일로 다가왔을때는 기쁘다. 이렇게 기뻐할때는 기뻐하고 그렇치 않을 때는 슬퍼하고 그러는 것이 건강에 좋다.

하지만, 내심적으로만 생각하고 기뻐하고 조직이 움직이기 때문에 늘 조심하며 산다. 말조심, 사람조심, 또 무어가 있을까 조심하며 살아가는 인생이라면 별 재미가 없을 것 같다. 그래 어떠한 어려움이 있으면 그 다음에는 더 한 선물이 도착한다고 믿는 다면 지금 사람에 의해 생기는 이율배반적인 행위는 '그냥, ... 뿐, 그래 ... 뿐일 뿐인것이야'하고 자신을 위로해본다. 병든 사람을 만날때는 병든 사람은 너무나 치유자에 대해 과도할 정도로 친절하다. 하지만 어느 정도 치유력이 올라 면역력이 높아지면 감사의 마음은 점점 더 증가되는 것이 아니라 점점 낮아진다. 사람마다 인성이 다르겠지만 거의다가 그렇다. 정말로 내손이 병증이 있는 곳에 올려져, 병의 원인을 전부 가져간다면, 이 세상에 치유할 사람들이 얼마나 많은 사람들이라 할지라도 보람이 있을 것이라 믿고 있다. 하지만 그렇치 않다면 그 또한 부질 없을 것이다.

지금 어느 사람이 자신의 불치병과 시름한다면 고쳐주고 싶다. 하지만 또 상처를 받는다고 한다면 이 마음이 언제 까지 영원할 것인가 생각해 볼수 있다. 그래 삼성의 이건희 회장, 삼성의 이재용, 박근혜 대통령 치유하고 싶다. 한번 해병은 영원한 해병이듯이 아무 혜택도 받은 것 없고, 아무 관련 되는 것도 없는데, 왜 나는 이 사람들 생각에 잠못드는 밤이 많은걸까, 아 그래 맞다. 나는 대구사람이다. 어릴 때부터 태어나고 자라났다. 늘 귀에 입에 익은 사람들이라 그런가보다 싶기도 하다. 뛰어난 사람은 뛰어난 대로 멍청한 사람은 멍청한 사람대로 언젠가 다 써여 질때가 있다고 생각한다. 나는 아유르베다 자연치유사이다. 그리고 차크라 마스터이다. 손의 에너지로 모든 질병의 원인을 없앨 수 있다.

이러한 힘이 나에게 있다. 다른 사람에게 없는 것이 나에게 있다. 사람을 살릴수 있는 에너지가 나에게 있다. 육체와 마음과 정신에 상처가 나고 홈집이 나고 갈기갈기 찢어져 치유 될수 없을 만큼의 상처도 어루만질수 있다. 상처도 분노도 노함도 모두 다 사그러지게 할수 있다. 미움도 배반당함 후의 치유 할 수 없는 뒷안길도 햇볕이 따스하게 내리 쬐게 할 수 있는 치유의 에너지가 나에게 있다. 남과 다른 유별한 치유 에

13부. 다시는 아프지마

너지가 나에게 있다. 있으면 무엇 할꼬, 정작이 그 사람들에 게는 근접이 불가능하고, 또한 사람들은 잘 나를 모른다. 그러기에 책을 내고, 텔레비전에 나올려고 안간 힘을 쓰고 있는 중이다. 그래 '오늘 하루 최선을 다하면'그것이 나의 소명이다. '진인사 대천명'최선의 노력을 기울이고 결과는 하늘에 맡기자. 지금은 생각이 다르다. 다음주부터 직접 찾아다녀 볼려고 한다. 몇 년전에도 그렇게 찾아다니다가 주저 앉았는데 다시 그들을 찾아나설 것이다.

그것은 곧 나를 위한 일이기보다는 나라를 위한 일이기도 하니까. 많은 사람들이 살아야 하니까. 간접적으로나마 그 중재 역할을 나서야겠다. 생명이 위험하니 건져주고 생명을 찾은 사람은 더 많은 사람을 살리는 일에 앞장서게... 사람들에게는 각자의 소명이 있다. 하늘이이셔 그들을 만난다면 병든 마음과 정신, 육체에 온전한 기를 되찾게 해 줄 것이다.

내가 할 수 있는 것과 할 수 없는 것

... 으음 내가 할수 있는 거 많지. 그 중에 남과 비교할 수 없는 으뜸은 남들이 치유하지 못하는 질병을 낫게 하는 거. 정말로 그것은 귀한 것이다. 하지만 아이러니하게도 '아픈 사람은 정작 나를 모른다?'이것이 세상이고 삶의 비애라 할수 있다. 적어도 나에겐 그렇다. 아픈 사람은 부지기로 넘쳐나는데 이쪽은 돌아보지 않고 그쪽만 보고 가고 있다. 얼마나 교만하고 거만한지. 이제는 그냥 인연된 사람만 만나게 되는데 무어라 애써 신경쓰담. '그래 의연하자. 그리고 열심히 연구하고 주어진 일에 최선을 다하는 것이 언젠가는 아픈 사람들이 떼거지로 몰려올거야' 마음속으로 중얼중얼 거리며 오늘도

역시 글작업에 매진하고 있다.

글이라는 게 쓰여진다고 다 글이 되는 거 아니다. 하지만 머릿속은 늘 연필로 썼다가 지우기를 반복하는 것이 일상이 되어 버렸다. 머릿속의 뇌는 언제나 나에게 말한다. 너의 맘 그대로 입력하면서 잘 하고 있다고.

앞으로 손이 해야 할 일들 가운데 자연치유 아유르베다가 바로 그 하나이다.

'인공지능 의사'로 불리는 IBM의 "왓슨 포 온콜로지'를 도입해 암치료를 시작하면서 국내에서도 '인공지능 진료 시대'가 본격적으로 개막됐다. 하지만 국내의 이런 분위기와는 달리 왓슨을 임상에 가장 먼저 도입했던 미국의 MD앤더슨 암 센터는 지난달 IBM과의 협력 중단을 결정했다. 물론 계약 해지 이유가 왓슨의 진단능력이나 신뢰성의 문제는 아니다 표면적인 이유는 이사회의 승인없는 비용 지급문제였다. 하지만 실제 이유는 '인공지능 진료'의 주도적 문제다. 인공지능 진료의 핵심 경쟁력은 의료 정보 빅데이터가 쌓이면 인공지능은 머신러닝을 통해 분석 능력과 진료능력을 지속적으로 키워나가게 된다. 문제는 현재의 왓슨 시스템 아래에서는 빅에이터가 '왓슨 헬스 클라우드'에 축적될 수 밖에 없는 구조다. 따라서 지금 시스템에서는 왓슨의 능력이 커지면 커질수록 병원과 의사들은 IBM에 종속적이 될 수밖에 없다.

왓슨 도입을 통헤 미래 경장력을 확보하려는 국내 병원들의 시도는 의미가 크다. 하지만 MD앤더슨 암 센터가 IBM과 협력 과정에서 했던 고민과 결정을 곱씹어볼 필요가 있다. 우리는 기계와 사람사이에서 고민하고 있다. 기계는 완벽하게 데이터를 이용해서 수술을 사람이 하는 것보다 더 정확도가 높다고 한다. 현대의학은 눈부시도록 발전을 거듭하고 있지만, 치유면에서는 상대적으로 그렇치 못한 면이 많다. 그러한 면들을 보충해주는 분야가 바로 대체의학이다. 대체의학중 인도의 아유르베다 판차까르마는 왓슨 도입이 전혀 필요치 않다. 기계가 할수 있는 치유가 아니기 때문이다. 예방의학을 중시하고 병이 났을때는 그것의 원인을 먼저 규명해서 하나하나 그것을 해결해 나가는 방법이 대체의학의 옷점이라 할 수 있다. 이제는 현대의학에 대체의학이 포함되어야 할 통합의학의 시대가 왔다. 시대가 요구한다. 변화에 따라가야 길게 오래 환자들을 치유할수 있다. 어떻든 의사는 환자들에게 절대적으로 필요하다. 하지만 그것이 꼭 현대의라는 법은 없는 것이다. 기계가 그 자리를 대신한다면 기계가 할수 없는 분야에 더 넓은 시각을 가지고 바짝 다가가야 할 것이다. 의사는 환자를 위한다고 하지만 모든게 살아가는 세상만사속에서 함께 공존하는 것이다. 그런 에너지를 가진다면 우리 모두는 새로운 변화에 더 전진적으로 나아갈수 있는 것이다. 삶도 사랑도 사람도 모두가 함께 더불어 공존하며 각자의 가치를 되찾아가며 죽음이랑은 좀더 거리를 둠으로써 오랫동안 인간답게 행복하게 살아가는 것이 우리 모두의 희망일 것이다.

현대의사들이 할수 없는 거 그것은 손으로 치유하는 것 인도 아유르베다 판차까르마는 피부의 모공을 열어서 약초가 신경까지 전달하게 하는 여러 가지 방법들은 기계가 하지 못한다는 것. 기계가 해서 좋은 거는 기계가 손으로 해서 좋은 거는 손으로 하는 것으로 하면 된다. '약은 약사가, 진료는 의사가'하는 말이 괜시리 떠오른다. 실은 모든 건 서로의 이익다툼에서 빚어진 말이다.지금 왓슨의 도입을 놓고 중단하는 사태도 마찬가지이다. 새롱누 변화는 처음에는 진통이 따르는 법이다. 순리대로 순응하며 받아들이다 보면 더 나은 방법들을 만들어 내는 것이 절대절명적으로 필요한 시기가 아닌가 싶다. 거듭할수록 도 좋은 결과를 내는 것은 분명하다. 모두가 바뀌어야 한다. 의사도 환자도 가족들도 사고의 전환점이 필요하다.

요즈음 알게 모르게 눈물이 고일때가 많다.

출정준비가 다 되어 있는데, 출격명령을 받질 못한다. 그 사단의 지휘관처럼, 정말 준비가 다 되어 있는데, 병을 앓고 있는 사람들은 병원만 찾고 있다. 방송을 타야 하는데, 그곳에는 의사들만의 도배로 이루어져 있다.아?나는 뭣하는 사람인가? ... 병을 치유해야 하는 능력이 있는데.... 왜 사람들이 알지 못하는가... 방송을 타야 할 가치가 충분한데... 왜.. 나에게는 기회가 아직도 안 오는건가...

애타는 마음이 아픔으로, 열정은 슬픔이 되어 밀려온다. 아.... 고칠수 있는데... 도움을 줄 수 있는데... 이 건희 회장님 병실에도 찾아가고... 신라호텔 명보당에도 찾아가보고... 열정하나로 사랑하나로 찾아다녀도 보고... 누가 소개도 해주나... 기대도 해보고..... 다 .. 다... 부질 없었다. 책만이 나의 애절한 부르짖음을 대신해줄 뿐이다. 이제 점점 나이가 든다. 그것도 안타깝다. 이 기술을, 이 학문을 누구에게 전수하고 떠나야 할 텐데... 아님.. 돈이 많아 .. 대체의학

13부. 다시는 아프지마

전문 대학을 세우고 간다면 얼마나 마음이 편할까..... 등등

이것들을 생각하면, 정말로 눈물이 난다. 가슴속에서 절절이 눈물이 한이 되어 흐른다. 부모나 자식이 땅에 묻히면 나온다는 통곡... 하지만 그러지만은 못하겠지만, 가슴속의 한이 모여 모여 가슴이 미어질 정도로 눈에 목에 눈물이 그렁그렁 맺힌다. 사람을 살리는 아유르베다와 차크라... 나는 가지고 있는데... 주위에 사랑하던 사람들이 죽어갔다. 김자옥.. 등하고 많은 국민의 사랑을 넘치도록 받고 있는 사람.. 그 중에 베스트 1위... 삼성의 이건희 회장님.. 오래오래 사시길 바란다. 대구의 방직공장을 지나며 초등학교를 다녔던 기억들.. 인도공항에서 뉴델리를 들어가는 동안에 걸려 있는 삼성의 큰 간판들은 인도에서 아유르베다를 공부하게 할 동안 크고 작은 어려움 속에 자신에게 버팀목이 되어 삼성을 자랑스럽게 마음 속에 품은 일... 등등...

기치료 차크라로 임종을 늦출수 있다면 많은 사람들이 물밀듯이 나를 찾을 것이다. 수도 셀수 없이 많은 질병의 통증을 차크라로 순식간에 통증을 사라지게 할 수 있다면 떼거지처럼 몰려들것이라 누구하나 부인할 수 없을 것이다. 나는 그러한 능력을 가지고 있다. 누구의 불림을 받아야 하기에 난 정말 펑펑 울고 있다. 모든 건 진인사 대천명이라 울림이 올 때까지 기다려야 한다니, 그래야지 순리대로 순응해야지 하면서도... 이 기간이 너무나 억울하다. 더 많은 사람들을 살리는데 일조 할 수 있는데 말이다... 나중의 나자신의 몸을 위해서라... 그래서 이러는거라 생각하며... 스스로를 다독그려본다.. 그래서 울음도 참아내본다. 스스로를 귀중하게 다루

기로 했다. 왜냐면, 남의 귀중한 생명을 더 늘릴 수 있다면.. 그렇게 에너지를 비축해야하기 때문이다.... 언젠가 아유르베다의 세상이 될거라 믿는다. 인도가 어제의 인도가 아님을 세상누구라도 인정하지 않을 수 없기에, 아유르베다 또한 그렇게 뜬다는 것을 필자는 알고 있다. 그날을 위해서 외롭더라도 눈물 흘리지 말고, 또 뚜벅뚜벅 아유르베다의 학문과 기술의 연구를 게을리하지 않을 것이라 다시한번 굳게 다짐하여본다.

나뭇잎새 정신없이 흔들어대듯 고난속에 나를 밀어넣다.

누구에게나 포기하고 싶은 것들이 있다. 특히 세상살이에서 더욱 그렇다. 부자는 더 부자가 될려고 하다가 앞만 보다가 달리다가 어느 한순간 실수 때문에 그동안 이루어 놓았던 소중한 자산이 하루아침에 폭삭 내려 앉는다. 또한 가난한 자는 포기할려고 하는게 없어 나태 하기만 하다. 그것 또한 바람직하지 않다. 삶이 소중하게 빛나고 가치 있는 삶은 신과 개인적으로 가까이 만나는 데에 그 해답이 있지 않을 까 하고 감히 생각해본다. 인도의 산스크리트어 다르샨(Darshan)은 '신도가 신을 보고 신이 신도를 본다'는 뜻이라 한다. 즉 기도를 하며 신을 부를 때면 신들이 자신을 알아보는 것을 잘 느끼게 되는 순간이 오기를 희망한다고 한다. 그러기에 인도 사람들은 자기 나름대로 각 신들을 모시고 있다. 한 사람이 여러 신을 모시는 경우도 있다. 그러면서 가정에서 사원에서 푸자(신 불러들이기)나 명상을 하는 동안

접신하면서 다르샨을 할 수 있다. 이러한 것들을 통해 기적이 일어난다고 믿고 있다.

사람들은 언제나 자신에게만 불행이 닥친다고 믿는다. 그것만으로도 우울하고 분노하고 슬프고 속상하고 그렇게 부정적인 생각에 잠기다 보면 이 세상 누구와도 말하고 싶지 않다. 그래 그래보라 실컨 그렇게 나락에 빠져봐라 나무밑동에서 가지마다 달린 떨어지지 않을려고 하는 잎새까지 무섭게 흔들어보면 떨어질 건 다 떨어진다. 그러나 기적이 없을 순 없다. 마지막 잎새 한 장 아무리 떨굴려고 갖은 애를 써보아도 끄덕없이 당당히 달려있다. 그것의 가지가 결코 굵은 것이 아니다. 가녀린 가지이기만 하다. 그곳에서 마지막 힘이 일어난다. 기적의 힘이 일어난다. 마지막까지 뒹굴어보아야 살고 싶다는 희망이 생긴다. 나의 삶도 마찬가지였다. 늘 풍족한 삶에서 고부간의 갈등이 내 발목을 잡아 건강이 좋지 않았다. 그러나 어느날 갑자기 잘 나가던 직장을 명퇴라는 가면을 가린채 그만둔 남편으로 인하여 세상풍파 역경이 가득찬 삶이 나를 기다리고 있었다. 마지막 잎새였던 삶의 순간에서 아유르베다 교수가 될수 있었던 힘을 얻을 수 있었다. 그것이 다르샨이지 않았을까 생각해본다.

모든 헛세를 마지막 잎새떨구듯 다 떨어진 다음에야 새로운 모습을 가질 수 있었다. 떨만큼 떨어야 설수 있다. 잃을 만큼 잃어야 얻을 수 있다. 무수한 실패는 바로 인생역전이 될 수 있는 힘의 근원이 된것이었다. 두려워하지 않아야 한다. 마지막앞에 더 이상 물러날 수 있는 칸이 조금도 여분이 남아 있지 않았다. 앞으로만 가야만 했다. 바로 뒤는 몇백만리 낭떠

러지였기 때문이다. 이때 나 뿐만 아니라 모든 사람에게는 생명으로 향한 모진 몸부림이 있다. 그런 경험을 다 한 사람에게는 행복과 성공만이 기다리고 있을 뿐이라고 그러면서 신과 하나되는 '다르샨'을 마음속으로 상상해본다.

다시는 아프지마

우리가 사는 집에서, 왼쪽 모퉁이를 돌아서면, 큰길이 나오고, 건너편에는 석탄가루를 산더미처럼 쌓여져 있는 연탄공장들이 대성연탄 삼표연탄, 그리고 잘 알려지지 않은 연탄공장들이 나란히 있다. 우리집은 제일 큰 연탄공장인 대성연탄 바로 그 옆에 있었다. 그래서 우리 동네는 빨래를 햇볕에 말려도, 옷들이 늘 새까맣었다. 그 이유는 빨래를 걷으러 가보면, 까만 석탄가루가 바람에 날아와 옷에 밀가루 분처럼 까만 고운분들이 옷 겉에 뿌려져 있었기 때문이다. 말린 옷들을 털어보지만, 햇볕에 말린 뽀송한 빨래와는 천지차이다. 나는 어릴 때 초등학교 3학년때부터 대학 들어가기전까지 매일 이집에서 살았었다.

비가 오는 날이면, 연탄가루가 밀가루반죽처럼 되어, 동네의 길들은 전부 검은 반죽처럼, 짓이겨져 있다. 살살 조심스럽게 지나가지 않으면, 검은 연탄반죽 흙이 운동화에 엿처럼 잔뜩 붙여 애를 먹는다. 물론 새로 사 신은 운동화도 하루를 못간다. 검은 먹물이 튄것처럼 금방 씻어낼수가 없다. 우리들은 새 신이 필요없는 동네에 살고 있었다. 하얀 도화지에 검은 획의 먹물처럼, 절대로 지워질수가 없다. 행여나 차가 지나가면서 일으키는 흙탕물 물벼락에는 온 옷이 다 시커멓게 변해

버린다. 그럴때는 다시 들어와 옷을 갈아 입고 학교에 간 적도 숱잖게 많았다. 그런 연탄동네에서 우리는 삶의 생애 한가운데서, 정말로 한많게 모질게 살았던 것 같다. 살기 위해서 살았던 기억밖에는 남는 게 없었던 것 같다. 거기다 나는 늘, 삐적 곯아, 서 있기도 힘들어, 누워 있는 날들이 많았다. 어느날에는 햇볕이 살며시 내 누워있는 방에 들어와 한참을 머물렀다. 나는 용기를 내어, 방에서 나와 편상에 무릎을 꿇고 앉아봤다. 그리고 두손을 모아 가슴에 대고 기도했다. 하늘이시여, 나를 하늘나라로 데려가지 마시고, 더 살게 해 주시면 안되겠느냐고.. 그러면서, 나는 하루에 누워있는 시간을 적게 가질려고 안간힘을 썼다.그리고 늘 마음속으로 삼촌을 기다렸다.아버지를 만나는 것처럼.일년에 한두번 찾아오는 군에 계신 작은 삼촌은 항상 빼먹지 않고 우리들을 보기위해 오셨다. 아빠가 있긴 한데 온전한 아빠가 없는 조카들이 안스러웠을 것이다. 삼촌은 오실때마다, 나에게 항상 선물을 주셨다. 그것은 다름이 아닌 손에 쥘수 있는 작은 영어사전이었다. 나는 그것이 무엇인지 몰랐지만, 삼촌은 에이, 비, 시 라는 말들을 가르쳐주셨다. 알아 들을수는 없는 말이었지만, 나는 열심히 듣는 척했다.

삼촌이 가시고 난후에는 손에 쥐는 작은 콘사이스를 가슴에 대었다. 그냥 우리들에게는 위대해 보이는 삼촌이길래, 그 삼촌이 주신거니까 그냥 너무 좋았다. 나는 매일 영어사전을 보며, 용기를 가지기 시작했다. 그리고는 다시는 아프지 말아야겠다고, 살아야겠다고만 생각했다. (초등학교 4학년때부터 영어를 하기 시작하게 되어 지금 인도에서 아유르베다 수학하게 된 원동력이 되었다.삼촌은 대구 경북고 출신이라 수재였다.)

우리 동네는 사람사는 동네가 못된다고 했다. 하지만 우리는 우리집이라는 곳에서 엄마와 언니, 남동생들과 함께 산다는 그 자체가 우리 들에게는 큰 행복이었고 기쁨이었다. 특히 엄마께서는 더욱 그러했을 것이다. 그전에는 우리 가족들은 하루가 멀게 늘, 피하면서 숨가쁘게 살았던 것 같다. 우리 아버지가 나타날까봐, 우리는 아버지가 없는 곳으로만 , 찾아다니면서 살았던 것 같다. 아버지에게 우리 가족이 사는 집이 발각될때는 우리 형제들은 다급한 엄마 목소리에 따라 무작정 짐을 꾸러야만 했다. 이른 새벽에도, 우리는 왜그런지 모두들 잘 알고 있었다. 그 어린 아이들이라도 우리는 잠에서 덜깨어 있는 데도, 엄마의 급한 음성에 따라 우리는 새벽에, 일사천리로 움직여야만 했다. 그래서 우리의 짐들은 간단했다. 입고 있는 옷들에다 몇 개를 더 껴 입고, 엄마가 이끌어 주는 손잡고, 아버지가 발견한 그집을 마주치기 전에 빨리 나와야만했다. 몇시간내에, 아니, 지금이라도 금방 들어닥히면 어쩌나 하시면서, 엄마는 허둥지둥, 우리 네 형제들을 찬바람이 쌩쌩부는 바깥으로 사정없이 내몰아치셨다. 그렇게 사는 모습이 딱해서인지 친척인 사촌 작은 집 삼촌이 예전에 운영했었던, 그동안은 아무도 살지 않는 먼지가 뽀얗게 앉고 거미줄이 덕지덕지 쳐져 있는 번데기 공장안에 있는 방 하나를 우리에게 내어 주었다. 우리 가족의 새로운 삶의 둥지를 그 곳에서 다시 틀게 되었다. 이 정도면 아무리 우리를 잘 찾아내는 아버지라도 이젠, 우리를 찾을 수 없을 거라는 무대뽀 신념하에,우리는 아주 허름한 곳에 둥지를 틀었다. 우리 엄마는 우리들을 잘 키우기 위해서 화장품장사를 시작하

13부. 다시는 아프지마

셨다. 아모레 대리점에 들어가셨다.

엄마는 열심히 하셨다. 우리는 밥을 더 이상 자주 굶지 않아도 됐다. 우리 가족은 이 집으로 이사와서 모두들 행복해 했다. 저녁에 엄마가 집에 들어오시면, 얼른 쌀집에 가서 그날 저녁밥 짓기 위해 쌀 한되빡과 보리쌀 반대빡을 사가지고 왔다. 엄마의 손은 바빠진다. 맛있는 된장을 뽀글뽀글 잘도 얼른 뚝딱 끓어내시고, 콩나물도 잔뜩 빨갛게 참기름 버무려 무쳐서, 한상 차려내셨다. 우리 형제들이 둘러 앉아 맛있게 먹으면, 엄마는 정말 행복했다고 회고하신다.

아버지는 앞으로 영원히 오시지 않았으면 좋겠다. 그럴려면, 우리는 아버지 몰래 꼭꼭 숨어서 살아야 한다. 학교에 갈때도, 혹시.. 라는 마음이 늘, 도사리고 있었다. 아버지를 갑자기 만날까봐. 엄마도 늘, 조심해서 잘 다니라고 주의를 주신다. 그래서 연탄공장이 있어, 빨래가 시커멓더라도, 우리는 우리 가족이 함께 모여 산다는 것이 너무 좋았다. 그러면서 엄마는 서서이 장사도 잘되어 가시는 것 같았다. 내가 크게 아파 눕지 않아도, 간혹 이 한의원, 저 한의원을 다니시면서, 내가 건강할수 있도록, 많은 노력을 하셨다. 지성이면 감천이라 이제는 눕는 시간보다 앉아 있는 시간이 점점 많아졌다. 엄마도 여유가 조금은 생겨 생활이 조금씩 나아지고 있었다.

초등학교 다닐 때 어디사니? 물으면, 연탄공장 동네를 말하면, 대부분 얼굴안색이 달라진다. 가난한 동네, 하루벌어 겨우 목구멍에 풀칠할 수 있는 사람들이 대부분 사는 못사는 동네, 잘사는 친구 아이들도 꺼리는 그런 동네... 하지만, 비가 오면 검은 진흙탕이어도 남동생들은 동네에서 친구들과 정신없이 놀다가 엄마가 오시기전에 들어온다, 얼굴 전부는 색까만데, 눈동자만은 유난히 반짝인다. 하하하. 지금 생각하니, 너무 우습다. 그래도 우리는 행복했다. 연탄동네기 때문에, 우리 아버지는 감히 생각을 못했을거다. 지금도 아마 우리를 어딘가에서 미친듯이 찾고 계실걸. 하지만, 아버지가 불쌍하다는 생각보다는 우리는 안전한 곳에 있어서, 기분이 그냥 좋았었던 것 같다. 지금은 그런 아버지가 너무 그리운데 말이다.. 그렇게 지난 추억을 보면 연탄동네는 우리를 아버지로부터 보호해 주었다.

어릴 때 우리집 살림살이는 늘, 부족한 생활이었다 거기서 오는 불편함으로, 나는 나약한 마음과 알지 못하는 부정적인 두려움으로, 매일 초조하고 불안해서 잠도 잘 자지 못했다. 조금만 신경쓰여도 아프니까, 성격은 점점 더 까칠하기만 해 져갔다. 하루하루의 밥먹기도, 어려운 나날의 연속이라, 앞으로의 나의 꿈과 희망에 대한 생각은, 어림반푼어치도 한번도 생각해 본적이 없었다. 아버지가 초등학교 6학년때에 일찍이, 돌아가셔서. 어머니께서, 모든 것을 짊어지고 계셨다. 우리 어머니께서는 자식에 대한 열정이 대단하신 분이시다. 모든 어머니께서 그러하겠지만, 밥은 자식들에게, 절대로 굶기지 않으리라는 굳은 신념때문에, 아침 일찍이 나가면, 해가 저물어야 들어오셨다. 그렇지만, 우리들에게 저녁짓지 않게 하셨다. 지금 생각하니 우리는 정말 철이 없었다. 그것이 엄마에게 넘, 죄송하다. 하지만, 저녁 시간에 모두 모여서 식사하는 그 시간만은 너무 행복했었다. 가족 모두가 한데 모여, 저녁식사만이라도 함께 한다는 그 사실하나 만으로도, 우리

13부. 다시는 아프지마

는 충분히 마음은 풍요로웠다고 생각했다.

어머니는 정말 우리들에게 신과 같은 존재였다. 어머니를 통하여 바라본 세상에서만 갇혀 살았던 것 같다. 그렇게 그렇게 결혼할때까지, 의미없이 살았던 것 같다. 욕망을 가진다고, 하더라도 도전할수 있는 꿈은 감히 꿀수 없었다. 엄마를 힘들게 하는 것이라고 믿었기 때문에... 하지만, 그것은 나의 평생 후회로 남게 되었다. 다리가 아프지 않은 해가 왔을때, 밀어부쳐 의대에 들어갔어야 했는데.... 하지만, 이러한 열등의식이 지금 결국 희망의 씨알이 되어, 인도의 전통의학인 '아유르베다' 자연 치유인으로 걸어가고 있는 것이 나의 운명 까르마라는 것을 뒤늦게 깨닫게 되었다. 이처럼, 우리들의 생각과 행동, 꿈, 욕망등을 나타내는 모든 것들이 카르마라고 하는데, 이러한 것에 우리는 우리의 일생이 좌우된다는 사실에, 놀라움을 감출수 없었다. 인간이 살아가는데에 있어서 일과, 사랑, 증오, 분노들이 이 카르마에 의해서 결정되어진다고 인도의 산스크리스트 만트라에서는 그렇게 예고한다. 사람들은 누구나 행복한 삶을 원한다. 하지만 사랑하는 사람을 잃는다든지, 심각한질병, 요즈음 이름도 모를 암들이 넘쳐나는데 이러한 심각한 질병에 걸리거나, 또한 직면하고 있는 문제에 대해 스트레스를 가지는 사람이 많다.

하지만, 이러한 문제를 갖고 있는데도 불구하고, 어떤 사람은 여전히 긍정적으로 생각하거나, 심지어 더 나아가 장애를 극복해야 되겠다고 생각한다. 다른 어떤 사람들은 절망과 낙담속에서, 부정적인 생각속에서만 머무르는 사람이 있다, 그러나, 이러하든, 저러하든 인도의 산스크리스트 카르마는 인과

응보, 즉 사람마다 가지고 있는 특별한 카르마를 통해 모든 우주의 힘은 이 카르마를 통하여 작용한다고 믿는다. 어릴 때 나는 허약한 몸을 가진 덕 때문에, 늘 죽음에 대한 공포가 있었다. 아침 햇살이 내 방을 비칠때면, 조용히 문을 열고 밖으로 나가 하늘의 눈부신 태양을 쳐다보는 일이 종종 있었다. 하지만 내 운명은 카르마가 정해놓은 대로 가고 있다는 사실을 그때는 알지도 못했었다. 실제로 숙명과 카르마는 매우 다르다. 숙명은 '우리들의 힘으로는 어쩔수 없는, 절대 불변의 우주에 의해 통제되는' 개인'을 암시하고 있다. 산스크리트 단어인 카르마, 그 의미는 무엇일까, 그것은 카르마는 단순한 인과법칙인 것이다. 4가지의 카르마중인 산칫타 카르마는 우리들 출생에 영향을 미치게 되는데, 우리들에게 특정한 성질과 환경을 제공해 주게 된다, 이러한 성질과 환경은 우리들의 습관과 편견, 우리들에게 주어진 카르마를 해소하기 위해 현생에서 사용해야할 우리들의 재능이나 능력의 개발 등에 영향을 미치게 된다.

내가 어릴 때 어머니께서 할머니와 같이 살다가 따로 살림을 나게 되었었는데, 새로온 집에 처음 피운 그때 연탄 가스를 온 식구가 들이 마셔 위기일발의 순간을 모면한 적이 있었다고 한다.. 그 이유는 어릴 때 너무나 순둥이였던 애기였던 내가 너무나 많이 울어서, 모든 사람이 잠에서 겨우 눈을 떴다가, 우는 아이 달래려고 몸을 일으키는데, 사지가 마음대로 움직이질 않았다고 . 아이가 울기 시작하면서 그것이 계기가 되어. 아버지와 어머니, 위에 있는 언니가 깨었었고 그것이 우리가족 모두를 구사일생으로 살게 되었다는 이야기를 나중에 지금도 살아계신 어머니로부터 듣게 되었다. 그런 이후에도 멈추지 않고 늘 울기 시작했으며 뼈만 남고 매일 죽음앞에 놓여졌다고 했다. 거기에다 너무나 가난해서 영양실조와 열병이 늘 나의 발목을 잡은 것 같다. 어릴 때 기억은 아픈 기억밖에 없다. 유난히 병마에서 벗어나지 못하는 나를 늘 걱정 하시던 할머니가 돌아가시기전 '너 아픈거 내가 다 가지고 갈게' '다시는 아프지마' 하신 유언이 생각난다. 이러한 것들이 이미 내가 출생하면서 우주의 힘으로 정해져 있었다는 사실, 그리고 출생과 동시에, 카르마는 내주위 요소들과 함께 운행하고 있다는 것은 요즈음, 상당히 나 자신도 고무되고 있다는 사실이다. 내가 몸이 아파 보챌때도 어머니께서는 아가야 울지마라 하시면서, 알아들을수 없 는 노랫말로 응얼 거리시면서, 굳은 살이 배긴 손등으로 내 등을 토닥토닥 두드려주시면, 칭얼거리며 잠을 잘자지 못하던 어린 나는, 엄마의 손길에 살포시 잠을 들수 있었던 것이다. 지금도 많은 이 세상의 어머니들이 아기가 잠들지 못할때는 일어서서 다시 등에 아기를 업고, 손으로 아이 엉덩이에 대고 손으로 탁탁 두드리면서, 편안한 치유의 에너지로, 아이를 잠들게 한다. 때로는 콧소리로 흥얼거리면서 '엄마와 섬그늘' 동요나 자장가를 조곤조곤 부르면서 아이의 귓전에 사랑의 전파를 두드리며, 잠들게 한다. 엄마의 자장가는 아이의 에너지 샘의 원천이라 할수 있을 것이다. 지금도 가끔은 함박 젖은 땀으로 얼룩진 엄마의 따뜻한 등이 기억난다. 연탄가스에 취하고 난 뒤로는 늘, 다리가 아파서 여름이면, 걷지를 못하고, 엄마등에 엎혀서 용하다는 삼덕동 침쟁이 할아버지를 찾아가, 늘상 장침을 맞고 걸어다니게 된적이 있다. 해마다 여름이면 힘이 없어, 서지도 못하는 병에 걸려, 엄마가 참으로 많이 고생하셨다. 어머니는 병치레만 하는 나만 붙들고 사신 것 같았다.

지금은 그때 생각하면, 용됐다. 아마 남을 치유하는 삶을 살지 않았다면, 벌써 죽었을 것이다. 그냥 내 느낌에 아마도 그러했을 것 같다. 앞으로의 삶은 덤이라고 생각한다. (우리 아버지는 너무나 똑똑했다. 대구에서 일제시대때 대구상고에 간 한국인은 두서너명이었는데 그 중에 한명이었다고 한다. 졸업할 때 일등을 하셔서 고등학교 선생님, 그리고 영화에서도 종사하셔서 유명한 신상옥 감독과도 같이 부감독으로 영화를 찍었었다고 했다.그때 한창 잘나가는 '조미령'이라는 배우와 함께.그리고 그 다음엔 담배인삼 공사에 들어갔었는데 어느날 야근하고 엘리베이터를 타서 스위치를 누르는 순간에 엘리베이트는 고장이 나 추락했다고 한다. 아버지는 갑자기 일어나는 사고에 당황하기도 했지만 불행하게도 다리 한 쪽이 문사이에 끼어 떨어졌다고 한다.그 때의 통증이 아버지 인생과 동시에 우리 가족의 행복이 송두리째 거들짝나게 돼 버린 것이다.그 이후 마이신(mysin)이라는 진통제 약이 있었지만 큰 통증에는 듣지 않았는 암울한 시대였다고 한다. 그래서 심한 통증이 있을때마다 참다참다 견디지 못하고 몰핀을 자주 한 것이 화근이 되어 아편 중독이 되었던 것이다. 그래서 너무 통증이 심할때는 진통제를 사러가야만 했는지라 우리집 살림살이는 눈에 보이는 족족 숟가락 몽댕이까지도 없어지게 되었던 것이다.

....
참으로 누구에게나 뼈아픈 사연이 있겠지만. 하지만 재기하셔서 돌아가시기 2년전에는 서울에서 제일 유명한 범일제약에서 부사장이라는 직함으로 계시다가 술을 너무 좋아하시기도 했지만 혈관이 정상이 아니었던지라 고혈압으로 내가 초교 6학년때 돌아가셨다. 마지막 2년이라는 그 기간동안 우리

가족들에게 아주 오랫동안 씻을 수 없는 깊게 상처진 마음들을 참으로 많이도 보듬어 주실려고 노력하셨다.그 시대에 남들이 잘 먹지 못하는 제주도 감귤등 한보따리를 들고 서울에서 내려 오셔서 우리들 앞에 내 놓으시며 호탕하게 웃는 그 모습은 지금도 잊을 수가 없다.어릴 때부터 병골인 작은 딸에게 미안해서였든지 매일 이른 아침에 배달하는 금방 짠 서울 병우유를 꼭먹게 어머니께 신신당부하시고 그때 다른 아이들이 감히 가지지 못하는 '안데르센'전집을 서울 제일 큰 서점에서 대구집으로 부치시기도 했다. 그래서 아버지는 나에게 부티나는 분이라는 생각이 들었었다.어머니도 그 이후 비행기 타며 서울로 오르내리고 하셨다.돌아가시기전 아버지의 큰 인물됨을 우리 가족은 너무 자랑스러워 했다.우리 모두의 자부심이 되기도 하셨다.엄마는 서울에서 함께 한 좋은 기억만 생각하신다. 잘생기신 외모와 다정다감하게 남긴 추억들이 아직도 너무 생생하여 지금도 어머니는 마지막 그 좋은 모습만 생각하고…꿈속에라도 한번만 나타나 보지..매정한 양반이라고 .어느새 .목소리가 축축해 지신다.그리움이 절절하지 못해 넘 간절하시다.보는 마음이 더 애절하다. 지금 청담동 아유르베다 센터에 아버지가 부사장일 때 쓰셨던 손편지를 어머니가 고이 접어 간직해 오신 것을 인사동에서 작업해서 고이 액자에 넣어서 소중히 벽에 걸어놓고 있다.-지금도 한국에서나 인도에서의 아유르베다 수학하면서 시련과 고난이 있을때 마다 손편지를 쳐다보면 힘이 된다) .

나의 유년시절은 이렇게 지나갔다. 그것이 불행인지 알지 못했었다.다른 세상을 알지도 보지도 못했으니까…………
하지만 지난 불행과 질병에 굴하지 않고 지금 열심히 나 자신을 위해서 최선을 다하며 살아가고 있다. 살아있는 것이 감사할 뿐이다.앞으로 더 많은 사람을 치유하고, 더 많은 학생들을 양성함에 최선을 다하리라 다짐한다. 이러한 모든 굴곡진 시련들은 오히려 오늘날 나를 있게 한 버팀목이 되었다고 생각한다.우주와 연결된 나와의 카르마의 원리를 통해, 이루어지고 있다는 것을 생각해본다. 이것은 우연이 아니라 운명이라는 것을.우주 에너지에 의해서 사람의 탄생과 죽음이 있다는 놀라운 비밀이 있음을 깨닫게 된다. 우주와 자연, 그리고 사람, 이러한 끊을 수 없는 관계의 소중함을 깊이 생각해보자, 그리고 다시 이를 활용하는 삶의 지혜를 가져야 할 것이다..

사람의 절망 가운데 ...으음 다 좋은데 마지막 생명을 담보로 꼬이고 비틀어진 모든 상황들 그것은 삶의 끝자락에 서 있다. 오헨리의 마지막 잎새처럼...온 사력을 다하여 절대 떨어지지 말아야만 한다. 나를 지지리도 끈질기게 발목 잡았던 열병과 영양실조는 ...불우한 환경에서 벗어나면 언제 그랬냐 지나가게 되었다..그래서 우리는 어떤 지병에 놓이더라도 이겨내야 한다.우리 서로 모두들에게 꼬옥 해야만 하는 간절한 말이 있다....'다시는 아프지마" 다시는.아프지마"

이 책을 통하여 절망과 시련에서 희망을 잃은 분들이 극복하게 되기를 바란다,그리고 다시는 일어나기 힘든 질병을 가진 분들도 용기와 격려가 되어 다시는 아프지 않게 되기를 바란다..아울러 내가 이 세상에 태어나게 해 주시고 아버지의 명석한 두뇌와 어머니의 자식에 대한 끊임없는 사랑과 집념 그리고 강한 인내력을 고스란히 물려받게 해 주신 우리 부모님께 감사드린다. 마지막으로 하늘나라에서도 늘 응원해주시는 아버지 또한 지금도 대구에서 자주 연락을 해주시는 어머니, 세상에서 가장 존경하는 두분의 부모님께 이 글을 바친다.

참고 문헌

Health & Harmony through AYURVEDA...Dr,R.N.Shama
NATURE CURE.............Dr.H.K.BAKHRU
The Ayurveda Encyclopedia....SWAMI SADA SHIVA TIRTHA
Ayurveda A Life of Balance...Maya Tiwari
AYURVEDIC MASSAGE....S.V.GOVINDAN
SPICES........SALLIE MORRIS AND LESLEY MACKLEY
TRADITIONAL REIKI For Our Times.... AMY Z.ROWLAND
Healing with Homeopathy.....Dr Mukesh Batra
Ayurvedic Healing.......DAVID FRAWLEY
TIBETAN AYURVEDA........ROBERT SACHS
Clinical APPlication of Ayurvedic Remedies....A Pand of Vaidyas
The way of AYURVEDIC HERBS....MICHAEL TIERRA
Asana Pranayama Mudra Bandha...Swami Satyananda Saraswati
Ayurvedic Spa.....MELANIE ROBERT SACHS
AYURVEDA the gental Health System...HANSH.RHYNER
The Legacy of CARAKA............M S VALIATHAN
The Legacy of SUSRUTA....M S VALIATHAN
The Legacy of VAGBHATA....M S VALIATHAN
INDIAN MEDICINAL PLANTS 500 species...ARYA VAIDYA SALA
Ayurveda and the Mind...... Dr.David Frawley
YOGA & AYURVEDA.....DAVID FRAWLEY
TIBETAN MEDICINAL PLANTS...Dr Tenzin Dakpa
Ayurveda the ultimate medicine.....Dr S.C. Sharma
Ayurveda The science of Self-Healing...Dr. Vasant Lad
Ayurveda & Aromatherapy......Dr.Light Miller & Dr.Bryan Miller
Theories of the Chakaras.....Hiroshi Motoyama

참고 문헌

Ayurvedic TONGUE Diagnosis.....WALTER SHANTREE KACERA
The Science of Yoga Mudras.....K.Rangaraja Iyenga
ayurveda..........................Invis Mulumedia 2005
MASSABGE THERAPY MARMA TREATMENT...S,V.GOVINDAN
EVERYDAY INDIAN PROCESSED FOODS...K.T.ACHAYA
Full Life Diabetes.....Arvind S.Godbole & Shreerang A.Godbole
AYURVEDA NATURE'S MEDICINE...Dr.DAVID Frawley
Ayurveda & Panchakarma.....Sunil V.Joshi M.D.(Ayu)
Ayurvedic Nutrition......Vaidya Atreya Smitb
AYURVEDA SECRETS OF HEALING...MAYA TIWARI
PRICIPLE of SHIATSU....CHRIS TARMEY
NADI PARIKSA in INDO-Tibetan Medicine...Dr.BHAGWAN DASH
HEALING WITH HERBS...Uma Swaminathan
AYURVEDIC COOKING for SELF-HEALING...Dr. Vasant Lad
Kamasutra (world's oldest treatise on sex)....Tarun Chopra

자연의학 아유르베다...데이비드 프폴리, 스바슈라나데 지음
차크라.......하라쉬 요하리 지음
힌두 탄트라 입문....윤기봉, 김재천/편역
아유르베다 입문....박종운
레이키의 비밀...앤 찰리쉬, 안젤라 로버트
테라피스트를 위한 아유르베다...정진성외 다수
자연치유.....앤드류
티벳 사자의 서........파드마삼바
기적의 힐링 만트라....토마스 아수리(THomas Ashley-Farrand)
이기적 유전자....리처드 도킨스 지음
차크라 힐링 핸드북......샤릴라 샤라먼,베진스키 지음
인디아, 그 역사와 문화.....스탠리 월퍼트(Stanley Wolpert)
매일 경제 신문

자연치유 '다시는 아프지마'
　　　인도 전통의학
　　탈피오트 아유르베다

초판 1쇄 2017년 4월 27일
저　자 김 태 은
펴낸곳 아유르베다 라이프
대　표 김 태 은(010-3118-7340)
전　화 02-540-0023

인　쇄 학술정보(주)
제　작 북토리 사업부 (031-940-1083)